中医医师规范化培训
结业理论考核精选金题

中医全科专业

（解析分册）

伍崇海　主编
医海医考住培结业考试研究中心教学团队　组织编写

化学工业出版社
·北京·

解析目录

第一篇 公共理论 / 001

第一章 政策法规 / 002
第一节 执业医师法【熟悉】/ 002
第二节 医疗事故与损害法律制度【了解】/ 005
第三节 传染病防治法【掌握】/ 008
第四节 药品及处方管理办法【熟悉】/ 011
第五节 突发公共卫生事件应急处理条例【熟悉】/ 013
第六节 中医药法【掌握】/ 014
第七节 重性精神疾病患者的管理【掌握】/ 015
第八节 我国人口和计划生育政策【了解】/ 016

第二章 医学伦理学 / 017
第一节 医患关系【熟悉】/ 017
第二节 医学道德【了解】/ 020
第三节 医疗机构从业人员行为规范【掌握】/ 021

第二篇 专业理论 / 023

第一章 中医全科理论 / 024
第一节 中医全科理论知识【熟悉】/ 024
第二节 中医养生保健学【熟悉】/ 026
第三节 社区诊断【掌握】/ 026
第四节 双向转诊、健康教育、家庭病床【熟悉】/ 027

第二章 社区健康管理 / 029
第一节 健康档案【熟悉】/ 029
第二节 老年人保健【熟悉】/ 030
第三节 中医慢病健康管理【熟悉】/ 032
第四节 儿童保健【熟悉】/ 033

第三章 社区康复 / 036
第一节 康复医学【熟悉】/ 036
第二节 常见病的康复评定【熟悉】/ 038

第四章 临床常见中医病证的诊疗规范 / 040
第一节 中医内科【掌握】/ 040
第二节 中医外科【掌握】/ 069
第三节 中医妇科【掌握】/ 079
第四节 中医儿科【掌握】/ 087
第五节 中医骨伤科【掌握】/ 093
第六节 中医五官科【掌握】/ 098

第三篇 基本技能 / 103

第一章 基本急救技能 / 104
 第一节 突发公共卫生事件的判断与处置【掌握】/ 104
 第二节 常用急救药物的应用【掌握】/ 104
 第三节 生命体征的观察及临床意义、院前急救流程、患者的运转及准备【掌握】/ 105
 第四节 徒手心肺复苏技术【掌握】/ 106
 第五节 洗胃术和创伤的止血、包扎、固定【掌握】/ 107

第二章 全科专业基本技能 / 108
 第一节 本专业相关临床基本技能【掌握】/ 108
 第二节 全科医疗服务技能【掌握】/ 112

第三章 中医适宜技能 / 113
 第一节 针刺【掌握】/ 113
 第二节 艾灸【掌握】/ 121
 第三节 推拿【掌握】/ 122

第四章 中医适宜技术 / 125
 拔罐、刮痧、足疗、耳穴、贴敷、食疗、导引、情志调摄【掌握】/ 125

附录 模拟试题 / 127

模拟试题一 / 127
模拟试题二 / 139

参考文献 / 152

第一篇 公共理论

第一章　政策法规

第一节　执业医师法【熟悉】

A1 和 A2 型题

说明：为单选题，5个选项中可能同时有最佳正确答案和非错误答案，请从中选择一个最佳答案。

1. 【答案】C

   【解析】《中华人民共和国医师法》规定，医师在执业活动中应履行下列义务：①树立敬业精神，恪守职业道德，履行医师职责，尽职尽责救治患者，执行疫情防控等公共卫生措施；②遵循临床诊疗指南，遵守临床技术操作规范和医学伦理规范等；③尊重、关心、爱护患者，依法保护患者隐私和个人信息；④努力钻研业务，更新知识，提高医学专业技术能力和水平，提升医疗卫生服务质量；⑤宣传推广与岗位相适应的健康科普知识，对患者及公众进行健康教育和健康指导；⑥法律、法规规定的其他义务。

2. 【答案】C

   【解析】《中华人民共和国医师法》规定，医师在执业活动中应当履行下列义务：①树立敬业精神，恪守职业道德，履行医师职责，尽职尽责救治患者，执行疫情防控等公共卫生措施；②遵循临床诊疗指南，遵守临床技术操作规范和医学伦理规范等；③尊重、关心、爱护患者，依法保护患者隐私和个人信息；④努力钻研业务，更新知识，提高医学专业技术能力和水平，提升医疗卫生服务质量；⑤宣传推广与岗位相适应的健康科普知识，对患者及公众进行健康教育和健康指导；⑥法律、法规规定的其他义务。获取工资报酬和津贴为医师在执业活动中应当享有的权利而不是义务。

3. 【答案】C

   【解析】《中华人民共和国医师法》规定，有下列情形之一的，不予注册：①无民事行为能力或者限制民事行为能力；②受刑事处罚，刑罚执行完毕不满二年或者被依法禁止从事医师职业的期限未满；③被吊销《医师执业证书》不满二年；④因医师定期考核不合格被注销注册不满一年；⑤法律、行政法规规定不得从事医疗卫生服务的其他情形。

4. 【答案】E

   【解析】对考核不合格的医师，县级以上人民政府卫生健康主管部门应当责令其暂停执业活动三个月至六个月，并接受相关专业培训。暂停执业活动期满，再次进行考核，对考核合格的，允许其继续执业。对再次考核仍不合格的，由县级以上人民政府卫生行政部门注销注册，收回《医师执业证书》。

5. 【答案】C

   【解析】医生丙参与经营，未从事医疗2年多，根据医师法规定，中止医师执业活动满2年的注销注册。《中华人民共和国医师法》规定，医师注册后有下列情形之一的，注销注册，废止《医师执业证书》：①死亡；②受刑事处罚；③被吊销《医师执业证书》；④医师定期考核不合格，暂停执业活动期满，再次考核仍不合格；⑤中止医师执业活动满二年；⑥法律、行政法规规定不得从事医疗卫生服务或者应当办理注销手续的其他情形。

6. 【答案】C

   【解析】医师的法律义务同时也是道德义务的内容包括：①树立敬业精神，恪守职业道德，履行医师职责，尽职尽责救治患者，执行疫情防控等公共卫生措施；②遵循临床诊疗指南，遵守临床技术操作规范和医学伦理规范等；③尊重、关心、爱护患者，依法保护患者隐私和个人信息；④努力钻研业务，更新知识，提高医学专业技术能力和水平，提升医疗卫生服务质量；⑤宣传推广与岗位相适应的健康科普知识，对患者及公众进行健康教育和健康指导；⑥法律、法规规定的其他义务。而维护医院形象，关心医院创收，积极推进公立医院营利性、市场化改革不属于法律义务。

7. 【答案】B

   【解析】《中华人民共和国医师法》第二条：本法所称医师，是指依法取得医师资格，经注册在医疗卫生机构中执业的专业医务人员，包括执业医师和执业助理医师。

8.【答案】C

【解析】《中华人民共和国医师法》第十三条：取得医师资格的，可以向所在地县级以上地方人民政府卫生健康主管部门申请注册。医疗卫生机构可以为本机构中的申请人集体办理注册手续。

9.【答案】D

【解析】《中华人民共和国医师法》第五十六条规定，违反本法规定，医师在执业活动中有下列行为之一的，由县级以上人民政府卫生健康主管部门责令改正，给予警告，没收违法所得，并处一万元以上三万元以下的罚款；情节严重的，责令暂停六个月以上一年以下执业活动直至吊销《医师执业证书》：①泄露患者隐私或者个人信息；②出具虚假医学证明文件，或者未经亲自诊查、调查，签署诊断、治疗、流行病学等证明文件或者有关出生、死亡等证明文件；③隐匿、伪造、篡改或者擅自销毁病历等医学文书及有关资料；④未按照规定使用麻醉药品、医疗用毒性药品、精神药品、放射性药品等；⑤利用职务之便，索要、非法收受财物或者牟取其他不正当利益，或者违反诊疗规范，对患者实施不必要的检查、治疗造成不良后果；⑥开展禁止类医疗技术临床应用。

10.【答案】A

【解析】《中华人民共和国医师法》规定，医师在执业活动中享有下列权利：①在注册的执业范围内，按照有关规范进行医学诊查、疾病调查、医学处置、出具相应的医学证明文件，选择合理的医疗、预防、保健方案；②获取劳动报酬，享受国家规定的福利待遇，按照规定参加社会保险并享受相应待遇；③获得符合国家规定标准的执业基本条件和职业防护装备；④从事医学教育、研究、学术交流；⑤参加专业培训，接受继续医学教育；⑥对所在医疗卫生机构和卫生健康主管部门的工作提出意见和建议，依法参与所在机构的民主管理；⑦法律、法规规定的其他权利。

11.【答案】A

【解析】《中华人民共和国医师法》规定，医师在执业活动中应当履行下列义务：①树立敬业精神，恪守职业道德，履行医师职责，尽职尽责救治患者，执行疫情防控等公共卫生措施；②遵循临床诊疗指南，遵守临床技术操作规范和医学伦理规范等；③尊重、关心、爱护患者，依法保护患者隐私和个人信息；④努力钻研业务，更新知识，提高医学专业技术能力和水平，提升医疗卫生服务质量；⑤宣传推广与岗位相适应的健康科普知识，对患者及公众进行健康教育和健康指导；⑥法律、法规规定的其他义务。

12.【答案】D

【解析】《中华人民共和国医师法》第五十五条规定，违反本法规定，医师在执业活动中有下列行为之一的，由县级以上人民政府卫生健康主管部门责令改正，给予警告；情节严重的，责令暂停六个月以上一年以下执业活动直至吊销《医师执业证书》：①在提供医疗卫生服务或者开展医学临床研究中，未按照规定履行告知义务或者取得知情同意；②对需要紧急救治的患者，拒绝急救处置，或者由于不负责任延误诊治；③遇有自然灾害、事故灾难、公共卫生事件和社会安全事件等严重威胁人民生命健康的突发事件时，不服从卫生健康主管部门调遣；④未按照规定报告有关情形；⑤违反法律、法规、规章或者执业规范，造成医疗事故或者其他严重后果。

13.【答案】E

【解析】隐私权是指个人享有的私人生活安宁和私人信息不被他人非法侵扰、知悉、搜集、利用和公开等的一种人格权利。贾某未经患者同意，擅自公开其检验数据（包括敏感的个人信息），显然侵犯了患者的隐私权。

14.【答案】A

【解析】《中华人民共和国医师法》第十三条：取得医师资格的，可以向所在地县级以上地方人民政府卫生健康主管部门申请注册。医疗卫生机构可以为本机构中的申请人集体办理注册手续。

15.【答案】B

【解析】《中华人民共和国医师法》第十九条：中止医师执业活动二年以上或者本法规定不予注册的情形消失，申请重新执业的，应当由县级以上人民政府卫生健康主管部门或者其委托的医疗卫生机构、行业组织考核合格，并依照本法规定重新注册。

16.【答案】E

【解析】根据《中华人民共和国医师法》第九条：具有下列条件之一的，可以参加执业医师资格考试：①具有高等学校相关医学专业本科以上学历，在执业医师指导下，在医疗卫生机构中参加医学专业工作实践满一年；②具有高等学校相关医学专业专科学历，取得执业《助理医师执业证书》后，在医疗卫生机构中执业满二年。

17.【答案】A

【解析】无证个体医王某为产妇接生，未取得医师资格而从事医疗活动，属于非医师行医，且造成产妇大出血死亡，已构成犯罪。根据《中华人民共和国医师法》第五十九条规定，违反本法规定，非医师行医的，由县级以上人民政府卫生健康主管部门责令停止非法执业活动，没收违法所得和药品、医疗器械，并处违法所得二倍以上十倍以下的罚款，违法所得不足一万元的，按一万元计算；第六十三条：违反本法规定，构成犯罪的，依法追究刑事责任；造成人身、财产损害的，依法承担民事责任。

18.【答案】B

【解析】《医疗机构管理条例》第三十条规定，医疗机构对危重病人应当立即抢救。对限于设备或者技术条件不能诊治的病人，应当及时转诊。情况紧急不能转诊的，应当立即抢救并及时向有抢救条件的医疗卫生机构求助。

19.【答案】B

【解析】根据《中华人民共和国医师法》第二十七条规定，对需要紧急救治的患者，医师应当采取紧急措施进行诊治，不得拒绝急救处置。所以最佳答案为B。

20.【答案】D

【解析】医师在执业活动中履行下列义务：①树立敬业精神，恪守职业道德，履行医师职责，尽职尽责救治患者，执行疫情防控等公共卫生措施；②遵循临床诊疗指南，遵守临床技术操作规范和医学伦理规范等；③尊重、关心、爱护患者，依法保护患者隐私和个人信息；④努力钻研业务，更新知识，提高医学专业技术能力和水平，提升医疗卫生服务质量；⑤宣传推广与岗位相适应的健康科普知识，对患者及公众进行健康教育和健康指导；⑥法律、法规规定的其他义务。所以最佳答案为D。

21.【答案】C

【解析】根据《中华人民共和国医师法》第二十四条规定，医师实施医疗、预防、保健措施，签署有关医学证明文件，必须亲自诊查、调查，并按照规定及时填写病历等医学文书，不得隐匿、伪造、篡改或者擅自销毁病历等医学文书及有关资料。医师不得出具虚假医学证明文件以及与自己执业范围无关或者与执业类别不相符的医学证明文件。而拒绝以其他医院的检验结果为依据出具诊断证明书是正确的行为，不属于违法违规。所以最佳答案为C。

22.【答案】C

【解析】根据《中华人民共和国医师法》，医师在执业活动中应当履行下列义务：①树立敬业精神，恪守职业道德，履行医师职责，尽职尽责救治患者，执行疫情防控等公共卫生措施；②遵循临床诊疗指南，遵守临床技术操作规范和医学伦理规范等；③尊重、关心、爱护患者，依法保护患者隐私和个人信息；④努力钻研业务，更新知识，提高医学专业技术能力和水平，提升医疗卫生服务质量；⑤宣传推广与岗位相适应的健康科普知识，对患者及公众进行健康教育和健康指导；⑥法律、法规规定的其他义务。选项C属于医师享有的权利，选项A、B、D、E皆是医师的义务。所以最佳答案为C。

23.【答案】A

【解析】《中华人民共和国医师法》规定，具有下列条件之一的，可以参加执业医师资格考试：①具有高等学校相关医学专业本科以上学历，在执业医师指导下，在医疗卫生机构中参加医学专业工作实践满一年；②具有高等学校相关医学专业专科学历，取得执业《助理医师执业证书》后，在医疗卫生机构中执业满二年；③具有高等学校相关医学专业专科以上学历，在执业医师指导下，在医疗卫生机构中参加医学专业工作实践满一年的，可以参加执业助理医师资格考试；④以师承方式学习中医满三年，或者经多年实践医术确有专长的，经县级以上人民政府卫生健康主管部门委托的中医药专业组织或者医疗卫生机构考核合格并推荐，可以参加中医医师资格考试。以师承方式学习中医或经多年实践，医术确有专长的，由至少二名中医医师推荐，经省级人民政府中医药主管部门组织实践技能和效果考核合格后，即可取得中医医师资格及相应的资格证书。所以最佳答案为A。

24.【答案】B

【解析】根据《中华人民共和国医师法》规定，违反本法规定，医师未按照注册的执业地点、执业类别、执业范围执业的，由县级以上人民政府卫生健康主管部门或者中医药主管部门责令改正，给予警告，没收违法所得，并处一万元以上三万元以下的罚款；情节严重的，责令暂停六个月以上一年以下执业活动直至吊销《医师执业证书》。非医师行医的，由县级以上人民政府卫生健康主管部门责令停止非法执业活动，没收违法所得和药品、医疗器械，并处违法所得二倍以上十倍以下的罚款，违法所得不足一万元的，按一万元计算。构成犯罪的，依法追究刑事责任。所有选项中只有责令赔偿患者损失不包括在内。所以最佳答案为B。

25.【答案】B

【解析】《中华人民共和国医师法》规定，有下列情形之一的，不予注册：①无民事行为能力或者限制民事行为能力；②受刑事处罚，刑罚执行完毕不满二年或者被依法禁止从事医师职业的期限未满；③被吊销《医师执业证书》不满二年；④因医师定期考核不合格被注销注册不满一年；⑤法律、行政法规规定不得从事医疗卫生服务的其他情形。本题黄某属于第③款的情况，所以最佳答案为B。

26.【答案】E

【解析】《中华人民共和国医师法》规定，本法所称医师，是指依法取得医师资格，经注册在医疗卫生机构中执业的专业医务人员，包括执业医师和执业助理医师。所以最佳答案选E。

27.【答案】E

【解析】《中华人民共和国医师法》第十九条规定，中止医师执业活动二年以上或者本法规定不予注册的情形消失，申请重新执业的，应当由县级以上人民政府卫生健康主管部门或者其委托的医疗卫生机构、行业组织考核合格，并依照本法规定重新注册。所以最佳答案为 E。

28.【答案】E

【解析】《中华人民共和国医师法》规定，具有下列条件之一的，可以参加执业医师资格考试：①具有高等学校相关医学专业本科以上学历，在执业医师指导下，在医疗卫生机构中参加医学专业工作实践满一年；②具有高等学校相关医学专业专科学历，取得执业《助理医师执业证书》后，在医疗卫生机构中执业满二年。

29.【答案】A

【解析】《中华人民共和国医师法》第二十四条规定，医师实施医疗、预防、保健措施，签署有关医学证明文件，必须亲自诊查、调查，并按照规定及时填写病历等医学文书，不得隐匿、伪造、篡改或者擅自销毁病历等医学文书及有关资料。医师不得出具虚假医学证明文件以及与自己执业范围无关或者与执业类别不相符的医学证明文件。所以说，某医师拒绝按照其他医院检验结果开处方的行为是正确的，不受处罚。所以最佳答案为 A。

30.【答案】A

【解析】《中华人民共和国医师法》规定，医师在执业活动中享有下列权利：①在注册的执业范围内，按照有关规范进行医学诊查、疾病调查、医学处置、出具相应的医学证明文件，选择合理的医疗、预防、保健方案；②获取劳动报酬，享受国家规定的福利待遇，按照规定参加社会保险并享受相应待遇；③获得符合国家规定标准的执业基本条件和职业防护装备；④从事医学教育、研究、学术交流；⑤参加专业培训，接受继续医学教育；⑥对所在医疗卫生机构和卫生健康主管部门的工作提出意见和建议，依法参与所在机构的民主管理；⑦法律、法规规定的其他权利。获得报酬是权利，但不是医师医疗权的权能。所以最佳答案选 A。

第二节 医疗事故与损害法律制度【了解】

A1 和 A2 型题

说明：为单选题，5 个选项中可能同时有最佳正确答案和非错误答案，请从中选择一个最佳答案。

1.【答案】D

【解析】《医疗事故处理条例》第四条规定，根据对患者人身造成的损害程度，将医疗事故分为四级。一级医疗事故：造成患者死亡、重度残疾的；二级医疗事故：造成患者中度残疾、器官组织损伤导致严重功能障碍的；三级医疗事故：造成患者轻度残疾、器官组织损伤导致一般功能障碍的；四级医疗事故：造成患者明显人身损害的其他后果的。

2.【答案】E

【解析】《医疗事故处理条例》第二十二条规定，当事人对首次医疗事故技术鉴定结论不服的，可以自收到首次鉴定结论之日起 15 日内向医疗机构所在地卫生行政部门提出再次鉴定的申请。

3.【答案】E

【解析】《医疗事故处理条例》第三十三条规定，有下列情形之一的，不属于医疗事故：①在紧急情况下为抢救垂危患者生命而采取紧急医学措施造成不良后果的；②在医疗活动中由于患者病情异常或者患者体质特殊而发生医疗意外的；③在现有医学科学技术条件下，发生无法预料或者不能防范的不良后果的；④无过错输血感染造成不良后果的；⑤因患方原因延误诊疗导致不良后果的；⑥因不可抗力造成不良后果的。

4.【答案】B

【解析】《医疗事故处理条例》第四条规定，根据对患者人身造成的损害程度，将医疗事故分为四级。一级医疗事故：造成患者死亡、重度残疾的；二级医疗事故：造成患者中度残疾、器官组织损伤导致严重功能障碍的；三级医疗事故：造成患者轻度残疾、器官组织损伤导致一般功能障碍的；四级医疗事故：造成患者明显人身损害的其他后果的。不及此程度，不能认定为医疗事故。故因诊疗护理过失延长了治疗时间没有造成实质伤害不能认定为医疗事故。

5.【答案】A

【解析】《医疗事故处理条例》第五章第五十条规定，（五）残疾生活补助费：根据伤残等级，按照医疗事故发生地居民年平均生活费计算，自定残之月起最长赔偿 30 年；但是，60 周岁以上的，不超过 15 年；70 周岁以上的，不超过 5 年。

6.【答案】E

【解析】《医疗事故处理条例》第五章第五十条规定，（五）残疾生活补助费：根据伤残等级，按照医疗事故发生地居民年平均生活费计算，自定残之月起最长赔偿30年；但是，60周岁以上的，不超过15年；70周岁以上的，不超过5年。

7.【答案】B

【解析】根据《人体损伤程度鉴定标准》，股骨干骨折合并肺脂肪栓塞按伤情分类属于重伤。肱骨骨折、开放性胫腓骨骨折按伤情分类属于轻伤二级。脾被膜破裂、膀胱破裂伤情分类属于轻伤一级。

8.【答案】B

【解析】《医疗事故处理条例》第二十四条：医疗事故技术鉴定，由负责组织医疗事故技术鉴定工作的医学会组织专家鉴定组进行。

9.【答案】D

【解析】本案例中，刘某因晚期肺癌经抢救无效死亡，尸体随后火化。两周后，家属以医院抢救过程存在问题为由提起诉讼。法院委托医学会进行鉴定，虽未进行尸检，但鉴定专家仍应根据病历资料等其他证据，依法对医方的医疗行为是否构成医疗事故进行鉴定（D为本题正确答案）。

10.【答案】B

【解析】《医疗事故处理条例》第十七条规定，疑似输液、输血、注射、药物等引起不良后果的，医患双方应当共同对现场实物进行封存和启封，封存的现场实物由医疗机构保管；需要检验的，应当由双方共同指定的、依法具有检验资格的检验机构进行检验；双方无法共同指定时，由卫生行政部门指定。疑似输血引起不良后果，需要对血液进行封存保留的，医疗机构应当通知提供该血液的采供血机构派员到场。

11.【答案】D

【解析】《中华人民共和国民法典》规定，医务人员在诊疗活动中应当向患者说明病情和医疗措施。需要实施手术、特殊检查、特殊治疗的，医务人员应当及时向患者具体说明医疗风险、替代医疗方案等情况，并取得其明确同意；不能或者不宜向患者说明的，应当向患者的近亲属说明，并取得其明确同意。医务人员未尽到前款义务，造成患者损害的，医疗机构应当承担赔偿责任。

12.【答案】A

【解析】根据《医疗事故处理条例》第四十四条规定，医疗事故争议经人民法院调解或者判决解决的，医疗机构应当自收到生效的人民法院的调解书或者判决书之日起7日内向所在地卫生行政部门作出书面报告，并附具调解书或者判决书。所以最佳答案为A。

13.【答案】B

【解析】《医疗事故处理条例》第三十六条至第三十八条规定，卫生行政部门接到医疗机构关于重大医疗过失行为的报告后，除责令医疗机构及时采取必要的医疗救治措施，防止损害后果扩大外，应当组织调查，判定是否属于医疗事故；对不能判定是否属于医疗事故的，应当依照本条例的有关规定交由负责医疗事故技术鉴定工作的医学会组织鉴定。发生医疗事故争议，当事人申请卫生行政部门处理的，应当提出书面申请。申请书应当载明申请人的基本情况、有关事实、具体请求及理由等。当事人自知道或者应当知道其身体健康受到损害之日起1年内，可以向卫生行政部门提出医疗事故争议处理申请。当事人申请卫生行政部门处理的，由医疗机构所在地的县级人民政府卫生行政部门受理。医疗机构所在地是直辖市的，由医疗机构所在地的区、县人民政府卫生行政部门受理。所以最佳答案选B。

14.【答案】E

【解析】《中华人民共和国民法典》规定，医务人员在诊疗活动中未尽到与当时的医疗水平相应的诊疗义务，造成患者损害的，医疗机构应当承担赔偿责任。所以最佳答案为E。

15.【答案】B

【解析】《医疗事故处理条例》第八条规定，医疗机构应当按照国务院卫生行政部门规定的要求，书写并妥善保管病历资料。因抢救急危患者，未能及时书写病历的有关医务人员应当在抢救结束后6小时内据实补记，并加以注明。题干中医疗机构未在规定时间内补记抢救工作病历内容，违反上述规定，由卫生行政部门责令改正；情节严重的，对负有责任的主管人员和其他直接责任人员依法给予行政处分或者纪律处分。所以最佳答案为B。

16.【答案】E

【解析】根据《医疗事故处理条例》医疗事故的主体"医疗机构"是指按照《医疗机构管理条例》经过县级以上地方政府卫生行政部门审查批准，并取得医疗机构执业许可证的机构。"医务人员"是指本院从事医疗活动的所有有关医疗技术人员（医师、护士、技师、标本收集配送员、药师、药物配送员等）。所以最佳答案为E。

17.【答案】B

【解析】《医疗事故处理条例》第十六条规定，发生医疗事故争议时，死亡病例讨论记录、疑难病例讨论记录、上级医师查房记录、会诊意见、病程记录应当在医患双方在场的情况下封存和启封。封存的病历资料可以是复印件，由医疗机构保管。所以最佳答案为B。

18.【答案】E

【解析】根据《医疗事故处理条例》第十条规定，患者有权复印或者复制其门诊病历、住院志、体温单、医嘱单、化验单（检验报告）、医学影像检查资料、特殊检查同意书、手术同意书、手术及麻醉记录单、病理资料、护理记录以及国务院卫生行政部门规定的其他病历资料,患者有权复印的资料为客观资料,A、B、C、D 都是关于病患的主观资料,患者是无权复印的,但是可以要求封存。

19.【答案】C

【解析】《医疗事故处理条例》第四十九条规定,医疗事故赔偿,应当考虑下列因素,确定具体赔偿数额:①医疗事故等级;②医疗过失行为在医疗事故损害后果中的责任程度;③医疗事故损害后果与患者原有疾病状况之间的关系。不属于医疗事故的,医疗机构不承担赔偿责任。所以最佳答案为 C。

20.【答案】E

【解析】《医疗事故处理条例》第二十九条规定,负责组织医疗事故技术鉴定工作的医学会应当自接到当事人提交的有关医疗事故技术鉴定的材料、书面陈述及答辩之日起 45 日内组织鉴定并出具医疗事故技术鉴定书。所以最佳答案为 E。

21.【答案】C

【解析】《医疗事故处理条例》第十四条规定,发生医疗事故的,医疗机构应当按照规定向所在地卫生行政部门报告。发生下列重大医疗过失行为的,医疗机构应当在 12 小时内向所在地卫生行政部门报告:①导致患者死亡或者可能为二级以上的医疗事故;②导致 3 人以上人身损害后果;③国务院卫生行政部门和省、自治区、直辖市人民政府卫生行政部门规定的其他情形。所以最佳答案为 C。

22.【答案】C

【解析】《医疗事故处理条例》第四条规定,根据对患者人身造成的损害程度,将医疗事故分为四级。一级医疗事故:造成患者死亡、重度残疾的;二级医疗事故:造成患者中度残疾、器官组织损伤导致严重功能障碍的;三级医疗事故:造成患者轻度残疾、器官组织损伤导致一般功能障碍的;四级医疗事故:造成患者明显人身损害的其他后果的。所以最佳答案为 C。

23.【答案】E

【解析】最高人民法院《关于审理非法行医刑事案件具体应用法律若干问题的解释》规定,未取得或者以非法手段取得医师资格从事医疗活动的,应认定为"未取得医生执业资格的人非法行医"。

24.【答案】B

【解析】《医疗事故处理条例》第二十六条规定,专家鉴定组成员有下列情形之一的,应当回避,当事人也可以以口头或者书面的方式申请其回避:①是医疗事故争议当事人或者当事人的近亲属的;②与医疗事故争议有利害关系的;③与医疗事故争议当事人有其他关系,可能影响公正鉴定的。所以最佳答案为 B。

25.【答案】C

【解析】《中华人民共和国民法典》规定,患者在诊疗活动中受到损害,有下列情形之一的,推定医疗机构有过错:①违反法律、行政法规、规章以及其他有关诊疗规范的规定;②隐匿或者拒绝提供与纠纷有关的病历资料;③伪造、篡改或者销毁病历资料。所以最佳答案为 C。

26.【答案】D

【解析】《医疗事故处理条例》规定了 6 种情形不属于医疗事故:①在紧急情况下为抢救垂危患者生命而采取紧急医学措施造成不良后果的;②在医疗活动中由于患者病情异常或者因患者体质特殊而发生医疗意外的;③在现有医学科学技术条件下,发生无法预料或者不能防范的不良后果的;④无过错输血感染造成不良后果的;⑤因患方原因延误诊疗导致不良后果的;⑥因不可抗力造成不良后果的。患者李某手术缝合切口的羊肠线不为其组织吸收,在临床中少见,导致李某被拖延近 1 个月后才得以痊愈的客观后果,属于因患者体质特殊而发生的医疗意外,不属于医疗事故。不可抗力是指当事人不能预见和人力所不能抗御的强制力量,如台风、洪水、地震或战争等。所以最佳答案为 D。

27.【答案】B

【解析】根据《中华人民共和国医师法》第五十五条,违反本法规定,医师在执业活动中有下列行为之一的,由县级以上人民政府卫生健康主管部门责令改正,给予警告;情节严重的,责令暂停六个月以上一年以下执业活动直至吊销《医师执业证书》:①在提供医疗卫生服务或者开展医学临床研究中,未按照规定履行告知义务或者取得知情同意;②对需要紧急救治的患者,拒绝急救处置,或者由于不负责任延误诊治;③遇有自然灾害、事故灾难、公共卫生事件和社会安全事件等严重威胁人民生命健康的突发事件时,不服从卫生健康主管部门调遣;④未按照规定报告有关情形;⑤违反法律、法规、规章或者执业规范,造成医疗事故或者其他严重后果。所以最佳答案为 B。

28.【答案】D

【解析】根据《医疗机构管理条例》第三十二条规定,医务人员在诊疗活动中应当向患者说明病情和医疗措施。需要实施手术、特殊检查、特殊治疗的,医务人员应当及时向患者具体说明医疗风险、替代医疗方案等情况,并取得其明确同意;不能或者不宜向患者说明的,应当向患者的近亲属说明,并取得其明确同意。因抢救生命垂危的患者等紧急情况,不能取得患者或者其近亲属意见的,经医疗机构负责人或者授权的负责人批准,可以立即实施相应的医疗措施。所以最佳答案为 D。

29.【答案】B

【解析】《医疗事故处理条例》是为了正确处

理医疗事故，保护患者和医疗机构及其医务人员的合法权益，维护医疗秩序，保障医疗安全，促进医学科学的发展而制定。经 2002 年 2 月 20 日国务院第 55 次常务会议通过，由中华人民共和国国务院于 2002 年 4 月 4 日发布，自 2002 年 9 月 1 日起施行。2018 年 10 月 1 日起施行的《医疗纠纷预防和处理条例》对 2002 年的《医疗事故处理条例》部分条例进行了一些补充，《医疗事故处理条例》目前仍然有效。

30.【答案】D

【解析】赔偿请求人请求国家赔偿的时效为 2 年，自国家行政机关及其工作人员行使职权时的行为被依法确认为违法之日起计算，但被限制人身自由期间不计算在内，即赔偿请求人在加害行为被确认为违法之日起两年之内，有权向赔偿义务机关提出赔偿请求，即使在这两年之内的最后一天，提出赔偿请求，也是在赔偿时效之内。所以最佳答案为 D。

第三节　传染病防治法【掌握】

A1 和 A2 型题

说明：为单选题，5 个选项中可能同时有最佳正确答案和非错误答案，请从中选择一个最佳答案。

1.【答案】C

【解析】《中华人民共和国传染病防治法》第三十九条规定，医疗机构发现甲类传染病时，应当及时采取下列措施：①对病人、病原携带者，予以隔离治疗，隔离期限根据医学检查结果确定；②对疑似病人，确诊前在指定场所单独隔离治疗；③对医疗机构内的病人、病原携带者、疑似病人的密切接触者，在指定场所进行医学观察和采取其他必要的预防措施。医疗机构发现乙类或者丙类传染病病人，应当根据病情采取必要的治疗和控制传播措施，而非除艾滋病患者、炭疽中的肺炭疽以外的乙类传染病患者予以隔离治疗。

2.【答案】A

【解析】《中华人民共和国传染病防治法》第五十六条规定，卫生行政部门工作人员依法执行职务时，应当不少于两人，并出示执法证件，填写卫生执法文书。

3.【答案】E

【解析】《中华人民共和国传染病防治法》规定，本法自 2004 年 12 月 1 日起施行。

4.【答案】E

【解析】《中华人民共和国传染病防治法》第三十七条规定，负有传染病疫情报告职责的人民政府有关部门、疾病预防控制机构、医疗机构、采供血机构及其工作人员，不得隐瞒、谎报、缓报传染病疫情。第三十一条：任何单位和个人发现传染病病人或者疑似传染病病人时，应当及时向附近的疾病预防控制机构或者医疗机构报告。

5.【答案】A

【解析】《中华人民共和国传染病防治法》第二十七条规定，对被传染病病原体污染的污水、污物、场所和物品，有关单位和个人必须在疾病预防控制机构的指导下或者按照其提出的卫生要求，进行严格消毒处理；拒绝消毒处理的，由当地卫生行政部门或者疾病预防控制机构进行强制消毒处理。

6.【答案】B

【解析】二重感染又称重复感染，是指长期使用广谱抗生素，敏感菌被抑制，不敏感菌乘机繁殖，由原来的劣势菌群变为优势菌群造成新的感染，以消化道、呼吸道、泌尿道感染及败血症多见，一般在用药 7～10 天后可能发生，假膜性肠炎可用万古霉素治疗。

7.【答案】B

【解析】根据潜伏期的长短可以确定接触者的留验、检疫或医学观察期限。一般比平均潜伏期加 1～2 天，危害严重的传染病可按最长潜伏期予以留验或检疫。如该病为一般传染病，其检疫期限=平均潜伏期+（1～2）天=（15～17）天。如该病为危害严重的传染病，其检疫期限=最长潜伏期=22 天。

8.【答案】C

【解析】经接触疫水传播的疾病有以下流行特征：①患者有接触疫水史，如抢险救灾、收割水稻、游泳等；②呈现地方性或季节性特点，多见于水网地区、雨季和收获季节；③大量易感人群进入流行区，可呈暴发或流行；④对疫水采取措施或加强个人防护可控制疾病发生。

9.【答案】E

【解析】《中华人民共和国传染病防治法》第三十一条规定，任何单位和个人发现传染病病人或者疑似传染病病人时，应当及时向附近的疾病预防控制机构或者医疗机构报告。

10.【答案】C

【解析】食源性疾病是指通过摄食而进入人体的有毒有害物质（包括生物性病原体）等致病因子所造成的疾病。一般可分为感染性和中毒性，包括常见的食物中毒、肠道传染病、人畜共患病、寄生虫病以及化学性有毒有害物质所引起的疾病。食物中毒是指人食用含有生物性、化学性有毒有害物质后，或误食了本身有毒的食物所出现的非传染性的急性或亚急性疾病。食物中毒：有中毒性，但无传染性。食源性肠道传染病：有人传人现象。

11.【答案】B

【解析】被动监测：被动监测是由责任报告人（如医务人员、食源性疾病发生单位等）按照既定的报告规范和程序向卫生行政部门、疾病预防控制中心和食品药品监管部门等机构常规地报告疾病数据和信息，报告接收单位被动接收报告的监测方式。

12.【答案】A

【解析】细菌性食物中毒的特征为：①在集体用膳单位常呈暴发起病，发病者与食入同一污染食物有明显关系；②潜伏期短，突然发病，临床表现以急性胃肠炎为主，一次食物中毒人数30～100人，且无死亡病例报告，属于一般的突发公共卫生事件（Ⅳ级）。

13.【答案】A

【解析】在院外感染的腮腺炎，住院后发病，故为带入感染。

14.【答案】C

【解析】执行职务的医疗保健人员及卫生防疫人员发现甲类、乙类和监测区域内的丙类传染病患者、病原携带者或者疑似传染病患者，必须按照国务院卫生行政部门定的时限向当地卫生防疫机构报告疫情。

15.【答案】B

【解析】治疗传染病的目的不仅在于促进患者康复，而且还在于控制传染源，防止进一步传播。要坚持综合治疗的原则，即治疗与护理、隔离与消毒并重，一般治疗、对症治疗与病原治疗并重的原则。

16.【答案】C

【解析】《医疗废物管理条例》第三十五条规定，县级以上地方人民政府卫生行政主管部门，应当对医疗卫生机构和医疗废物集中处置单位从事医疗废物的收集、运送、贮存、处置中的疾病防治工作，以及工作人员的卫生防护等情况进行定期监督检查或者不定期的抽查。

17.【答案】C

【解析】《中华人民共和国传染病防治法》第三十九条规定，医疗机构发现甲类传染病时，拒绝隔离治疗或者隔离期未满擅自脱离隔离治疗的，可以由公安机关协助医疗机构采取强制隔离治疗措施。

18.【答案】E

【解析】《中华人民共和国传染病防治法》第三十九条规定，医疗机构发现甲类传染病时，拒绝隔离治疗或者隔离期未满擅自脱离隔离治疗的，可以由公安机关协助医疗机构采取强制隔离治疗措施。

19.【答案】B

【解析】《中华人民共和国疫苗管理法》规定，在儿童出生后1个月内，其监护人应当到儿童居住地承担预防接种工作的接种单位为其办理预防接种证。

20.【答案】D

【解析】各级各类医疗机构应当设立预防保健组织或者人员，承担本单位和责任地段的传染病预防、控制和疫情管理工作，履行规定职责。

21.【答案】B

【解析】根据《中华人民共和国疫苗管理法》第三十九条规定，疾病预防控制机构、接种单位、疫苗配送单位应当按照规定，建立真实、准确、完整的接收、购进、储存、配送、供应记录，并保存至疫苗有效期满后不少于五年备查。

22.【答案】E

【解析】发现未依照国家免疫规划受种的儿童，应当向所在地的县级疾病预防控制机构或者儿童居住地承担预防接种工作的接种单位报告，并配合疾病预防控制机构或者接种单位督促其监护人在儿童入托、入学后及时到接种单位补种。

23.【答案】C

【解析】《中华人民共和国疫苗管理法》第五十二条规定，不属于预防接种异常反应的情形包括：①因疫苗本身特性引起的接种后一般反应；②因疫苗质量不合格给受种者造成的损害；③因接种单位违反预防接种工作规范、免疫程序、疫苗使用指导原则、接种方案给受种者造成的损害；④受种者在接种时正处于某种疾病的潜伏期或者前驱期，接种后偶合发病；⑤受种者有疫苗说明书规定的接种禁忌，在接种前受种者或者其监护人未如实提供受种者的健康状况和接种禁忌等情况，接种后受种者原有疾病急性复发或者病情加重；⑥因心理因素发生的个体或者群体的心因性反应。

24.【答案】B

【解析】除B选项外，其余选项均为《中华人民共和国传染病防治法》规定单位和个人必须要做到的，是法规的明确要求，不存在复议的情况。所以最佳答案为B。

25.【答案】B

【解析】《中华人民共和国传染病防治法》第三十九条规定，拒绝隔离治疗或者隔离期未满擅自脱离隔离治疗的，可以由公安机关协助医疗机构采取强制隔离治疗措施。

26.【答案】C

【解析】《中华人民共和国传染病防治法》第三条规定乙类传染病是指传染性非典型肺炎、艾滋病、病毒性肝炎、脊髓灰质炎、人感染高致病性禽流感、麻疹、流行性出血热、狂犬病、流行性乙型脑炎、登革热、炭疽、细菌性和阿米巴性痢疾、肺结核、伤寒和副伤寒、流行性脑脊髓膜炎、百日咳、白喉、新生儿破伤风、猩红热、布鲁氏菌病、淋病、梅毒、钩端螺旋体病、血吸虫病、疟疾。

27.【答案】E

【解析】卫生法律法规包括《食品卫生法》《职业病防治法》《传染病防治法》《公共场所卫生管理条例》《医师法》《献血法》《医疗机构管理条例》《医疗事故处理条例》等内容，涉及范围较广，除限制人身自由外，警告、罚款、责令停产停业、吊销许可证或执照均可涉及。

28.【答案】B

【解析】《中华人民共和国传染病防治法》第四条规定，对乙类传染病中传染性非典型肺炎、炭疽中的肺炭疽和人感染高致病性禽流感，采取本法所称甲类传染病的预防、控制措施。所以最佳答案为B。

29.【答案】E

【解析】《中华人民共和国传染病防治法》第四条规定，对乙类传染病中传染性非典型肺炎、炭疽中的肺炭疽和人感染高致病性禽流感，采取本法所称甲类传染病的预防、控制措施。报告时限根据《传染病信息报告管理规范》（2015年版），责任报告单位和责任疫情报告人发现甲类传染病和乙类传染病中的肺炭疽、传染性非典型肺炎等按照甲类管理的传染病人或疑似病人时，或发现其他传染病和不明原因疾病暴发时，应于2小时内将传染病报告卡通过网络报告。该题中县医院确诊患者所患疾病为禽流感，禽流感属于乙类传染病按甲类管理，所以最佳答案选E。

30.【答案】E

【解析】《中华人民共和国传染病防治法》第三十九条规定，医疗机构发现甲类传染病时，应及时采取下列措施：①对病人、病原携带者，予以隔离治疗，隔离期限根据医学检查结果确定；②对疑似病人，确诊前在指定场所单独隔离治疗；③对医疗机构内的病人、病原携带者、疑似病人的密切接触者，在指定场所进行医学观察和采取其他必要的预防措施。所以最佳答案为E。

31.【答案】E

【解析】《中华人民共和国传染病防治法》第三条规定，甲类传染病是指鼠疫、霍乱。所以最佳答案为E。

32.【答案】E

【解析】鼠疫是甲类传染病。按照《传染病信息报告管理规范》的规定应在2小时内报告到疾病预防控制机构。

33.【答案】B

【解析】《突发公共卫生事件应急条例》第五十条规定，医疗卫生机构有下列行为之一的，由卫生行政主管部门责令改正、通报批评、给予警告；情节严重的，吊销《医疗机构执业许可证》；对主要负责人、负有责任的主管人员和其他直接责任人员依法给予降级或者撤职的纪律处分；造成传染病传播、流行或者对社会公众健康造成其他严重危害后果，构成犯罪的，依法追究刑事责任：①未依照本条例的规定履行报告职责，隐瞒、缓报或者谎报的；②未依照本条例的规定及时采取控制措施的；③未依照本条例的规定履行突发事件监测职责的；④拒绝接诊病人的；⑤拒不服从突发事件应急处理指挥部调度的。当地乡镇卫生院以床位紧张为由，拒收患者，应给予责令改正。所以最佳答案为B。

34.【答案】B

【解析】解答本题时要注意"自然疫源地"。《中华人民共和国传染病防治法》第二十八条规定，在国家确认的自然疫源地计划兴建水利、交通、旅游、能源等大型建设项目的，应当事先由省级以上疾病预防控制机构对施工环境进行卫生调查。建设单位应当根据疾病预防控制机构的意见，采取必要的传染病预防、控制措施。施工期间，建设单位应当设专人负责工地上的卫生防疫工作。工程竣工后，疾病预防控制机构应当对可能发生的传染病进行监测。所以最佳答案为B。

35.【答案】C

【解析】《中华人民共和国传染病防治法》第四十六条规定，患甲类传染病、炭疽死亡的，应当将尸体立即进行卫生处理，就近火化。患其他传染病死亡的，必要时，应当将尸体进行卫生处理后火化或者按照规定深埋。为了查找传染病病因，医疗机构在必要时可以按照国务院卫生行政部门的规定，对传染病病人尸体或者疑似传染病病人尸体进行解剖查验，并应当告知死者家属。理由：鼠疫、霍乱和乙类传染病中的炭疽病（指肺炭疽），有极强的传染性，尸体含有大量的病原体，不经严格处理，容易造成环境的污染，引起续发病例的发生，甚至可能造成这些疾病的再度暴发和流行。所以最佳答案为C。

第四节 药品及处方管理办法【熟悉】

A1和A2型题

说明：为单选题，5个选项中可能同时有最佳正确答案和非错误答案，请从中选择一个最佳答案。

1. 【答案】B

   【解析】该医师开具了3张超常处方，且无正当理由，故按照《处方管理办法》第四十五条规定，该医院应对该医师提出警告，并限制其处方权，限制其处方权后，若仍连续2次以上出现超常处方且无正当理由的，取消其处方权。

2. 【答案】B

   【解析】《处方管理办法》第五十条的规定，处方由调剂处方药品的医疗机构妥善保存。题干中乙医疗机构是处方药品的调剂机构，因而应由乙医疗机构妥善保存处方。

3. 【答案】B

   【解析】《中华人民共和国广告法》第十五条规定，处方药只能在国务院卫生行政部门和国务院药品监督管理部门共同指定的医学、药学专业刊物上作广告，法律规定禁止发布广告的药品除外。

4. 【答案】A

   【解析】为规范处方管理，提高处方质量，促进合理用药，保障医疗安全，2007年2月24日卫生部发布了《处方管理办法》。

5. 【答案】C

   【解析】《处方管理办法》第二条规定，本办法所称处方，是指由注册的执业医师和执业助理医师（以下简称医师）在诊疗活动中为患者开具的、由取得药学专业技术职务任职资格的药学专业技术人员（以下简称药师）审核、调配、核对，并作为患者用药凭证的医疗文书。处方包括医疗机构病区用药医嘱单。本办法适用于与处方开具、调剂、保管相关的医疗机构及其人员非处方药，是指由国务院药品监督管理部门公布的，不需要凭执业医师或执业助理医师处方，消费者可以自行判断、购买和使用的药品。

6. 【答案】C

   【解析】《中华人民共和国药品管理法》第九十八条规定，有下列情形之一的药品按假药论处：①药品所含成分与国家药品标准规定的成分不符的；②以非药品冒充药品或者以他种药品冒充此种药品的。③变质的药品；④药品所标明的适应证或者功能主治超出规定范围。

7. 【答案】B

   【解析】《处方管理办法》第八条规定，经注册的执业医师在执业地点取得相应的处方权。经注册的执业助理医师在医疗机构开具的处方，应当经所在执业地点执业医师签名或加盖专用签章后方有效。

8. 【答案】B

   【解析】《处方管理办法》第五十条规定，处方由调剂处方药品的医疗机构妥善保存。普通处方、急诊处方、儿科处方保存期限为1年，医疗用毒性药品、第二类精神药品处方保存期限为2年，麻醉药品和第一类精神药品处方保存期限为3年。

9. 【答案】D

   【解析】《处方管理办法》第三十七条规定，药师调剂处方时必须做到"四查十对"：①查处方，对科别、姓名、年龄；②查药品，对药名、剂型、规格、数量；③查配伍禁忌，对药品性状、用法用量；④查用药合理性，对临床诊断。第三十六条：药师经处方审核后，认为存在用药不适宜时，应当告知处方医师进行确认或者重新开具处方。具体包括：对有配伍禁忌或者超剂量的处方，应当拒绝调配；必要时，经处方医师更正或重新签字，方可调配。发现严重不合理用药或者用药错误时，应当拒绝调剂，及时告知处方医师，进行记录，并按照有关规定报告。

10. 【答案】A

    【解析】《处方管理办法》第八条规定，经注册的执业医师在执业地点取得相应的处方权。经注册的执业助理医师在医疗机构开具的处方，应当经所在执业地点执业医师签名或加盖专用签章后方有效。

11. 【答案】B

    【解析】《中华人民共和国药品管理法》规定，有下列情形之一的药品按假药论处：①药品所含成分与国家药品标准规定的成分不符的；②以非药品冒充药品或者以他种药品冒充此种药品的；③变质的药品；④药品所标明的适应证或者功能主治超出规定范围。

12. 【答案】A

    【解析】《中华人民共和国药品管理法》规定，药品上市许可持有人、药品生产企业、药品经营企业和医疗机构应当经常考察本单位所生产、经营、使用的药品质量、疗效和不良反应。发现疑似不良反应的，应当及时向药品监督管理部门和卫生健康主管部门报告。具体办法由国务院药品监督管理部门会同国务院卫生健康主管部门制定。对已确认发生严重不良反应的药品,由国务院药品监督管理部门或者省、自治区、直辖市人民政府药品监督管理部门根据实际情况采取停止生产、销售、使用等紧急控制措施,并应当在五日内组织鉴定,自鉴定结论作出之日起十五日内依法作出行政处理决定。

13.【答案】A

【解析】《中华人民共和国药品管理法》规定,医疗机构的负责人、药品采购人员、医师、药师等有关人员收受药品上市许可持有人、药品生产企业、药品经营企业或者代理人给予的财物或者其他不正当利益的,由卫生健康主管部门或者本单位给予处分,没收违法所得;情节严重的,还应当吊销其《医师执业证书》。

14.【答案】E

【解析】药品生产、经营企业和医疗机构发现或者获知新的、严重的药品不良反应应当在15日内报告,其中死亡病例须立即报告。

15.【答案】E

【解析】《处方管理办法》第三十六条规定,药师经处方审核后,认为存在用药不适宜时,应当告知处方医师,请其确认或者重新开具处方。药师发现严重不合理用药或者用药错误,应当拒绝调剂,及时告知处方医师,并应当记录,按照有关规定报告

16.【答案】E

【解析】《处方管理办法》第二十七条规定,医疗机构应当要求长期使用麻醉药品和第一类精神药品的门(急)诊癌症患者和中、重度慢性疼痛患者,每3个月复诊或者随诊一次。所以最佳答案为E。

17.【答案】D

【解析】《处方管理办法》第六条规定,患者年龄应当填写实足年龄,新生儿、婴幼儿填写日、月龄,必要时要注明体重。为便于药学专业技术人员审核处方,医师开具处方时,除特殊情况外,必须注明临床诊断。

18.【答案】B

【解析】《处方管理办法》规定,①经注册的执业医师在执业地点取得相应的处方权。经注册的执业助理医师在医疗机构开具的处方,应当经所在执业地点执业医师签名或加盖专用签章后方有效。②经注册的执业助理医师在乡、民族乡、镇、村的医疗机构独立从事一般的执业活动,可以在注册的执业地点取得相应的处方权。③试用期人员开具处方,应当经所在医疗机构有处方权的执业医师审核并签名或加盖专用签章后方有效。④进修医师由接收进修的医疗机构对其胜任本专业工作的实际情况进行认定后授予相应的处方权。⑤医师应当在注册的医疗机构签名留样或者专用签章备案后,方可开具处方。⑥医疗机构应当按照有关规定,对本机构执业医师和药师进行麻醉药品和精神药品使用知识和规范化管理的培训。执业医师经考核合格后取得麻醉药品和第一类精神药品的处方权,药师经考核合格后取得麻醉药品和第一类精神药品调剂资格。医师取得麻醉药品和第一类精神药品处方权后,方可在本机构开具麻醉药品和第一类精神药品处方,但不得为自己开具该类药品处方。药师取得麻醉药品和第一类精神药品调剂资格后,方可在本机构调剂麻醉药品和第一类精神药品。总之,执业和助理医师可以在注册的执业地点取得处方权,试用人员没有处方权,进修医师在进修医疗机构可取得相应处方权。所以最佳答案为B。

19.【答案】D

【解析】《处方管理办法》第十八条规定,处方开具当日有效。特殊情况下需延长有效期的,由开具处方的医师注明有效期限,但有效期最长不得超过3天。第十九条:处方一般不得超过7日用量;急诊处方一般不得超过3日用量;对于某些慢性病、老年病或特殊情况,处方用量可适当延长,但医师应当注明理由。所以最佳答案为D。

20.【答案】C

【解析】《处方管理办法》第十九条规定,处方一般不得超过7日用量;急诊处方一般不得超过3日用量;对于某些慢性病、老年病或特殊情况,处方用量可适当延长,但医师应当注明理由。所以最佳答案为C。

21.【答案】A

【解析】《处方管理办法》第二十四条规定,为门(急)诊癌症疼痛患者和中、重度慢性疼痛患者开具的麻醉药品、第一类精神药品注射剂,每张处方不得超过3日常用量;控缓释制剂,每张处方不得超过15日常用量;其他剂型,每张处方不得超过7日常用量。该题中李某为中度慢性疼痛患者,医师开具第一类精神药品控缓释制剂时每张处方不得超过15日常用量。所以最佳答案为A。

22.【答案】E

【解析】《处方管理办法》第四十六条规定,医师出现下列情形之一的,处方权由其所在医疗机构予以取消:①被责令暂停执业;②考核不合格离岗培训期间;③被注销、吊销《医师执业证书》;④不按照规定开具处方,造成严重后果的;⑤不按照规定使用药品,造成严重后果的;⑥因开具处方牟取私利。所以最佳答案为E。

23.【答案】B

【解析】《处方管理办法》规定,医师出现下列情形之一的,由县级以上卫生行政部门给予警告或者责令暂停六个月以上一年以下执业活动;情节严重的,吊销其《医师执业证书》:①未取得处方权或者被

取消处方权后开具药品处方的；②未按照本办法规定开具药品处方的；③违反本办法其他规定的。所以最佳答案为B。

24.【答案】E

【解析】《处方管理办法》第十一条规定，医疗机构应当按照有关规定，对本机构执业医师和药师进行麻醉药品和精神药品使用知识和规范化管理的培训。执业医师经考核合格后取得麻醉药品和第一类精神药品的处方权，药师经考核合格后取得麻醉药品和第一类精神药品调剂资格。医师取得麻醉药品和第一类精神药品处方权后，方可在本机构开具麻醉药品和第一类精神药品处方，但不得为自己开具该类药品处方。药师取得麻醉药品和第一类精神药品调剂资格后，方可在本机构调剂麻醉药品和第一类精神药品。

25.【答案】C

【解析】《处方管理办法》第四条规定，医师开具处方和药师调剂处方应当遵循安全、有效、经济的原则。处方药应当凭医师处方销售调剂和使用。所以最佳答案为C。

第五节　突发公共卫生事件应急处理条例【熟悉】

A1和A2型题

说明：为单选题，5个选项中可能同时有最佳正确答案和非错误答案，请从中选择一个最佳答案。

1.【答案】B

【解析】《突发公共卫生事件应急条例》第二十条规定，突发事件监测机构、医疗卫生机构和有关单位发现上述需要报告情形之一的，应当在2小时内向所在地县级人民政府卫生行政主管部门报告；接到报告的卫生行政主管部门应当在2小时内向本级人民政府报告，并同时向上级人民政府卫生行政主管部门和国务院卫生行政主管部门报告。县级人民政府应当在接到报告后2小时内向设区的市级人民政府或者上一级人民政府报告；设区的市级人民政府应当在接到报告后2小时内向省、自治区、直辖市人民政府报告。

2.【答案】E

【解析】《突发公共卫生事件应急条例》第二条规定，本条例所称突发公共卫生事件（以下简称突发事件），是指突然发生，造成或者可能造成社会公众健康严重损害的重大传染病疫情、群体性不明原因疾病、重大食物和职业中毒以及其他严重影响公众健康的事件。

3.【答案】D

【解析】《突发公共卫生事件应急条例》第三十九条规定，医疗卫生机构应当对因突发事件致病的人员提供医疗救护和现场救援，对就诊病人必须接诊治疗，并书写详细、完整的病历记录；对需要转送的病人，应当按照规定将病人及其病历记录的复印件转送至接诊的或者指定的医疗机构。对疑似病人及时排查或确诊。

4.【答案】A

【解析】《突发公共卫生事件应急条例》第四条规定，突发事件发生后，省、自治区、直辖市人民政府成立地方突发事件应急处理指挥部，省、自治区、直辖市人民政府主要领导人担任总指挥，负责领导、指挥本行政区域内突发事件应急处理工作。县级以上地方人民政府卫生行政主管部门，具体负责组织突发事件的调查、控制和医疗救治工作。县级以上地方人民政府有关部门，在各自的职责范围内做好突发事件应急处理的有关工作。

5.【答案】D

【解析】根据突发公共卫生事件的性质、危害程度、涉及范围，划分为一般（Ⅳ级）、较大（Ⅲ级）、重大（Ⅱ级）和特别重大（Ⅰ级）四级。

6.【答案】E

【解析】《突发公共卫生事件应急条例》规定，突发事件监测机构、医疗卫生机构和有关单位发现有本条例第十九条规定情形之一的，应当在2小时内向所在地县级人民政府卫生行政主管部门报告；接到报告的卫生行政主管部门应当在2小时内向本级人民政府报告，并同时向上级人民政府卫生行政主管部门和国务院卫生行政主管部门报告。县级人民政府应当在接到报告后2小时内向设区的市级人民政府或者上一级人民政府报告；设区的市级人民政府应当在接到报告后2小时内向省、自治区、直辖市人民政府报告。所以最佳答案为E。

7.【答案】A

【解析】《突发公共卫生事件应急条例》第二条规定，本条例所称突发公共卫生事件（以下简称突发事件），是指突然发生，造成或者可能造成社会公众健康严重损害的重大传染病疫情、群体性不明原因疾病、重大食物和职业中毒以及其他严重影响公众健康的事件。所以最佳答案为 A。

8.【答案】C

【解析】题干有提及事故死亡人数二百余人，累计门诊治疗中毒者 2.7 万人次，属于其他严重影响公众健康的突发公共事件。所以最佳答案为 C。

9.【答案】A

【解析】《突发公共卫生事件应急条例》第十九条规定，有下列情形之一的，省、自治区、直辖市人民政府应当在接到报告 1 小时内，向国务院卫生行政主管部门报告：①发生或者可能发生传染病暴发、流行；②发生或者发现不明原因的群体性疾病；③发生传染病菌种、毒种丢失；④发生或者可能发生重大食物和职业中毒事件。国务院卫生行政主管部门对可能造成重大社会影响的突发事件，立即向国务院报告。第二十条规定，突发事件监测机构、医疗卫生机构和有关单位发现上述需要报告情形之一的，应当在 2 小时内向所在地县级人民政府卫生行政主管部门报告；接到报告的卫生行政主管部门应当在 2 小时内向本级人民政府报告，并同时向上级人民政府卫生行政主管部门和国务院卫生行政主管部门报告。县级人民政府应当在接到报告后 2 小时内向设区的市级人民政府或者上一级人民政府报告；设区的市级人民政府应当在接到报告后 2 小时内向省、自治区、直辖市人民政府报告。本题只需要记住突发事件的内容和报告时限各级之间为 2 小时，向国务院卫生行政主管部门报告则为 1 小时。所以最佳答案为 A。

10.【答案】E

【解析】《中华人民共和国传染病防治法》第三十三条规定，疾病预防控制机构应当主动收集、分析、调查、核实传染病疫情信息。接到甲类、乙类传染病疫情报告或者发现传染病暴发、流行时，应当立即报告当地卫生行政部门，由当地卫生行政部门立即报告当地人民政府，同时报告上级卫生行政部门和国务院卫生行政部门。疾病预防控制机构应当设立或者指定专门的部门、人员负责传染病疫情信息管理工作，及时对疫情报告进行核实、分析。教育部所属综合大学的附属医院发现脊髓灰质炎疫情，应当向所在地的疾病预防控制机构报告，所以最佳答案为 E。

11.【答案】C

【解析】《突发公共卫生事件应急条例》第十九条规定，有下列情形之一的，省、自治区、直辖市人民政府应当在接到报告 1 小时内，向国务院卫生行政部门报告：①发生或者可能发生传染病暴发、流行；②发生或者发现不明原因的群体性疾病；③发生传染病菌种、毒种丢失；④发生或者可能发生重大食物和职业中毒事件。所以最佳答案为 C。

12.【答案】A

【解析】查处事故权是行政/执法主体的权利，不是相对人的权利。如诊所法人为执法相对人，国家卫健委就是执法主体。

13.【答案】A

【解析】《突发公共卫生事件应急条例》第五十二条规定，在突发事件发生期间散布谣言、哄抬物价、欺骗消费者、扰乱社会秩序的，由公安机关或者工商行政管理部门依法给予行政处罚，构成犯罪的追究刑事责任。

14.【答案】C

【解析】《突发公共卫生事件应急条例》第十九条规定，有下列情形之一的，省、自治区、直辖市人民政府应当在接到报告 1 小时内，向国务院卫生行政部门报告：①发生或者可能发生传染病暴发、流行；②发生或者发现不明原因的群体性疾病；③发生传染病菌种、毒种丢失；④发生或者可能发生重大食物和职业中毒事件。

第六节　中医药法【掌握】

A1 和 A2 型题

说明：为单选题，5 个选项中可能同时有最佳正确答案和非错误答案，请从中选择一个最佳答案。

1.【答案】A

【解析】中医药是中华民族的瑰宝，是我国医药卫生体系的特色和优势，是国家医药卫生事业的重要组成部分。2016 年 12 月 25 日第十二届全国人大常委会第二十五次会议审议通过了《中华人民共和国中医药法》。这是中医药发展史上具有里程碑意义的大事，将产生深远的国内国际影响。

2.【答案】C

【解析】早在 1983 年，全国人大代表董建华就领衔提出了制定《中华人民共和国中医药法》的议案，此后，历届全国人大、全国政协会议上，不断有关于中医药立法的议案、提案。卫生部、国家中医药管理局高度重视中医药立法工作，曾多次组织进行立法调研、论证和起草工作，在 1984—1986 年间相继起草了

6次《中华人民共和国中医药法》草拟稿。

3.【答案】C

【解析】我国首部《中华人民共和国中医药法》（简称《中医药法》）于2017年7月1日正式实施。作为我国首部全面、系统体现中医药特色的综合性法律，这部《中医药法》，酝酿了33年之久，聚焦了中医药界人士的目光。在这部全文7004字，共9章63条的法规中，不仅从法律层面明确了中医药的地位、发展方针和扶持措施，为中医药事业发展提供了法律保障，还对实践中存在的突出问题作了有针对性的规定。可以说，《中医药法》的实施将给城乡居民、中药材从业者、种植者的生产生活带来诸多改变。

4.【答案】C

【解析】分别从"关键词"和"中医药产业链"两个角度解读《中医药法》，其共提及关键词46次，涉及中医药产业链上32个关键点。

5.【答案】A

【解析】《中华人民共和国中医药法》第三条规定，发展中医药事业应当遵循中医药发展规律，坚持继承和创新相结合，保持和发挥中医药特色和优势，运用现代科学技术，促进中医药理论和实践的发展。国家鼓励中医西医相互学习，相互补充，协调发展，发挥各自优势，促进中西医结合。

6.【答案】D

【解析】中医药学是我国各族人民在长期生产生活和同疾病做斗争中逐步形成并不断丰富发展的医学科学，是我国具有独特理论和技术方法的体系。如阴阳五行、经络腧穴、辨证论治等；中药在药材的采集、炮制、配伍以及药效等方面也有自身规律。发展中医药事业必须考虑到这些特点，包括中医的诊疗模式、人才培养、学术传承，还有中药的种植、加工、质量控制等诸多环节。因此本题选D。

7.【答案】C

【解析】实践性是指将理论应用于实际，通过实践来检验和发展理论。题目所描述的发展原则正是强调了理论与实践的结合，中医与西医的结合，以及传统与现代的结合，这些都需要通过实践来验证和实现。

8.【答案】E

【解析】《中华人民共和国中医药法》第一条规定，为了继承和弘扬中医药，保障和促进中医药事业发展，保护人民健康，制定本法。

9.【答案】E

【解析】坚持中西医并重，把中医药与西医药摆在同等重要的位置；坚持继承与创新的辩证统一，既要保持特色优势又要积极利用现代科技；坚持中医与西医相互取长补短、发挥各自优势，促进中西医结合；坚持统筹兼顾，推进中医药医疗、保健、科研、教育、产业、文化全面发展；坚持发挥政府扶持作用，动员各方面力量共同促进中医药事业发展。

第七节　重性精神疾病患者的管理【掌握】

A1和A2型题

说明：为单选题，5个选项中可能同时有最佳正确答案和非错误答案，请从中选择一个最佳答案。

1.【答案】E

【解析】《中华人民共和国精神卫生法》第三十条规定，精神障碍的住院治疗实行自愿原则。诊断结论、病情评估表明，就诊者为严重精神障碍患者并有下列情形之一的，应当对其实施住院治疗：①已经发生伤害自身的行为，或者有伤害自身的危险的；②已经发生危害他人安全的行为，或者有危害他人安全的危险的。第三十一条：精神障碍患者有本法第三十条第二款第一项情形的，经其监护人同意，医疗机构应当对患者实施住院治疗；监护人不同意的，医疗机构不得对患者实施住院治疗。监护人应当对在家居住的患者做好看护管理。

2.【答案】E

【解析】重性精神疾病是指临床表现有幻觉、妄想、严重思维障碍、行为紊乱等精神病性症状，且患者社会生活能力严重受损的一组精神疾病。精神分裂症是一种常见的重性精神病，患者会出现幻觉（如听到不存在的声音）、妄想（如坚信自己被人监视）、思维破裂（言语内容缺乏连贯性）等症状。分裂情感性障碍也属于重性精神病，患者既有精神分裂症的症状，又有情感障碍（如抑郁或躁狂）的症状（A错）。偏执性精神病是以系统妄想为主要症状的精神疾病，患者的妄想内容比较固定，如长期怀疑他人对自己进行迫害等，也属于重性精神病（B错）。双相（情感）障碍患者会出现躁狂和抑郁交替发作的情况。在躁狂发作时，患者可能会表现出情绪高涨、言语增多、活动增多等；在抑郁发作时，又会出现情绪低落、兴趣减退等症状，属于重性精神病（C错）。癫痫所致精神障碍，尤其是在癫痫发作过程中或发作后出现的精神障碍，如意识障碍、幻觉、妄想等，也被列为重性精神病（D错）。所以本题选E。

3.【答案】A

【解析】重性精神疾病患者的危险性评估分为6级，分别为0~5级。

4.【答案】E

【解析】报告病种包括精神分裂症、分裂情感性障碍、偏执性精神病、双相（情感）障碍、癫痫所致精神障碍、精神发育迟滞（伴发精神障碍）6种重性精神病的确诊病例。疑似病例需由精神科医师诊断复核之后，将确诊的患者建档并录入系统。

5.【答案】E

【解析】重性精神疾病患者危险性评估分级，0级：无符合以下1~5级中的任何行为。1级：口头威胁，喊叫，但是没有打砸行为。2级：打砸行为，局限在家里，针对财物，能被劝说制止。3级：明显打砸行为，不分场合，针对财物，不能接受劝说而停止。4级：持续的打砸行为，不分场合，针对财物或人，不能接受劝说而停止。包括自伤、自杀。5级：持管制性危险武器的针对人的任何暴力行为，或者纵火、爆炸等行为，无论在家里还是公共场合。

6.【答案】E

【解析】重性精神疾病患者危险性评估分级，0级：无符合以下1~5级中的任何行为。1级：口头威胁，喊叫，但是没有打砸行为。2级：打砸行为，局限在家里，针对财物，能被劝说制止。3级：明显打砸行为，不分场合，针对财物，不能接受劝说而停止。4级：持续的打砸行为，不分场合，针对财物或人，不能接受劝说而停止。包括自伤、自杀。5级：持管制性危险武器的针对人的任何暴力行为，或者纵火、爆炸等行为，无论在家里还是公共场合。

7.【答案】D

【解析】危重情况紧急处理：询问和检查有无出现暴力、自杀自伤等危险行为，以及急性药物不良反应和严重躯体疾病。若有上述情况，对症处理后立即转诊，2周内随访转诊情况。

第八节 我国人口和计划生育政策【了解】

A1和A2型题

说明：为单选题，5个选项中可能同时有最佳正确答案和非错误答案，请从中选择一个最佳答案。

1.【答案】C

【解析】《中华人民共和国人口与计划生育法》第十三条：计划生育、教育、科技、文化、卫生、民政、新闻出版、广播电视等部门应当组织开展人口与计划生育宣传教育。大众传媒负有开展人口与计划生育的社会公益性宣传的义务。

2.【答案】A

【解析】《禁止非医学需要的胎儿性别鉴定和选择性别人工终止妊娠的规定》第三条规定，禁止任何单位或者个人实施非医学需要的胎儿性别鉴定和选择性别人工终止妊娠。

第二章 医学伦理学

第一节 医患关系【熟悉】

A1 和 A2 型题

说明：为单选题，5 个选项中可能同时有最佳正确答案和非错误答案，请从中选择一个最佳答案。

1.【答案】A
【解析】医方负有更重的义务，如注意义务、忠实义务、披露义务、保密义务以及急危重症时强制的缔约义务等。

2.【答案】E
【解析】患者的权利主要包括基本医疗权、知情同意权、隐私保护权、经济索赔权、医疗监督权、社会免责权等。其中知情同意权规定患者有权对医疗方案自主做出选择，有自主决定权；隐私保护权规定在不损害他人或公共利益的情况下，有要求保密权。但是患者没有保管病志的权利。

3.【答案】D
【解析】声调、手势、谈话地点都对医患进行语言沟通有间接影响，关闭式谈话会直接影响医患沟通的过程。

4.【答案】E
【解析】随着病情的变化，适用于当前的病情情况的模式也可能随之变化，将会从一种模式转向另一种模式。

5.【答案】E
【解析】医患沟通的伦理准则：尊重、不伤害、有利、公正、诚信、自主。

6.【答案】C
【解析】指导-合作型是现代医患关系的一种基本模式。医生起指导作用，患者在接受医生诊疗方案和意见的情况下发挥自身的积极性，从而提高疗效、恢复健康。此种模式的应用对象往往是意识清醒的急性期患者或感染期患者。

7.【答案】B
【解析】医务人员对患者只能同情而不能动情，应当将自己的感情与患者的感情分开，在情感上保持中立。

8.【答案】D
【解析】医务人员的职业特点决定其有权了解患者与病症诊治有关的一些隐私，但是患者也有权维护自己的隐私不受侵害，对于医务人员已经了解的患者隐私，患者享有不被擅自公开的权利。但是，如果患者的"隐私"涉及他人或社会的利益，对他人或社会具有一定的危害性，如甲类传染病等，则医务人员有疫情报告的义务，应当如实上报。但是，对非直接利益相关人应当做好保密工作。

9.【答案】A
【解析】共同参与模式：在这种模式中，医患双方共同参与医疗方案的讨论、制订与分享。这种模式适用于具有一定医学知识背景或长期的慢性病患者，它类似于成人与成人之间的关系，医生的责任是"帮助患者自疗"。

10.【答案】A
【解析】患者的自主性来自于医患关系中医生对患者的尊重原则，而医患关系是以诚信为基础的具有契约性质的信托关系。

11.【答案】A
【解析】随着医学技术的进步，现代医学活动大量地采用物理、化学的诊断手段，使医生诊断、治疗越来越有效，特别是现代医学工程仪器的和远程信息技术的应用，医务人员甚至可以不直接接触患者，在计算机终端就可得到有关健康和疾病的信息，做出诊断，提出治疗方案和用药等。这种技术设备依赖性的增强也隔阂了医患之间的联系，导致医患的思想、情感交流越来越少，制约了双方思想感情互动，医患关系在一定程度上被物化了。

12.【答案】A
【解析】医患关系作为医疗活动中最重要的医疗人际关系，具有一般人际关系所不具有的内在特征，有其特殊的交往模式。

13.【答案】B

【解析】医师之间关系的道德要求如下。①尊重同道，彼此信任：无论是年长医师与年长医师之间，还是下级医师与上级医师之间，都应当把同行视为朋友、伙伴，应当相互尊重，相互信任，而不应把彼此看作对手，相互诋毁和猜忌；②取长补短，互相学习：既要虚心学习他人的优点和长处，也要向他人无私地传授自己的业务专长和经验，做到既不故步自封、自以为是，也不垄断技术、压制他人。只有取长补短，相互学习，才能共同进步，彼此提高；③精诚合作，互谅互让：当同行出现差错等问题时，要从患者利益和友爱精神出发，既实事求是、客观公正地给予批评指正，更要给予善意的帮助和关心，决不能幸灾乐祸甚至落井下石；④求同存异，公平竞争。本题中甲医师发现乙医师的诊治存在失误，及时反映给主管部门，及时避免不必要的医疗问题的发生，体现了医务人员之间共同维护患者利益的道德关系。

14.【答案】B

【解析】知情同意权：是指在临床过程中，医务人员为患者做出诊断和治疗方案后，应当向患者提供包括诊断结论、治疗决策、病情预后以及诊治费用等方面的真实、充分的信息，尤其是诊疗方案的性质、作用、依据、损伤、风险以及不可预测的意外等情况，使患者或其家属经过深思熟虑自主地作出选择。基本医疗权：确保公众患病时能够得到合理的、平等的、最基本的诊治。任何医疗机构或个人不得以任何理由推脱、阻碍这种基本权利的实现，任何人都应享受基本医疗权，但本题主要体现的为知情同意权。医疗监督权：在就医过程中，患者及其家属有权对医疗活动的合理性、公正性等进行监督。题中未体现患者对医师的提问及要求解答的信息。

15.【答案】A

【解析】主动-被动模式：在这种模式中，医患双方不是双向作用，而是医生对患者单向发生作用。因此，医生的权威性得到了充分肯定，处于主动地位；患者处于被动地位，并以服从为前提。这种模式适用于昏迷、休克、精神病患者发作期、严重智力低下者以及婴幼儿等一些难以表达主观意志的患者。

16.【答案】E

【解析】根据与诊治技术实施有无关系，医患关系可分为技术关系和非技术关系。技术关系是指医患双方围绕着诊断、治疗、护理以及预防、保健、康复等具体医学行为中技术因素所构成的互动关系，是建立在技术因素而不是利益的基础上。由于现实环境的复杂性，仅仅建立在感情基础之上的医患关系很难维持，因此医患双方形成了建立在平等关系上的契约关系。在当代中国，医患关系本质上是在社会地位、人格尊严相互平等前提下的服务与被服务的关系，是服务与被服务的关系的契约关系，是有法律保障的信托关系。

17.【答案】C

【解析】心理治疗时要求医生尊重患者的决定权，是否允许患者父母探视，最重要的理论依据是是否对患者有利，因此首先应遵循的伦理原则是患者利益至上原则。

18.【答案】C

【解析】医患沟通中能够使得沟通更为有效与顺畅的方法是：①注意倾听；②体会患者感受；③善用问句引导话题；④及时和恰当的反应；⑤抓住主要问题。

19.【答案】B

【解析】医务人员的职业特点决定其有权了解患者与病症诊治有关的一些隐私，但是患者也有权维护自己的隐私不受侵害，对于医务人员已经了解的患者隐私，患者享有不被擅自公开的权利。但是，如果患者的"隐私"涉及他人或社会的利益，对他人或社会具有一定的危害性，如甲类传染病等，则医务人员有疫情报告的义务，应当如实上报。但是，对非直接利益相关人应当做好保密工作。

20.【答案】D

【解析】提高医院声誉是医生的义务，所以最佳答案为D。

21.【答案】D

【解析】根据《中华人民共和国民法总则》《中华人民共和国医师法》《中华人民共和国消费者权益保护法》《医疗事故处理条例》等法律法规的有关规定，患者享有如下权利。这不仅是患者的法律权利，也是患者的道德权利。①平等医疗权：平等医疗权要求医务人员平等对待患者，对待患者一视同仁；在分配医疗卫生资源时，要坚持公平公正原则。②知情同意权：知情同意是尊重患者自主性的具体体现，是指在临床过程中，医务人员为患者做出诊断和治疗方案后，应当向患者提供包括诊断结论、治疗决策、病情预后以及诊治费用等方面的真实、充分的信息，使患者或家属经过深思熟虑后自主地作出选择，并以相应的方式表达其接受或拒绝此种诊疗方案的意愿和承诺。③隐私保护权：为诊治的需要，患者有义务将自己与疾病有关的隐私如实地告知医务人员，但患者也有权维护自己的隐私不受侵害。对于医务人员已经了解的患者隐私，患者享有不被擅自公开的权利。④损害索赔权：在医疗活动中，因医疗机构及其医务人员违反医疗卫生管理法律、行政法规、部分规章和诊疗护理规范、常规，造成患者人身损害、精神损害或财产损失时，患者及其家属有权提出经济赔偿，并追究有关人员或单位的法律责任。⑤医疗监督权：在医疗活动过程中，患者及其家属有权对医疗活动的合理性、公正性等进行监督；有权检举、控告侵害患者权益的医疗机构及其工作人员的违法失职行为；有权对保护患者权益方面的工作提出批评、咨询和建议。所以最佳答案选D。

22.【答案】D

【解析】患者对疾病诊治方案、检查项目、价格等均无发言权，表现在被动，缺乏主观能动性。所以最佳答案为D。

23.【答案】E

【解析】封闭式提问，是指提问者提出的问题带有预设的答案，回答者的回答不需要展开，从而使提问者可以明确某些问题。封闭式提问一般在明确问题时使用，用来澄清事实，获取重点，缩小讨论范围。根据题干所以选封闭式提问。诱导性提问或称暗示性问题，是指用不恰当的提问方式限缩、操控回答者的回答。诱导性提问往往会使答案不能确实反映回答者内心的真实想法。开放式提问是心理咨询中使用的一种技术，是指提出比较概括、广泛、范围较大的问题，对回答的内容限制不严格，给对方以充分自由发挥的余地。所以最佳答案为E。

24.【答案】E

【解析】医务人员与患者沟通时尽量避免沉默，应该主动倾听并积极反馈（B、C错）。沟通应从患者角度看待问题，根据患者的性格特点和接受程度来告知相关病情或告知其监护人和家属（A错）。提问应开放式与封闭式提问相结合，有些问题需使用开放式提问法，以利于患者开拓思路，有些问题应使用封闭式提问法，将答案限制在特定范围，如尽可能促使患者能明确回答"是"或"否"，避免使用暗示性提问。所以最佳答案为E。

25.【答案】D

【解析】医务人员拥有医学知识和能力，而患者却不懂或一知半解。因此，医患双方在医学知识和能力的占有上具有不对称性。由于社会对医疗卫生保健的支持力度不够、医疗卫生保健单位的管理不善以及医患双方的自律欠缺等诸方面的原因，特别是医患双方的地位、利益、文化和思想道德修养以及法律意识等方面存在差异，对医疗卫生保健活动及其行为方式、效果的理解不同等，常常发生相互间的矛盾或冲突，即医患矛盾存在是必然的。所以最佳答案为D。

26.【答案】C

【解析】医患双方在医学知识和能力的占有上具有不对称性，用专业术语进行交流显然是不恰当的。所以最佳答案为C。

27.【答案】C

【解析】医务人员彼此信任是相互协作的基础和前提。医务人员之间要达到相互信任，首先要立足于本职，从自我做起，即在自己的岗位上发挥积极性、主动性和创造性，以自己工作的可靠性和优异成绩去赢得其他医务人员的信任。同时，自己也要对他人的品格、能力等有一个正确的认识，认识过低难以产生信任，认识过高而产生的信任又难以持久。若与同事间发生了意见分歧，应努力设法达到谅解，不得恶意中伤、诽谤或传播有损于同事的言论。所以最佳答案为C。

28.【答案】C

【解析】医际关系是指医务人员之间在医疗活动中形成的人际关系。现代医疗活动是任何个人都不可能独自完成的，它必须依靠医师、护士、检验人员、管理人员等全体医务人员的协同工作和密切配合，因此医际关系的作用日渐重要，成为医学伦理学研究的一项内容。包括医师与医师、医师与护士、医师与管理人、医师与辅助科室之间的关系。医患关系是医疗服务活动中客观形成的医患双方以及与双方利益有密切关联的社会群体和个体之间的互动关系。"医"是指包括医师、护士、药检与管理等人员在内的医务人员群体，"患"是指包括患者或有直接或间接联系的亲属、监护人员以及其所在的工作部门、单位等群体。处理医际关系与医患关系依据的伦理原则是不相同的，所以最佳答案为C。

29.【答案】E

【解析】本题考查的是医患关系的基本类型。医患关系的基本类型是医疗活动中医患双方互动的基本方式。根据医患关系与诊疗过程的不同层面，可将医患关系区分为"诊疗性的医患关系"和"非诊疗性的医患关系"，即医患关系的技术方面和非技术方面的医患关系。技术性医患关系是医者和患者之间在诊疗措施的决定和执行中建立起来的行为关系。非技术性医患关系是指在医疗服务过程中,医师与患者在心理、社会和伦理方面的关系。所以最佳答案为E。

30.【答案】C

【解析】C项为患者的权利，所以最佳答案为C。

31.【答案】B

【解析】主动-被动模式：在这种模式中，医患双方不是双向作用，而是医生对患者单向发生作用。因此，医生的权威性得到了充分肯定，处于主动地位；患者处于被动地位，并以服从为前提。这种模式适用于昏迷、休克、精神病患者发作期、严重智力低下者以及婴幼儿等一些难以表达主观意志的患者。所以最佳答案为B。

32.【答案】D

【解析】医务人员之间关系具有其自身的特殊性：①协作性；②平等性；③同一性；④竞争性。竞争的目的是形成比、学、赶、帮、超的人际关系环境，以取得良好医学角色地位。所以最佳答案为D。

第二节　医学道德【了解】

A1 和 A2 型题

说明：为单选题，5 个选项中可能同时有最佳正确答案和非错误答案，请从中选择一个最佳答案。

1.【答案】E

【解析】道德修养意味着自我监督、自我批评、自我限制、自我改正、自我提升，一个人能够真正做到"慎独"不是一件容易的事情，医学道德修养也不例外。医务人员医学道德修养的精进，必须有适当的内外条件与环境，才能获得良好的效果。

2.【答案】E

【解析】医学美德论有利于医务人员塑造完美人格。医学美德论侧重于以医学品德、医学美德和医务人员为中心，研究和探讨医务人员应该具有什么样的品德或品格。医学职业自产生以来，正是由于无数的从医者具备的大医精诚、救死扶伤、实行人道主义的医学精神，体现出高尚的医学道德品质，保证了医学的仁学性质和人道的特点。

3.【答案】A

【解析】"慎独"是古代儒家用语，但并非封建社会道德特有的范畴，它是中性名词，在今天使用它可以有新的内容和含义。

4.【答案】B

【解析】医学和伦理学有着更为天然的密切联系，二者的关系突出表现在如下三个方面：首先，医乃仁术。其次，在医学研究和医疗实践中形成并发展医学伦理思想。最后，医学伦理学需要动态回应现代医学研究和医疗实践引发的新的伦理挑战。

5.【答案】A

【解析】医疗资源管理和分配道德准则包括：医患利益兼顾，患者群体利益第一；防治结合，预防为主；经济效益与社会效益统一，社会效益第一；投入与效益并重，提高效率优先。平等交往，以患者利益为中心不属于医疗资源管理和分配道德准则。

6.【答案】E

【解析】医生道德义务主要是指作为一名医务人员在道德上应该履行的职责。它既是社会对医务人员的道德要求，也是医务人员认同的道德责任。医生道德义务中首要和根本的是对患者的义务，其中治疗疾患更是医务人员对患者的首要义务，也是医务工作者的职责所在。

7.【答案】D

【解析】医学道德评价是人们依据一定的医学道德标准对医务人员或医疗卫生部门的医疗行为作出的道德价值和善恶的判断，它是医务人员医学道德品质形成的重要手段。医学道德评价是人们日常生活中对自己、他人或特定团体进行道德评价的一个方面，是道德现象的有机组成部分。人们总是借助于道德评价，影响甚至干预个人或者群体的行为，以激发更多的优良医德行为，对规范医师行为及患者行为有很大帮助。医学道德评价方式主要有三种方式，社会评价只是其中一种，还有传统习俗和内心信念的方式。

8.【答案】C

【解析】医学道德评价应坚持两点：①动机与效果的辩证统一；②目的与手段的辩证统一。

9.【答案】A

【解析】作为医德多种功能实现的主要机制，医德评价具有重要的意义：①医德评价是医德他律要素转化为医德自律要素的必要形式，是医德原则、规范转化为医德行为的中介和桥梁；②医德评价是营造良好的医德氛围、优化医德生活的重要保证，是维护医德原则、医德规范的重要保障；③医德评价是医务人员调整行为和培养医德品质的重要手段，是医务人员行为的监视器和调节器；④医德评价是医疗卫生保健机构和整个社会的精神文明建设及医学科学健康发展的促进力量。医德评价是为了在评价他人时做到自戒，从而打造自己的医学伦理素质，而不是满足医务人员自我心理需求的手段。

10.【答案】E

【解析】"慎独"是我国伦理学特有的范畴，是来源于古代儒家提出的道德修养方法。"慎独"强调个人应该前后行为一致，有人知无人知行为一致，即在独处无人监督时，仍能坚持道德原则和道德信念，即坚持医德修养的高度自觉性、坚定性、一贯性。医学道德修养是有层次的，是一个无止境的过程，提倡"慎独"，是希望医务人员的医德修养达到更高境界。

11.【答案】A

【解析】表明评价者个人的喜好不属于医德评价的意义。医德评价有利于形成健康的医德氛围、调节医学人际关系、将外在医德规范内化为医务人员的信念、指导医务人员选择高尚的医德行为。

12.【答案】A

【解析】医务人员只有在医学发展和临床实践中，在处理医学伦理关系时，才能认识到哪些行为是符合医学道德的，哪些行为是违反医学道德的；才能运用医学道德规范调整和指导自己的行为，使自己的行为符合医学道德要求，从而使自己的医学道德境界不断提高。所以最佳答案为 A。

13.【答案】D

【解析】医德修养是指在医学生和医务工作者为培养医德品质进行勤奋学习、自我教育和自我陶冶的过程，以及经过长期医疗实践的磨炼所达到的医德境界。其中包括在医疗实践中所形成的情操、举止、礼貌、品行等。医德修养的途径和方法包括：①与医疗实践相结合是医德修养的根本途径；②"慎独"是医德修养的重要途径；③自律与他律是医德品质的养成方式。所以最佳答案为 D。

14.【答案】A

【解析】医学道德教育，是指在医学教育和医疗卫生实践中，遵循道德教育的基本规律，对医学生和医务人员系统地开展医学伦理精神传承、医学伦理文化培育、医学道德规范灌输以及如何转化为职业行为的教导和训练过程。目的是围绕已成熟并不断创新的医学道德的文化、知识和实践体系，确立职业道德境界、有效激发职业情感、严格规范职业行为、培养良好职业习惯。所以最佳答案为 A。

15.【答案】E

【解析】医学道德教育的目标是将医学道德的理念内化到受教育者的价值体系之中，使得其在行医过程中自然而然地表现出规范的职业道德行为。所以最佳答案为 E。

16.【答案】E

【解析】在实践中，医德评价的方式是多种多样的，总括起来说主要有三种，即社会舆论、传统习俗和内心信念。对行为主体个人来说，前两种方式都是外在的客观评价，而通过内心信念来实现的医德是自我评价。所以最佳答案为 E。

17.【答案】A

【解析】从内容方面看，医学的目的包括：促进患者症状的缓解和康复；促进健康者的健康水平、提高生活质量、延长寿命；促进人类生存环境的保护和改善；促进人类的优生优育；促进医学科学技术的不断进步等。所以最佳答案为 A。

第三节　医疗机构从业人员行为规范【掌握】

A1 和 A2 型题

说明：为单选题，5 个选项中可能同时有最佳正确答案和非错误答案，请从中选择一个最佳答案。

1.【答案】B

【解析】对于精神病患者来说，在发病期间一般无行为能力，签字无法律效用。所以最佳答案为 B。

2.【答案】B

【解析】性病属于传染病，需要进行传染病上报，需遵循传染病防治法规，这也是职业道德要求（E对）。性病主要通过性生活传播，要告知患者及其配偶参与传染病防治，这是职业道德的要求，因性病需要夫妻同治，夫妻双方共同参与治疗，所以 B 选项错误。虽然患者有隐私权，但是国家相关部门、医疗机构和医生有上报、告知亲属和密切接触者的权利，这也是医生职业道德。

3.【答案】A

【解析】手术治疗的伦理要求包括：①确定手术治疗的充分性和必要性。②保证患者的知情同意权。③认真做好术前准备。④严密观察，处理得当。⑤认真操作，一丝不苟。⑥互相支持，团结协作。⑦严密观察患者的病情。⑧努力解除患者的不适。所以最佳答案为 A。

4.【答案】A

【解析】在对患者诊断、治疗过程中，医务人员应遵守下列伦理原则：①患者至上原则；②最优化原则；③知情同意原则；④保密守信原则。在考试过程中会正面考查"符合"哪些原则，或反面考查"违背"哪些原则，要求考生掌握四项原则的具体内涵。这题考查的是知情同意原则，一般对于一些特殊检查、治疗和手术治疗，都应以患者（或家属）签字为依据。

5.【答案】B

【解析】最优化原则指在选择诊疗方案时以最小的代价获得最大效果的决策。具体地说，医务人员在选择诊疗方案时，在当时的医学科学发展水平和允许的客观条件下，采取的诊疗措施使患者痛苦最小、耗费最少、安全度最高和效果最好。

6.【答案】A

【解析】诊治工作的基本道德原则是适用于医务人员对患者进行诊断和治疗的过程中的行为依据。

它包括及时、准确、有效、择优和自主等五项原则。所以最佳答案为 A。

7.【答案】C

【解析】手术前的道德要求：①严格掌握手术指征，确保手术动机纯正。②患者或患者家属要知情同意。③认真制订手术方案，做好术前准备。根据知情同意原则，手术固然需要征得患者同意，但在紧急情况下，医生有独立的处置权。所以最佳答案为 C。

8.【答案】B

【解析】在辅助检查中，临床医生应遵循以下道德要求：①从诊治需要出发、目的合理。②知情同意、尽职尽责。③综合分析、切忌片面。④密切联系、加强协作。B 选项属于体格检查应遵循的道德要求，其包括：①全面系统、认真细致。②关心体贴、减少痛苦。③尊重患者、心正无私。

9.【答案】D

【解析】这题考的是临床诊疗道德过程中的协同一致原则的概念，是指医务人员在诊疗过程中，密切配合、团队协作，除了 D 选项是一个医生可以完成的，其他都要协作完成。

10.【答案】B

【解析】初诊医生因粗心造成漏诊异位妊娠，违背了体格检查的伦理要求中的全面系统、认真细致。体格检查过程中，医生应遵循的伦理要求除 B 项外还有 A、D 两项。C、E 两项属于询问病史的伦理要求。

第二篇 专业理论

第一章 中医全科理论

第一节 中医全科理论知识【熟悉】

A1和A2型题

说明：为单选题，5个选项中可能同时有最佳正确答案和非错误答案，请从中选择一个最佳答案。

1. 【答案】E
   【解析】现代医学和传统医学手段相结合为慢性病患者解除痛苦并改善生命质量，这正体现了发展"照顾医学"的理念。"照顾医学"强调的是对患者全面的、综合的照顾，尤其是对于慢性病患者这种需要长期关怀和多种治疗手段结合的人群。全科医生利用自己的知识和技能，整合现代医学和传统医学资源，为患者提供身心等多方面的照顾，符合"照顾医学"的内涵。

2. 【答案】E
   【解析】医学模式从古代的自然哲学医学模式，近代的医学机械论模式等转变为现代生物-心理-社会医学模式，也是全科医学的基础，所以答案为E。

3. 【答案】D
   【解析】关于全科医学全新的整体观最主要是从以下的方面去认识的：①医师的服务对象是患者；②人是有感情和需要的；③患者有和医师同样的尊重和权利；④患者具有主观能动性；⑤患者是一个完整的人；⑥患者具有个体化的倾向。

4. 【答案】E
   【解析】全科医疗的基本原则：①基层医疗保健；②人性化照顾；③综合性照顾；④持续性服务；⑤协调性服务；⑥可及性服务；⑦以家庭为照顾单位；⑧以社区为基础照顾；⑨以生物-心理-社区医学模式为理论基础与诊治程序；⑩以预防为导向的照顾；⑪团队合作的工作方式。

5. 【答案】C
   【解析】全科医疗提供六位一体的服务（C错），主要为门诊服务，以相对简便而有效的手段解决社区居民大部分健康问题，也是社区居民最容易接触到的医疗服务。

6. 【答案】B
   【解析】全科医学的核心和主旨是强调以人为中心、以家庭为单位、以社区为范围、以整体健康的维护与促进为方向的长期综合性、负责式照顾，并将个体与群体健康融为一体。

7. 【答案】B
   【解析】现代全科医学的崛起，是与人口迅速增长与老龄化、疾病谱和死因谱的变化、医学模式转变、医疗费用快速上涨等密切相关的。高科技医学的发展不是全科医学产生的基础。

8. 【答案】E
   【解析】以患者为中心的患者管理的基本内容：①支持或解释；②告诫或建议；③开处方；④转诊；⑤实验室检验；⑥随访；⑦预防。

9. 【答案】E
   【解析】全科医疗中患者管理的基本内容：①安慰和解释；②告诫或建议；③开处方；④转诊；⑤实验室检验；⑥观察随访；⑦预防。

10. 【答案】D
    【解析】全科医疗有四大特点：①强调持续性、综合性、个体化的照顾。②强调早期发现并处理疾患；强调预防疾病和维持健康。③强调在社区场所对患者进行不间断的管理和服务，并在必要时协调利用社区内外其他资源。④其最大特点是强调对当事人的"长期负责式照顾"。

11. 【答案】D
    【解析】中医全科医疗的特征有以下几个方面：是一种基层医疗服务，是以门诊为主体的服务，是一种新型的医疗服务模式，是综合性的中医医疗服务，是有中国特色的全科医疗。

12. 【答案】C
    【解析】COPC模式的基本要素包括：提供可及性、综合性、协调性、连续性和负责性卫生服务的基层医疗机构；特定的社区或人群，目标社区既可以是地区型社区，也可以是功能型社区；确定及解决社区主要健康问题的实施过程。

13.【答案】C

【解析】全科医学的性质有：是一门体现中医学全科特点的学科，一门综合性的医学学科，是一门服务于基层的医学学科，是一门注重人文社会科学的医学学科。

14.【答案】E

【解析】全科医疗是以现代医学和替代医学（传统医学）为手段，实现为慢性病患者解除痛苦并改善生命质量的目的，对患者的管理要考虑到病情告知、治疗方案的选择、费用等问题，所以最佳答案为E。

15.【答案】C

【解析】0级：无社区的概念，只对就医的患者提供非连续性照顾；1级：对所在社区的健康有所了解，缺乏社区内个人的资料，根据医生本人的主观印象来确定健康问题的优先顺序及解决方案；2级：对所在社区的健康问题有进一步的了解，有间接调查得到的二手资料，具备计划和评价的能力；3级：通过社区调查或建立的档案资料能掌握所定义社区90%以上居民的健康状况，针对社区内的健康问题采取对策，但缺乏有效的预防策略；4级：对社区内每一个居民建立健康档案，掌握个人的健康及基本情况，采取有效的预防保健和疾病治疗措施，建立社区内健康问题收集的正式渠道和评价系统，具备解决问题的能力和协调管理社区资源的能力。

16.【答案】D

【解析】实施以社区为基础的健康照顾（COPC）又称为以社区为导向的基础医疗，COPC是对社区医学和家庭医学在社区实践中的优化组合，以社区医学为指导，基层医疗为基础，以家庭/全科医疗的形式实施照顾。COPC关注社区，通过社区诊断发现问题，分析社区内影响健康的因素，动员基层医疗和社区的力量，实施以社区为范围的健康目标。实施COPC围绕的核心就是社区参与，只有社区的参与，才能逐步实施上述过程。所以最佳答案为D。

17.【答案】D

【解析】全科医疗的最大特点是强调对当事人的"长期负责式照顾"，这意味着其关注的中心是把服务对象作为整体的人，并对其长期负有管理责任（B对）。只要全科医师与服务对象建立了某种契约关系，就应随时关注他们的身心健康，对其主观和客观的、即刻与长期的各种卫生需求作出及时的评价和反应（C对），而且无论何时何地都不能放弃这种责任（E对）。由于医师对医学知识的把握胜于患者，因此也可以说，这是一种由医师发起的以人为本、以健康为中心、以需要为基础、以需求为导向的主动服务（A对），确保患者在适宜的地点和时间接受最恰当的医疗照顾。所以最佳答案选D。D应该是负责对患者的常见慢性疾病进行全程医疗照顾，而不是治疗，有些慢性疾病控制不佳或者合并并发症需至上级医院就诊，不是全程都是全科医师治疗。

18.【答案】C

【解析】需要提供医学信息的家庭不是家庭出诊的指征。

19.【答案】B

【解析】全科医学特征：①以人为中心、以家庭为单位、以社区为范围（D对）、以预防为导向的照顾；②全面照顾模式（A对）；③全科医学充分体现了现代医学模式（C对）；④以人为本、以健康为中心（E对），来了解患者作为一个完整的个体的特征和需求；⑤基层医疗保健；⑥团队合作的工作方式。所以最佳答案为B。

20.【答案】C

【解析】中医全科医生应具备的知识结构：①中医学知识；②中医全科医学的专业知识；③现代医学知识；④与以人为中心的各学科知识；⑤与服务体系相关的知识；⑥与职业价值观相关的知识。

21.【答案】D

【解析】中医全科医师应具备的能力：社区中医学的应用能力；现代医学的诊治能力；处理心理、行为和家庭问题的能力；学习与自我发展的能力。

22.【答案】A

【解析】全科医学的"持续性服务"是指全科医师对人生各阶段及疾病进展各阶段都负有健康管理责任。所以最佳答案为A。

23.【答案】E

【解析】传统生物医学的哲学思想：二元论哲学与医学的冲突；还原论与传统生物医学发展；机械论对生物医学的影响；科学主义思潮对医学的影响。

24.【答案】E

【解析】全科的医学观主要包括以下内容：①全科医学的本质在于医学观的改变。②准确把握医学学科的特点：医学的科学性和经验性；医学的自然科学性和社会科学性；医学服务的技术性和艺术性。③整体医学观：正确认识病理过程与疾病的关系；正确认识疾病与医患的关系；正确认识疾病与生活问题的关系；要将患者视作一个完整的人；要端正健康的观念。

第二节　中医养生保健学【熟悉】

A1 和 A2 型题

说明：为单选题，5个选项中可能同时有最佳正确答案和非错误答案，请从中选择一个最佳答案。

1.【答案】E

【解析】饮食三宜是指食宜软，食宜温，食宜细嚼细咽。

2.【答案】A

【解析】冬季饮食对正常人来说，应当遵循"秋冬养阴""无扰乎阳"的原则，既不宜生冷，也不宜燥热，最宜食用滋阴潜阳、热量较高的膳食。

3.【答案】D

【解析】《素问·四气调神大论》所说："冬三月，此谓闭藏，水冰地坼，无扰乎阳，早卧晚起，必待日光……去寒就温，无泄皮肤，使气亟夺，此冬气之应，养藏之道也。"在寒冷的冬季里，不应当扰动阳气，破坏阴成形大于阳化气的生理比值。因此，要早睡晚起，以保证充足的睡眠时间，以利阳气潜藏、阴精积蓄。至于防寒保暖，也必须根据"无扰乎阳"的养藏原则，做到恰如其分。衣着过少过薄，室温过低，则既耗阳气，又易感冒。反之，衣着过多过厚，室温过高，则腠理开泄，阳气不得潜藏，寒邪亦易于入侵。

4.【答案】A

【解析】冬季人体的阳气内藏，新陈代谢速度放慢，身体需要更多的能量来抵御寒冷。蘑菇含有丰富的蛋白质及多种维生素，如B族维生素等，这些营养成分有助于提高人体的免疫力，帮助身体在寒冷的季节保持健康。山药具有很好的滋补作用，其含有的淀粉酶、多酚氧化酶等物质，能促进脾胃消化吸收功能，对于冬季进补时增强脾胃运化能力非常重要，有助于更好地吸收其他食物中的营养。胡萝卜中的胡萝卜素在人体内可转化为维生素A，维生素A对呼吸道黏膜等上皮组织有保护作用，在冬季呼吸道疾病高发时期，能够增强人体的抵抗力。芹菜含有芹菜素等成分，有一定的降压作用，冬季人们活动量减少，血压容易波动，适量食用芹菜有助于稳定血压。

5.【答案】A

【解析】苦瓜含有丰富的苦瓜素和苦瓜皂苷，苦瓜素能够调节人体的脂肪代谢，促进脂肪分解，减少脂肪在肝脏等器官的堆积。从现代医学研究的角度看，苦瓜中的这些成分可以在一定程度上改善脂肪肝患者的脂质代谢紊乱状况。对于脂肪肝患者来说，适量食用苦瓜有助于减轻肝脏的脂肪负担。橙子含有丰富的维生素C和纤维素等营养成分。维生素C具有抗氧化作用，可以帮助减轻肝脏的氧化应激损伤，对于脂肪肝患者保护肝脏细胞有一定的意义。

6.【答案】D

【解析】代谢当量主要用于衡量活动的能量消耗程度，其属于生理学中能量代谢的范畴，与神经发育并没有直接的关联。在从神经发育方面分析作业活动时，重点关注的是神经控制、感知觉、运动模式等与神经功能密切相关的因素，而不是活动所消耗的能量。故选D。

7.【答案】E

【解析】药物养生的应用原则：不盲目进补，补勿过偏，辨证进补，盛者宜泻，泻不伤正，用药缓图。

8.【答案】A

【解析】人体最重要的物质基础是精、气、神，统称"三宝"。机体营养充盛，则精、气充足，神自健旺。

9.【答案】D

【解析】略。

第三节　社区诊断【掌握】

A1 和 A2 型题

说明：为单选题，5个选项中可能同时有最佳正确答案和非错误答案，请从中选择一个最佳答案。

1.【答案】C

【解析】此题主要考查社区卫生服务的概念。

社区卫生服务是以基层卫生机构为主体,全科医师为主干,合理使用社区资源和适宜技术;以人的健康为中心、家庭为单位、社区为范围、需求为导向;以妇女、儿童、老年人、慢性病患者、残疾人等为服务重点;以解决社区主要卫生问题,满足基本卫生服务需求为目标的基层医疗卫生服务。

2.【答案】D

【解析】社区卫生服务组织管理的特征:必须具有目标;必须进行分工与合作;组织要有不同层次的权力与责任制度,其中目标是组织存在的前提和基础。

3.【答案】C

【解析】以社区为基础健康照顾的基本方法是社区导向的基层医疗。

4.【答案】D

【解析】制订社区卫生人力培训计划的原则:突出重点的原则,机构需要与个人需求相结合的原则,系统性、渐进性原则,可操作性的原则,整体性原则。

5.【答案】A

【解析】此题主要考查全科医师的定义、全科医师与专科医师的区别。全科医师又称"家庭医生",是为个人、家庭和社区提供优质、方便、有效、一体化的基层医疗保健服务,进行生命、健康与疾病全过程、全方位负责式管理的医师。全科医师实施最基本的检查和合作性的医疗服务,不一定掌握各科先进业务技术,C、D均为专科医师的特点。

6.【答案】C

【解析】全科医师是社区卫生服务中的骨干力量,也是社区医疗的核心队伍。

7.【答案】D

【解析】社区卫生服务评价常用的一般性统计指标包括卫生管理指标、社会经济指标、卫生保健指标、健康状况指标等。其中D选项为健康状况指标,A选项为卫生管理指标,B选项人均能量摄取量不属于评价指标,C、E选项为卫生保健指标。

8.【答案】C

【解析】社区卫生服务是一种以社区居民卫生服务需求为导向,由政府主导、社区参与的基层医疗卫生服务。所以最佳答案为C。

9.【答案】C

【解析】制订社区卫生服务计划的方法包括定性的方法、定量的方法、滚动式计划方法等。其中定性的方法包括甘特图法、畅谈会议法、德尔菲法等;定量的管理技术方法包括需求量法、需要量法、要求量法等。

10.【答案】E

【解析】社区诊断的主要目的:发现社区主要健康问题及排列顺序,辨明社区的需要、需求;分析社区健康问题产生的主要原因及影响因素;了解社区资源及解决卫生问题的能力;提供制订社区卫生计划所需的资料。

11.【答案】A

【解析】社区卫生服务提供基本医疗服务及基本公共卫生服务;而三甲医院主要提供专科诊疗服务。

12.【答案】A

【解析】医疗保障制度为社区服务需求和社区服务供给的重要影响因素,其余选项为社区服务供给的影响因素。

第四节 双向转诊、健康教育、家庭病床【熟悉】

A1和A2型题

说明:为单选题,5个选项中可能同时有最佳正确答案和非错误答案,请从中选择一个最佳答案。

1.【答案】A

【解析】由于社区卫生服务机构在设备和技术条件方面的限制,将一些无法确诊及危重的患者转移到上一级的医疗机构(二、三级医院)进行治疗。上一级医院对诊断明确、经过治疗病情稳定转入恢复期的患者,确认适宜者,将重新让患者返回所在辖区社区卫生机构进行继续治疗和康复。这就是以契约式协议建立的双向转诊。

2.【答案】B

【解析】健康信念理论模式是一种运用社会心理学方法解释健康相关行为的理论模式。健康信念理论模式的核心概念是对疾病的威胁知觉和行为评估,也就是如何认识疾病的严重程度和易感性以及如何认识采取预防措施后的效果和采取措施所遇到的障碍。

3.【答案】A

【解析】家庭问题的根本原因是家庭成员的交往方式问题。

4.【答案】C

【解析】糖尿病患者由社区向上级医院转诊的指征有:①糖尿病急症转诊。酮症酸中毒、糖尿病非酮症性高渗综合征等。②一般情况的转诊。对于初诊糖尿病患者，有下列情况之一者应向上级医院转诊：a.空腹血糖≥6.7mmol/L 或＜3.9mmol/L。b.收缩压≥180mmHg 和舒张压≥110mmHg。c.出现代谢紊乱症状，如烦渴、多尿、多食、消瘦、疲乏等明显或加重。d.初次出现的靶器官损害，如心、血管病变引起的冠心病（心肌梗死）、缺血性或出血性脑血管病，以及下肢疼痛，感觉异常和间歇性跛行、肢端坏疽；肾损害引起的蛋白尿、水肿、高血压；视物模糊；下肢或上下肢感觉异常或疼痛，如袜子、手套状，以及麻木、针刺、灼热感，或隐痛、刺激或烧灼样痛，夜间及寒冷季节加重。e.妊娠和哺乳期妇女。f.其他难以处理的情况。③对于随访糖尿病患者，有下列情况之一者应向上级医院转诊：a.规律药物治疗随访两次，血糖降低效果不满意；b.血糖控制平稳的患者，再度出现血糖升高并难以控制；c.血糖波动很大，临床处理困难者；d.在随访过程中出现新的靶器官损害（新出现的并发症）；e.患者服降糖药后出现不能解释或处理的不良反应。所以最佳答案为C。

5.【答案】E

【解析】健康教育的基本内容主要包括戒烟、营养知识教育、控制体重、运动疗法、心理调适等。

6.【答案】B

【解析】家庭病床是根据患者的治疗需要和卧床生活习惯，并以家庭作为治疗护理场所而设计的有利于辅助患者恢复的床，能够满足治疗、康复、护理的多种需要。适用于需要在家进行休养治疗或康复的患者。出现于20世纪50年代。

7.【答案】D

【解析】家庭病床收治的对象一般分为2类：①出院后转回社区仍需治疗的患者，如脑血管意外瘫痪康复期的、肿瘤术后或放化疗需支持治疗的、高血压糖尿病合并慢性严重并发症的、骨折术后及外伤需换药、拆线、康复、功能锻炼的患者等。②患慢性疾病需长期治疗的患者：如晚期肿瘤、偏瘫患者合并压疮感染、尿潴留、吞咽困难（需定期换药、更换尿管、胃管）等需长期卧床患者，慢性阻塞性肺疾病的患者、晚期肿瘤、阿尔茨海默病等需临终关怀的患者等。

8.【答案】E

【解析】同第7题【解析】。

9.【答案】B

【解析】ECO-MAP图的用途是家庭外在资源的评估，此为记忆性考点。所以最佳答案为B。

10.【答案】D

【解析】对"以家庭为单位照顾"描述最佳的是全科医师应利用家庭资源进行健康与疾病的管理。

第二章 社区健康管理

第一节 健康档案【熟悉】

A1和A2型题

说明：为单选题，5个选项中可能同时有最佳正确答案和非错误答案，请从中选择一个最佳答案。

1. 【答案】A

   【解析】家庭评估是家庭照顾的重要组成部分，是根据家庭有关资料对家庭结构、功能、家庭生活周期等作出评价。家庭评估的目的是了解家庭的结构和功能状况，分析家庭存在的健康问题、家庭所具备的资源，分析家庭与个人健康之间的相互作用，掌握家庭问题的来龙去脉，最后为鉴别与解决个人和家庭的健康问题提供依据。

2. 【答案】C

   【解析】依据家庭各个发展时期的结构和功能特点，可将家庭生活周期分为8个具有特征的发展、变化阶段，即新婚期、婴幼儿期、学龄前儿童期、学龄儿童期、青少年期、子女离家期、空巢期、家庭老化期。

3. 【答案】E

   【解析】高危家庭往往会损害家庭成员的健康。凡是具有以下任何一个或更多标志的家庭即为高危家庭：①单亲家庭；②吸毒、酗酒者家庭；③精神病患者、残疾者、长期重病者家庭；④功能失调濒临崩溃的家庭；⑤受社会歧视的家庭。

4. 【答案】E

   【解析】家系图可描述家庭成员之间的关系、家庭健康史、家庭重要事件、家庭成员的疾病间有无遗传的联系及社会资料等。家系图属客观评估，能较充分反映家庭结构的客观资料，并可通过分析，了解家庭的基本功能状态。

5. 【答案】E

   【解析】家系图一般由三代人组成，从上到下辈分降低，从左到右年龄降低。夫妻双方的家庭都可包含在内。每个成员符号的旁边，可按需要加注年龄及结婚、离婚、死亡、退休等生活事件。家系图一般可在5~15分钟内完成。

6. 【答案】E

   【解析】家系图内容包括三代人，所以最佳答案为E。

7. 【答案】A

   【解析】核心家庭，又称"小家庭"，是指由一对夫妇及其未婚子女（包括未婚领养的子女）组成的家庭，也包括一对夫妇组成的家庭和由父亲或母亲子女组成的家庭（单亲家庭）。该图中虚线内4人组成的就是一对夫妇及其未婚子女，为核心家庭。

8. 【答案】E

   【解析】家庭评估的主要适应证包括频繁的急性发病和无法控制的慢性病、遵医行为不良、家庭生活压力事件、儿童行为问题。不包括遗传性疾病的生物学评价，所以最佳答案为E。

9. 【答案】D

   【解析】家庭健康档案包括与居民健康有关的各种家庭因素及家庭健康问题的系统资料。主要内容包括：①家庭基本资料。②家系图。③家庭生活周期。④家庭卫生保健记录。⑤家庭主要问题目录及其描述。不包括家庭周边的自然环境。所以最佳答案为D。

10. 【答案】C

    【解析】家庭对个体健康的影响主要有以下几个方面：①遗传的影响；②对儿童发育及社会化的影响；③家庭对疾病传播的影响；④家庭与慢性病；⑤家庭与饮食、生活、行为；⑥婚姻与健康；⑦家庭经济与健康；⑧家庭关系不良与健康。

11. 【答案】E

    【解析】家庭健康档案包括家庭基本资料（A对）、家系图、家图、家庭圈（D对）、家庭功能评估、家庭主要问题目录与问题描述以及家庭成员健康记录等，其中家庭资料包括家庭环境，家庭各成员的基本情况（B对）（姓名、性别、年龄、家庭角色、职业、教育、文化、婚姻及主要健康问题等）、家庭经济状况

（经济来源、年均收入、人均收入、消费观念等）、家庭健康生活［家庭生活周期（C 对，故 E 为本题正确答案）、家庭生活事件、生活方式、健康信念等］等。

12.【答案】D

【解析】戒烟是一项漫长而艰巨的工作，综合运用价格、税收、法律等手段提高控烟成效。

A3 和 A4 型题

说明：为共用题干单选题，考题是以一个共同题干的临床案例出现，请从中选择一个最佳答案。

1.【答案】D

【解析】核心家庭：由父母及其未婚子女组成的家庭，也包括无子女夫妇家庭和养父母及其养子女组成的家庭。扩展家庭：由两对或两对以上的夫妇及其未婚子女组成的家庭。是由核心家庭及夫妇单、双方的父母或亲属共同构成的。又可分为主干家庭与联合家庭。①主干家庭：由一对已婚子女及其父母、未婚子女或未婚兄弟姐妹构成的家庭。②联合家庭：又称复式家庭，由至少两对或两对以上同代夫妇及其未婚子女组成的家庭，包括父母与几对已婚子女及孙子女构成的家庭。③其他家庭类型：包括单身家庭、单亲家庭、同居家庭、同性恋及混合家庭等。这些家庭虽然不具备传统的家庭形式，但也表现出家庭的主要特征。

2.【答案】E

【解析】家庭的主要功能有：①经济功能。包括家庭中的生产、分配、交换、消费。它是家庭功能其他方面的物质基础。②生育功能。从人类进入个体婚制以来，家庭一直是一个生育单位，是种族延续的保障。③性生活功能。性生活是家庭中婚姻关系的生物学基础。④教育功能。包括父母教育子女和家庭成员之间相互教育两个方面，其中父母教育子女在家庭教育中占有重要的地位。⑤抚养与赡养功能。具体表现为家庭代际关系中双向义务与责任。⑥感情交流功能。它是家庭精神生活的组成部分，是家庭生活幸福的基础。感情交流的密切程度是家庭生活幸福与否的标志。⑦休息与娱乐功能。休息与娱乐是家庭闲暇时间的表现。患儿因家庭经常发生争吵，感情交流功能明显受到影响。

第二节　老年人保健【熟悉】

A1 和 A2 型题

说明：为单选题，5 个选项中可能同时有最佳正确答案和非错误答案，请从中选择一个最佳答案。

1.【答案】C

【解析】老年人各脏器功能逐渐在衰竭，各神经敏感性下降、痛觉阈值升高，心肌梗死时胸前肋间神经敏感度下降，痛觉阈值升高，老年人心肌梗死时症状不典型或无痛，所以老年人心肌梗死容易误诊。所以最佳答案为 C。

2.【答案】D

【解析】老年人药物代谢能力降低，但由于经常混用多种不同系统药物，对华法林代谢影响不确定，所以需要密切监测，调整剂量，防范不良反应。

3.【答案】B

【解析】老年人通常患有多器官、多系统疾病。疾病之间可以是相关性疾病，如高血压和冠心病；也可以是不相关的共生疾病，如前列腺癌和骨质疏松。用药通常种类较多，需要注意相互作用。

4.【答案】A

【解析】老年人发生药物不良反应的常见原因包括：诊断、治疗不正确；处方量过大，长期用药管理不当，未严格遵从医嘱，因老年人记忆力差，吃错药的事时有发生。所以选 A。

5.【答案】B

【解析】银杏叶提取物与华法林同时使用可导致出血风险增加。

6.【答案】B

【解析】随着年龄增长和疾病发展，老年人认知能力逐渐下降，易出现孤独、情感波动大、焦虑、抑郁等心理变化。

7.【答案】B

【解析】我国现阶段以 60 岁以上为划分老年人的通用标准。就年龄阶段而言：45～59 岁为老年前期（中老年人）；60～89 岁为老年期；90 岁以上为长寿期。

8. 【答案】B

【解析】基础日常生活活动包括洗澡、穿衣、如厕、控制尿便、整理仪容、进食、转移，做饭属于中级日常活动。

9. 【答案】C

【解析】为老年患者开具处方存在特殊的困难。上市前进行的药物试验通常未纳入老年患者，并且所批准的剂量可能并不适合老年人，所以必须特别注意确定药物剂量。随着年龄增长，身体脂肪相对于骨骼肌的比例逐渐增加，可能导致分布容积增加。即使老年人没有肾脏疾病，但肾功能随年龄增长而自然下降也可能导致药物清除率降低。老年人的药物储库增大及药物清除率降低，使药物半衰期延长，也使药物血浆浓度升高。药物相互作用下，药效可能增强或减弱。

10. 【答案】A

【解析】老年人地西泮的分布容积增加，锂盐的清除率降低。与较年轻患者相比，老年患者使用相同剂量的上述两种药物中任何一种后，血浆浓度都会更高。

11. 【答案】C

【解析】高龄帕金森病患者行动不便，属于跌倒高危人群，家居改造需要注意增加扶手等无障碍设计，并注意去除地毯等容易绊倒患者的危险因素。

12. 【答案】D

【解析】按照国际规定，65周岁以上的人确定为老年人；我国《中华人民共和国老年人权益保障法》第2条规定老年人的年龄起点标准是60周岁。即凡年满60周岁的中华人民共和国公民都属于老年人。题干所说要么是60岁以上，要么是70岁以上的人数计算，根据上述定义结合题干意思，明显是按照60岁以上，因为65岁以上人数无法计算，所以答案是1000万/1亿为10%。

13. 【答案】A

【解析】根据1956年联合国《人口老龄化及其社会经济后果》确定的划分标准，当一个国家或地区65岁及以上老年人口数量占总人口比例超过7%时，则意味着这个国家或地区进入老龄化。1982年维也纳老龄问题世界大会，确定60岁及以上老年人口占总人口比例超过10%，意味着这个国家或地区进入老龄化。

14. 【答案】D

【解析】α受体阻滞剂可松弛膀胱颈和前列腺的平滑肌。在有膀胱排空障碍相关的急迫性尿失禁男性患者中，使用α受体阻滞剂（坦洛新、阿夫唑嗪、赛洛多辛、特拉唑嗪、多沙唑嗪）可能会增强膀胱排空，改善尿失禁。这些药物通常能被患者很好耐受，不同α受体阻滞剂的不良反应各有不同。最重要的不良反应是直立性低血压及头晕。抗毒蕈碱药物（奥昔布宁、托特罗定、达非那新、索利那新、弗斯特罗定、曲司氯铵）是治疗急迫性尿失禁的主要药物，这些药物能通过影响传入信号以及阻断逼尿肌细胞壁的毒蕈碱胆碱能受体而减少膀胱不自主收缩。多项随机试验已证实这些药物能有效减少急迫性尿失禁症状。但是，毒蕈碱样受体阻断所带来的不良反应会限制药物的耐受性和剂量增加。这类药物的不良反应包括：抑制唾液分泌（口干）、抑制肠道动力（便秘）、视物模糊、心动过速、嗜睡及认知功能损害。

15. 【答案】E

【解析】对于老年人睡眠障碍的治疗包括非药物治疗和药物治疗。非药物治疗，主要有：①一般治疗，首先要明确引起失眠的原因，如果是由原发疾病引起的，先治疗原发疾病，调整和改善睡眠环境，培养良好的睡眠习惯；②心理治疗，消除对失眠的焦虑和恐惧；③认知-行为干预，比如刺激控制疗法、睡眠限制疗法、放松训练、重建睡眠相关信念、睡眠卫生教育等均可以改善睡眠。药物治疗主要是苯二氮䓬类和褪黑素受体激动剂。综上，老年人睡眠障碍的处理方法选项中的答案均正确。

16. 【答案】A

【解析】老年患者，有高血压病史。临床表现为急性起病，双侧手指失认，肢体左右失定向，失写和失算，可诊断为Gerstmann综合征，为优势侧角回损害所致。Gerstmann综合征的特征是慢性进行性小脑共济失调，伴有痴呆、构音障碍和脑内淀粉样蛋白沉积，多为家族性。平均病程5年。发病年龄43~48岁，是中年进行性小脑脊髓的退行性病变。

17. 【答案】D

【解析】保健的区域化原则（服务社区化）社区服务内容包括有家庭保健和家庭帮助、日间医疗服务、日间护理、提供交通和护送服务、为老人制定营养方案、开展各种健康教育、文娱体育活动。

18. 【答案】B

【解析】老年人健康管理服务的对象指的是65岁以上老年人，包括65岁。凡是在社区住半年以上的老年人，无论户籍和非户籍人口，都能在居住地的乡镇卫生院、村卫生室或社区卫生服务中心（站）享受到老年人健康管理服务。

19. 【答案】D

【解析】对确诊的2型糖尿病患者，社区医生每年至少要进行4次随访和4次免费空腹血糖检测。

A3 和 A4 型题

说明：为共用题干单选题，考题是以一个共同题干的临床案例出现，请从中选择一个最佳答案。

1.【答案】A
【解析】该患者考虑为粪块梗阻导致的机械性肠梗阻。

2.【答案】C
【解析】粪块梗阻是老年人发生机械性肠梗阻的常见原因之一。

3.【答案】A
【解析】已证实低剂量聚乙二醇治疗便秘有效，并在老年患者中耐受性良好，老年便秘患者不建议长期服用刺激性泻药。

4.【答案】C
【解析】70岁老年男性患者，血压为180/85mmHg，3天后复查血压为165/86mmHg，可以诊断为血压升高。超声心动图检查正常，肝肾功能正常，表示无基础病。患者只有收缩压高于140mmHg，而舒张压低于90mmHg，应诊断为单纯性收缩期高血压。

5.【答案】C
【解析】70岁老年男性患者，由于年龄增大，导致血管内皮细胞功能异常，使氧自由基产生增加，一氧化氮灭活增强，血管炎症、氧化应激反应等影响动脉的弹性功能和结构（C对），导致血压增高。

6.【答案】C
【解析】长效钙通道阻滞剂适用于老年人，有较好的防止脑卒中、血管性痴呆和抗动脉粥样硬化作用，有良好的降压效果，对糖、脂及电解质代谢无影响，可用于合并糖尿病、脂代谢异常的患者。故若选用降压药，最佳选择是硝苯地平缓释片。

7.【答案】B
【解析】经降压药物治疗，某日大便后起身突觉头晕，短暂黑朦。综合患者的病史、临床症状和体征，可诊断为机体反射性调节血压功能减退。老年人对血压的调节功能降低，对糖代谢的调节功能减退，对胰岛素的耐受性下降，因此使用降压药时直立性低血压的发生率高，口服降糖药时容易引起低血糖甚至低血糖昏迷。

8.【答案】E
【解析】尽量通过非药物治疗解决问题，如饮食指导、运动和康复锻炼、心理疏导等。充分评估患者和病情的特点，尤其是肝肾功能状况，选择毒性低、不良反应轻的药物，治疗方案要简单、药物品种要少。

第三节 中医慢病健康管理【熟悉】

A1 和 A2 型题

说明：为单选题，5个选项中可能同时有最佳正确答案和非错误答案，请从中选择一个最佳答案。

1.【答案】E
【解析】冠心病的中医药健康管理方案：饮食调养；生活调理；控制体重；温水浴疗；上午吃药，下午锻炼；定期进行健康检查。

2.【答案】C
【解析】高血压患者平时保健治疗要注意：减体重；增加体育锻炼；少吃钠盐；改变做菜方式；少吃脂肪、糖类、甜食，多吃新鲜蔬菜水果、奶类；保持乐观心态；戒烟，限酒；考虑茶疗方法，推荐长效制剂的中药。

3.【答案】D
【解析】2型糖尿病的饮食治疗：①限制脂肪摄入量。②控制总热量。③适量增加蛋白质摄入。④限制精制糖和含糖类的甜食。⑤脑血栓的患者有的合并高血压，要采用低盐饮食，每日食盐摄入量3克。⑥注意烹调方法。⑦脑血栓的患者要经常饮水，尤其在清晨和晚间。⑧脑血栓患者要增加膳食纤维和维生素C的摄入。⑨平时宜吃清淡、细软、含丰富膳食纤维的食物。

4.【答案】B
【解析】糖尿病的治疗中健康教育也是非常重要的治疗措施，所以在慢性病管理中定期集中学习交流，可加强患者自我教育、加强医患交流、加强群体治疗、优化患者的管理，这些都是为了患者更好地控制血糖和预防糖尿病的并发症，所以最佳答案为B。

5.【答案】A

【解析】国家建立社区居民健康档案，对于高血压患者一年要提供4次面对面或者去家里或者来社区的随访，即每3个月随访一次。

A3 和 A4 型题

说明：为共用题干单选题，考题是以一个共同题干的临床案例出现，请从中选择一个最佳答案。

1.【答案】C

【解析】从治疗原则上的角度看，糖尿病为冠心病的危险因素，积极控制血糖有助于减少心绞痛发作，故降糖药物应根据患者血糖情况适时调整。

2.【答案】D

【解析】合并冠心病、糖尿病的高血压患者，使用血管紧张素转换酶抑制剂（ACEI）类药物有助于改善预后，对于部分使用 ACEI 类药物出现咳嗽的患者，可以改用血管紧张素受体阻滞剂（ARB）类药物。

第四节　儿童保健【熟悉】

A1 和 A2 型题

说明：为单选题，5个选项中可能同时有最佳正确答案和非错误答案，请从中选择一个最佳答案。

1.【答案】C

【解析】新生儿期的保健要注意：新生儿期是指出生后脐带结扎到生后28天；出生后护理要注意保温、喂养、清洁卫生；居家保健要注意消毒隔离。

2.【答案】A

【解析】胎儿期（精子卵子结合到出生的这个阶段）保健要注意的是：预防遗传性疾病和先天畸形，充足营养，良好的生活环境，预防产时感染，预防和及时处理围生期疾病。

3.【答案】B

【解析】在幼儿期应该注意的保健有：合理营养、生长发育监测、早期教育、防传染病和意外。

4.【答案】A

【解析】12月龄时小儿的体重约为出生时的3倍（10kg）。生后3~4个月体重约等于出生时体重的2倍。所以最佳答案为A。

5.【答案】B

【解析】婴儿5~6个月后从母体获得的抗体日渐消失，自身免疫功能又未发育成熟。传统认为小儿时期，特别是新生儿期免疫系统不成熟。实际上，出生的免疫器官和免疫细胞均已相当成熟，但免疫功能低下（尤其是婴幼儿，通常处于生理免疫低下状态），可能为未接触抗原，尚未建立免疫记忆。

6.【答案】C

【解析】体重易于准确测量，是最易获得的反映儿童生长和营养状况的指标。胸围代表肺与胸廓的生长。头围代表脑和颅骨的生长。前囟随着年龄的增长逐渐闭合，反映颅骨的生长发育情况。身长受多种因素影响，短期的疾病和营养波动不易影响身长的增长。所以最佳答案为C。

7.【答案】E

【解析】筛查性测试：丹佛发育筛查法（DDST）、绘人测验、图片词汇测试（PPVT）。诊断性测试：Gesell 发育量表、Bayley（贝莉）婴儿发育检查量表、Wechsler 学前及初小儿童智能量表、韦氏儿童智能量表修订版、Standford-Binet 智能量表。DDST：主要用于6岁以下儿童的发育筛查。Gesell 发育量表：适用于4周至3岁的婴幼儿，从大运动、细动作、个人-社会、语言和适应性行为五个方面测试，结果以发育商（DQ）表示。Bayley（贝莉）婴儿发育检查量表：适用于2~30个月婴幼儿，包括精神发育量表、运动量表和婴儿行为记录。所以最佳答案为E。

8.【答案】C

【解析】适应性行为是指人的适应外界环境赖以生存的能力。适应性行为也叫社会能力、社会适应性、社会成熟、适应能力，是指一个人处理日常生活及其在社会环境中求生存的能力。美国智力落后协会（AAMD）把适应性行为定义为：有效地满足个人环境中的自然和社会需要的能力。它主要包括两方面的内容：一是发挥和能保持自己独立性的程度；二是圆满地完成他所承担的个人和社会责任的程度。新生儿行为神经评分法属于适应行为评定法。

9. 【答案】D

【解析】丹佛发育筛查法（DDST）：主要用于6岁以下儿童的发育筛查，实际应用时对4.5岁以下的儿童较为适用。

10. 【答案】D

【解析】考虑患儿为注意缺陷多动障碍。适合该年龄阶段有诊断价值的项目是韦氏儿童智能量表修订版，适用于6~16岁儿童。图画词汇试验适用于4~9岁儿童的一般智能筛查。绘人测验适用于5~9.5岁儿童的筛查。Gesell发育量表适用于4周至3岁的婴幼儿。韦氏学前及初小儿童智能量表适用于4~6.5岁儿童。

11. 【答案】D

【解析】新生儿期是指从出生断脐至28天之前，新生儿发病率高，死亡率高，尤以第1周为高。所以新生儿保健的重点时间是出生后1周内。围生期一般指胎龄28周至出生后7天，围生期婴儿死亡率是衡量产科和新生儿科质量的重要标准。

12. 【答案】D

【解析】在出生后第1年即婴儿期，是体格发育的第1个高峰；青春期是儿童到成人的过渡期，受性激素等因素的影响，是第2个高峰。

13. 【答案】A

【解析】围生期（围产期）是指胎龄满28周（体重≥1000g）至出生后7足天。这一时期从妊娠的晚期经分娩过程至新生儿早期，经受了巨大的变化，是生命遭遇最大危险的时期。这一时期的死胎、死产和活产新生儿死亡率均较高。围生期婴儿的死亡率是衡量产科和新生儿科质量的重要标准，故必须抓好围生期的保健。

14. 【答案】C

【解析】体格生长数据常用的统计学表示方法有均值离差法、百分位数法、标准差的离差法、中位数法。

15. 【答案】C

【解析】将某一年龄时间点所获得的某一项体格生长指标测量值（横断面测量）与生长标准或参照值比较，得到该儿童在同年龄、同性别人群中所处的位置，即为此儿童该项体格生长指标在此年龄的生长水平。

16. 【答案】C

【解析】根据小儿大运动表现如6个月独坐，7个月翻身，8个月坐稳并会爬，该女婴体重、身长估计月龄为8月龄，8月龄婴儿应接种的疫苗为麻疹疫苗。

17. 【答案】C

【解析】麻疹疫苗的初种年龄为8个月。

18. 【答案】A

【解析】婴儿正常接种麻疹疫苗的时间是8月龄。

19. 【答案】B

【解析】根据"七坐八爬"，即小儿7月龄可独坐、8月龄可爬行，及给出的体重、身长可推测该小儿的月龄为8月龄，应接种麻疹疫苗。故B选项正确。

20. 【答案】B

【解析】小儿计划免疫速记口诀：乙肝016，脊灰234，百白破345，麻疹是8月。

21. 【答案】A

【解析】疫苗初种时间是：出生时接种卡介苗、乙肝疫苗；2个月时接种脊髓灰质炎疫苗；3个月时接种百白破混合疫苗；8个月时接种麻疹疫苗。

22. 【答案】E

【解析】注意本题题干中的"已经完成"。根据我国的计划免疫程序，4月龄的婴儿应完成卡介苗和脊髓灰质炎灭活疫苗的接种。卡介苗通常在出生时接种，而脊髓灰质炎灭活疫苗在2、3、4月龄时各接种一针（E对）。百白破混合疫苗通常在婴儿3、4、5月龄时接种，而4月龄时可能只接种了其中的一针或两针，尚未完全完成接种程序（A、C错）。乙肝疫苗接种年龄为出生时、1个月、6个月，而4月龄时可能只接种了两针，尚未完全完成接种程序（B、D错）。

A3和A4型题

说明：为共用题干单选题，考题是以一个共同题干的临床案例出现，请从中选择一个最佳答案。

1. 【答案】C

【解析】出生时身长平均为50cm，生后第1年身长增长最快，约为25cm，1岁时身长约75cm；第2年身长增长速度减慢，约10cm，即2岁时身长约85cm。此外2岁时能表达喜、怒、怕、懂，能完成简单的动作。

2. 【答案】C

【解析】2~12岁：体重=年龄（岁）×2+8。小儿生后前半年体重呈现第一个增长高峰：出生后前3个月每月增长700~800g，4~6个月时每月增长500~600g；后半年（7~12个月）平均每月增加300~400g。12个月的体重约为10kg，2岁小儿体重为12kg，

2岁到青春前期体重增长减慢，年增长约为2kg。

3.【答案】B

【解析】1岁时身长约75cm；第2年身长增长速度减慢，约10cm。1岁时头围约为46cm；前囟1~1.5岁闭合。

4.【答案】D

【解析】①<6个月：体重=出生时体重+月龄×0.7；②7~12个月：体重=6+月龄×0.25；③2~12岁：体重=年龄（岁）×2+8。12个月的体重约为10kg，2岁小儿体重为12kg，所以1.5岁小儿的体重应该在此两个数值之间，而选项中符合此条件的只有10.5kg。

5.【答案】E

【解析】体格生长不能用公式评价，公式为一元一次方程，不能体现体格生长是非匀称性的特点，体格生长受遗传和环境的影响，存在个体差异。

6.【答案】B

【解析】体格生长通过生长水平、速度和匀称度才能得到全面的评价。

第三章　社区康复

第一节　康复医学【熟悉】

A1 和 A2 型题

说明：为单选题，5 个选项中可能同时有最佳正确答案和非错误答案，请从中选择一个最佳答案。

1. 【答案】B
【解析】直流电疗法适应证：神经（根）炎、自主神经功能紊乱、慢性溃疡、伤口、放射治疗反应、深浅静脉炎等。禁忌证：高热、恶病质、心力衰竭、出血倾向者、直流电过敏者等。

2. 【答案】A
【解析】提高生活质量、回归社会为康复的主要目标。

3. 【答案】C
【解析】康复的最终目的是提高残疾人生活素质，恢复独立生活、学习和工作的能力，使残疾人能在家庭和社会过有意义的生活。故康复的手段主要是功能训练。故选 C。

4. 【答案】C
【解析】社区导向的基层医疗（COPC）需包含的基本要素有 3 个：一个基层医疗单位，一个特定的人群，一个确定解决社区主要健康问题的实施过程。

5. 【答案】C
【解析】康复医学包括康复预防、康复评定和康复治疗。由于康复的最终目的是最大程度地恢复、重建或代偿康复对象的功能，因此康复评定的重点在于指导治疗而非作出疾病的诊断。康复评定是康复治疗的基础，其能够准确判定功能障碍的原因、性质、部位、范围、严重程度、发展趋势、预后和转归，从而能够指导确定康复的目标、指导康复计划的制订和评价康复的效果。

6. 【答案】E
【解析】康复医学包括康复预防、康复评定和康复治疗。由于康复的最终目的是最大程度地恢复、重建或代偿康复对象的功能，因此康复评定的重点在于指导治疗而非作出疾病的诊断（E 错，为本题正确答案）。康复评定是康复治疗的基础，其能够准确判定功能障碍的原因、性质、部位、范围、严重程度、发展趋势、预后和转归，从而能够指导确定康复的目标、指导康复计划的制订和评价康复的效果（A、B、C、D 对）。

7. 【答案】A
【解析】社区康复服务方式不包括医院综合服务模式。

8. 【答案】E
【解析】社区康复是社区发展的一项策略，目的是使所有残疾人得到康复、具有平等的机会和达到社会一体化。其目标是确保残疾人能充分发挥其身心能力，能够获得正常的服务与机会，能够完全地融入所在的社区与社会之中。治愈疾病不是社会康复的终极目标。所以最佳答案为 E。

9. 【答案】E
【解析】康复医疗的工作必须在伤病的早期进行，直至患者回归社会或家庭，急性期的康复时间一般为 1～2 周，其后需要经过相对长时间的康复治疗，时间可能为数周至数月，使患者达到生活、行动自理，继而回归家庭或社会，最终恢复工作。所以最佳答案为 E。

10. 【答案】A
【解析】Bobath 技术的核心是通过利用关键点的控制及其设计的反射抑制模式等来抑制不正常的姿势、病理性反射或异常运动模式，并尽可能诱发正确的运动模式，进行以日常生活活动任务为导向的姿势控制和运动控制。

11. 【答案】D
【解析】社区康复是指以社区为基地开展残疾人康复工作。它是一种新的康复方式和制度，与过去一向实行的"医院康复"完全不同。联合国教科文组织、世界卫生组织、国际劳工组织联合发表了一份关于社区康复的意见书，对社区康复工作有了以下的解释:"社区康复是属于社区发展范畴内的一项战略性计划,它的目的是促进所有残疾人得到康复,享受均等的机会,成为社会的平等的一员。社区康复的实施,要依靠残疾人自己和他们的家属、所在社区,以及相应的卫生部门、教育部门、劳动就业部门和社会服务部门等的共同努力。"以上的解释,清楚地说明了社区康复的性质、目的和依靠力量,所以最佳答案为D。

12.【答案】B

【解析】康复医学的对象主要是残疾人和有各种功能障碍而影响正常生活或工作的慢性病和老年病患者。

13.【答案】B

【解析】低频脉冲电疗法是指应用频率1000Hz以下的脉冲电流治疗疾病的方法。低频脉冲电疗法频率:0~1000Hz;中频脉冲电疗法频率:2000~5000Hz;高频脉冲电疗法频率:100000Hz。

14.【答案】D

【解析】肌力达到3级以上时,能抗重力完成关节全范围运动,不能抗阻力;肌力达到1~2级时,可做主动助力运动;肌力达到4级或以上时,可做抗阻力运动。

15.【答案】D

【解析】人工物理因子包括电、光、声、磁、热、冷、水。

16.【答案】D

【解析】光疗法种类:红外线疗法、蓝紫光疗法、紫外线疗法、激光疗法。

17.【答案】B

【解析】等张运动时肌肉明显缩短,张力不增加,关节角度发生变化,肌肉的起止点相互靠近;等长运动时肌肉不收缩,张力增加,关节角度无变化。

18.【答案】B

【解析】一定强度的红外线直接照射眼睛时会引起白内障,故应用红外线照射治疗面部疾病时应注意戴防护眼镜,保护眼睛。

19.【答案】A

【解析】视觉性语言中枢受损:可讲话、书写、听懂别人谈话,但看不懂文字含义,出现失读症。书写性语言中枢受损:可以讲话、看书,听懂别人谈话,但不会书写,出现失写症。运动性语言中枢受损:可看懂文字,听懂别人谈话,但不能口头表达,出现运动性失语症。听觉性语言中枢受损:无法听懂别人谈话,但可以讲话、书写、看书,出现听觉性失语症。

20.【答案】E

【解析】冷疗法的治疗作用包括减轻局部充血或出血、减轻疼痛、制止炎症扩散和化脓、降低体温等;不包括破坏作用。因此选E。

21.【答案】E

【解析】作业治疗的最终目的是提高生存质量,训练患者成为生活中的主动角色,能够更积极面对社会。

22.【答案】A

【解析】中频电疗法具有镇痛、促进局部血液循环、消炎等作用,可治疗该患者踝关节扭伤后引起的急性软组织挫伤。

23.【答案】A

【解析】康复医学是医学科学的一个新领域,是临床医学的一个分支,不是现有医学各科的延伸,其目的是采用各种综合的康复治疗技术最大程度地恢复残疾者的功能障碍。

24.【答案】E

【解析】脑外伤患者除了脑功能等康复外,还有应激情绪等康复,所以康复治疗最佳方案为综合康复训练。

25.【答案】A

【解析】康复医学是一门研究残疾人及患者康复的医学应用学科,其目的在于通过物理疗法、运动疗法、生活训练、技能训练、言语训练和心理咨询等多种手段使病、伤、残者尽快地得到最大限度的恢复,使身体残留部分的功能得到最充分的发挥,达到最大可能的生活自理、劳动和工作的能力,为病、伤、残者重返社会打下基础。康复医学的目的有功能锻炼、全面康复、重返社会,其中重返社会是最终目标。

26.【答案】C

【解析】痉挛性瘫痪因运动模式异常、肌肉控制障碍,徒手肌力检查难以判断肌力。关节受限的患者亦不宜做徒手肌力评定,检查结果不准确。

27.【答案】A

【解析】康复治疗常用手段有:物理疗法、作业疗法、言语治疗、康复工程、康复护理、中医治疗、心理咨询、文体治疗及社会服务。所以最佳答案为A。

第二节 常见病的康复评定【熟悉】

A1 和 A2 型题

说明：为单选题，5 个选项中可能同时有最佳正确答案和非错误答案，请从中选择一个最佳答案。

1.【答案】A
【解析】协调功能评定临床分级：Ⅰ级：正常完成；Ⅱ级：轻度残损，能完成活动，但较正常速度和技巧稍有差异；Ⅲ级：中度残损，能完成活动，但动作慢、笨拙、明显不稳定；Ⅳ级：重度残损，仅能启动动作，不能完成；Ⅴ级：不能完成活动。

2.【答案】E
【解析】0 级：肌肉无任何收缩；1 级：有轻微肌肉收缩，但不能引起关节活动；2 级：在减重状态下，能做关节全范围运动；3 级：能抗重力做关节全范围运动，但不能抗阻力；4 级：能抗重力，抵抗部分阻力运动；5 级：能抗重力，并完全抵抗阻力运动。

3.【答案】C
【解析】试验评分：5 分——正常。4 分——轻度障碍，能完成指定的活动，但速度和熟练程度比正常稍差。3 分——中度障碍，能完成指定的活动，但协调缺陷极明显，动作慢、笨拙和不稳定。2 分——重度障碍，只能发起运动而不能完成。1 分——不能活动。

4.【答案】C
【解析】语言活动有四种形式即口语表达、口语理解、阅读理解和书写表达。

5.【答案】E
【解析】语言是人类最重要的交际工具和认知功能之一，是包含了口语、书面语、手势语和体态语等交流符号的集合系统，是一个自然发展起来的语音、词法、句法、语义及语用的规则体系。

6.【答案】E
【解析】言语发生器官执行动作指令异常会发生构音障碍。

7.【答案】A
【解析】失语症常见病因：脑卒中、脑外伤、脑肿瘤、感染等。

8.【答案】D
【解析】常见的心电图运动试验：二阶梯运动试验；踏车运动试验（功率自行车）；活动平板运动试验；反复抬腿运动试验。

9.【答案】E
【解析】运动功能评定一般包括：肌力、肌张力、关节活动范围、步态分析、神经电生理评定感觉与知觉功能评定、平衡与协调功能评定、反射评定、日常生活活动能力评定等。

10.【答案】D
【解析】Berg 平衡量表测试每个动作评分标准为 0、1、2、3、4 分，最低为 0 分，共 14 项，最高分为 56 分。检查工具包括秒表、尺子、椅子、小矮凳和台阶。0～20 分：平衡功能差，患者需坐轮椅；21～40 分：有一定平衡功能，需在辅助下步行；41～56 分：平衡功能较好，独立步行；小于 40 分，提示有跌倒的危险。

11.【答案】E
【解析】失语症的主要语言症状：
①口语表达障碍：发音障碍、说话费力、错语、语法错误、找词困难、刻板言语、模仿言语、持续症、复述困难、流畅度。
②听语理解障碍：语音辨认障碍、语义理解障碍。
③阅读障碍：形音义失读、形音失读、形义失读。
④书写障碍：书写不能、构字障碍、象形书写、书写过多、语法错误。

12.【答案】D
【解析】髋关节屈曲：屈 0°～125°；伸 0°～15°；展收：各 0°～45°；内外旋：各 0°～45°。

13.【答案】E
【解析】改良 Ashworth 分级如下。0 级：无肌张力增加。1 级：肌张力略微增加，受累部分在被动屈伸时，在关节活动范围之末时呈最小阻力或突然卡住和释放。1+级：肌张力轻度增加，在关节活动范围后 50%范围内出现突然卡住。2 级：肌张力明显增加，通过关节活动范围的大部分时，肌张力均较明显地增加，但受累部分仍能较容易地被移动。3 级：肌张力严重增加，被动运动困难。4 级：僵直，受累部分被动屈伸时呈现僵直状态，不能活动。

14.【答案】C
【解析】失语症严重程度分级如下。0 级：无有意义的言语或听觉理解能力。1 级：言语交流中有不连续的言语表达，但大部分需要听者去推测、询问或猜测；可交流的信息范围有限，听者在言语交流中感到困难。2 级：在听者的帮助下，可能进行熟悉话题的交谈,但对陌生话题常常不能表达出自己的思想,使患者与检查者都感到进行言语交流有困难。3级:在仅需少量帮助下或无帮助下,患者可以讨论几乎所有的日常问题。但由于言语和(或)理解能力的减弱,某些谈话出现困难或不大可能。4级:言语流利,但可观察到有理解障碍,但思想和言语表达尚无明显限制。5级:有极少可分辨得出的言语障碍,患者主观上可能有点困难,但听者不一定能明显觉察到。

15.【答案】D

【解析】使用量角器进行关节活动度测量时,应避免在按摩、运动后立即测量,应与健侧相应关节比较。

16.【答案】E

【解析】康复评定是评定患者的躯体、精神、言语和社会功能。

17.【答案】B

【解析】Lovett分级评定标准为6级五分法。0级:未触及肌肉收缩;1级:可触及肌肉收缩,但不能引起关节的收缩;2级:无重力影响,能完成全关节活动范围的运动;3级:可抗重力,不能抗阻力完成运动;4级:能抗重力及轻度阻力完成运动;5级:能抗重力及最大阻力完成运动。

18.【答案】A

【解析】日常生活活动能力评定常用Barthel指数进行评定,评定内容一般包括大小便控制、修饰、用厕、进食、床椅转移、平地行走、穿衣、上下楼梯、洗澡等。

19.【答案】E

【解析】日常生活活动能力评定常用量表包括:改良PULSES评定量表、Barthel指数、改良Barthel指数、Katz指数、改良Rankin量表和功能独立性FIM评定、修订的Kenny自理评定,排除A、B、C、D。SF-36生活质量量表又叫健康调查简表,与日常生活活动能力无关。所以最佳答案选E。

20.【答案】C

【解析】Barthel指数主要评估的是基本日常生活活动能力(PADL),而非工具性日常生活活动能力(IADL),故C错。

21.【答案】A

【解析】题干中提到的方法为单侧忽略训练方法之一,为代偿及环境适应中的口头回忆法,亦有人称关键词法。

22.【答案】D

【解析】Barthel指数评定内容包括:进食、洗澡、修饰(洗脸、梳头、刷牙、刮脸)、穿脱衣服(包括系鞋带等)、大便控制、小便控制、使用厕所(包括擦拭、穿衣、冲洗)、床-椅转移、平地走45米(改良Barthel指数为50米)、上下楼梯。所以最佳答案为D。

23.【答案】E

【解析】日常生活活动能力的训练包括:床上训练、进食训练、洗漱动作训练、穿衣动作训练、家务劳动训练和家庭指导五部分。故选择E。

24.【答案】D

【解析】Barthel指数评定标准如下。独立:100分。轻度依赖:61~99分。中度依赖:41~60分。重度依赖:21~40分。完全依赖:0~20分。>40分的患者治疗效益最大。

25.【答案】E

【解析】Berg平衡量表评定标准如下。完全独立:41~56分;辅助下步行:21~40分;限制轮椅:0~20分。<40分患者有摔倒危险。

26.【答案】B

【解析】NYHA心功能分级可分为四级。Ⅰ级:活动不受限,日常体力活动也不引起明显不适症状。Ⅱ级:活动轻度受限,休息时无症状,日常活动可引起明显的气促、心悸等症状。Ⅲ级:活动明显受限,休息时无症状,运动量轻于日常活动即引起明显不适。Ⅳ级:休息时也有症状,任何体力活动均会引起不适。

第四章 临床常见中医病证的诊疗规范

第一节 中医内科【掌握】

一、感冒、咳嗽、哮病、喘证、肺胀【掌握】

A1 和 A2 型题
说明：为单选题，5个选项中可能同时有最佳正确答案和非错误答案，请从中选择一个最佳答案。

1. 【答案】D
【解析】肺胀病程缠绵、时轻时重、经久不愈、反复发作，严重者可出现神昏、痉厥、出血、喘脱等危重症候，病久可累及多个脏器，早期由肺而及脾、肾，晚期以肺肾心为主。

2. 【答案】D
【解析】依据肺胀辨证分型，肺胀的治法主要有温肺散寒，降逆涤痰；化痰降气，健脾益气；清肺化痰，降逆平喘；涤痰开窍；温阳化饮利水；补肺纳肾，降气平喘；补肺健脾，降气化痰。

3. 【答案】E
【解析】肺胀病理因素包括气滞痰浊、水饮、瘀血。

4. 【答案】C
【解析】痰热郁肺当治以宣肺泄热，降逆平喘。

5. 【答案】B
【解析】痰浊阻滞则苔白腻，脉弦滑；瘀血内结则面色紫暗，唇甲发绀，舌质暗，舌下青筋明显。故依据患者舌苔脉象辨证为痰瘀阻肺证。

6. 【答案】D
【解析】依据患者临床症状，诊断为肺胀肺肾气虚之证，治以补肺纳肾，降气平喘。肺主气司呼吸，肾主纳气，肺肾气虚则见呼吸浅短难续，咳声低怯，胸满短气，倚息不能平卧，肾虚则形寒汗出。舌暗紫，脉沉细无力亦属肺肾虚。

7. 【答案】D
【解析】肺虚有寒，怕冷，舌淡加肉桂、干姜、钟乳石。

8. 【答案】B
【解析】依据患者临床症状、诊断为感冒之风热犯表证，治宜辛凉解表。

9. 【答案】B
【解析】肺痈成痈期证机概要是热毒蕴肺，蒸液成痰，热壅血瘀，蕴酿成痈。治宜清肺解毒、化瘀消痈，方选千金苇茎汤合如金解毒散加减。

10. 【答案】E
【解析】溃脓期是病情顺与逆的转折点。顺证：溃后声音清朗，脓血稀而渐少，腥臭味转淡，饮食知味，胸胁稍痛，身体不热，坐卧如常，脉象缓滑。逆证：溃后音嗄无力，脓血如败卤，腥臭异常，气喘，鼻煽，胸痛，坐卧不安，饮食少进，身热不退，颧红，爪甲青紫带弯，脉短涩或弦急，为肺叶腐败之恶候。

11. 【答案】A
【解析】肺痨的发病部位，主要在肺。

12. 【答案】A
【解析】依据患者临床症状，诊断为脾阳虚弱证。治法：温脾化饮。

13. 【答案】C
【解析】感冒总的病机为外邪致卫表失和、肺气失宣，治疗原则为解表达邪、疏风宣肺。

14. 【答案】C
【解析】肺痈的诊断依据中其验痰法为肺痈患者咳吐的脓血浊痰腥臭，吐在水中，沉者是痈脓，浮者是痰。故选C。

15. 【答案】C
【解析】风痰哮，应祛风解表、化痰，用三子养亲汤。

16. 【答案】C
【解析】肺痨的发病部位，主要在肺。由于肺开窍于鼻，司呼吸，痨虫自鼻吸入，直趋于肺而蚀肺，故临床多见肺失宣肃之症，如干咳、咽燥、咯血，甚至喉痒声嘶等。由于脏腑间具有相互资生，互相制约的密切关系，因此肺病日久可以进一步影响到其他脏腑，故有"其邪辗转，乘于五脏"之说。其中与脾肾两脏的关系最为密切。患者若兼有乏力、纳少、腹胀便溏，其病损伤脾。

17. 【答案】A

【解析】肺痿是咳喘日久不愈，肺气受损，或肺阴耗伤所致肺叶萎弱不用，临床以长期反复咳吐浊唾涎沫为主的慢性肺脏虚损性疾患。故选A。

18. 【答案】D

【解析】冷哮证证机概要是寒痰伏肺，遇感触发，痰升气阻，肺失宣畅。治法为宣肺散寒，化痰平喘。代表方是射干麻黄汤或小青龙汤加减。故选D。

19. 【答案】C

【解析】肺痿虚热证，出现津伤甚者，应加用沙参、玉竹。

20. 【答案】C

【解析】肺痈成痈期病机是热毒蕴肺，蒸液成痰，热壅血瘀，蕴酿成痈。

21. 【答案】A

【解析】在感冒各个证型里，凡有热象，风热有实热，阴虚有虚热，脉必有"数"，由此可排除B、E。气虚感冒会强调患者有虚象、脉无力，而此题中患者并无此表述，故排除D。故重点在于风寒感冒与时行感冒的区别，时行感冒一般指流行性感冒，症状与风寒、风热、暑湿感冒相同，只是病情更重、病势更猛；此题患者病情并不严重，因此选A。

22. 【答案】D

【解析】患者咳嗽日久，咳逆喘息，咳痰色白有沫夹血丝，潮热，自汗盗汗，这些是阴虚的表现；同时又出现声嘶，面浮肢肿，肢冷形寒，五更泄泻，大肉尽脱，遗精阳痿，苔黄而剥，舌质光淡隐紫，少津，脉微细而数，有阳虚的症状。故患者应辨证为阴阳两虚证，治法为滋阴补阳、培元固本，方用补天大造丸。

23. 【答案】E

【解析】肺痈是肺叶生疮，形成脓疡的一种病证，属内痈之一。临床以咳嗽、胸痛、发热、咳吐腥臭浊痰，甚则脓血相兼为主要特征。无咳铁锈色痰，故选E。

24. 【答案】E

【解析】患者反复咳嗽咳痰10年，病属悬饮范畴，近半年呛咳时作，咳吐少量黏痰，口干咽燥，午后潮热，颧红，盗汗，形体消瘦，舌偏红，少苔，脉小数，证属阴虚内热证，治法为滋阴清热。代表方：沙参麦冬汤合泻白散加减。

25. 【答案】B

【解析】因有咳嗽、咳痰黄稠肺热之症，和发热微恶风寒，舌尖红，苔薄黄，脉浮数的风热在表的症状，故诊断为风热犯肺证。

26. 【答案】C

【解析】肺痨之虚火灼肺证，症见呛咳气急，痰少质黏，或吐痰黄稠量多，时时咯血，血色鲜红，混有泡沫痰涎，午后潮热，骨蒸，五心烦热，颧红，盗汗量多，口渴心烦，失眠，性情急躁易怒，形体日益消瘦，舌干而红，苔薄黄而剥，脉细数。证机概要：肺肾阴伤，水亏火旺，燥热内灼，络损血溢。治法：滋阴降火。代表方：百合固金汤合秦艽鳖甲散加减。

27. 【答案】A

【解析】肺痿虚热证，出现虚烦、呕逆者，应加用竹茹、竹叶。

28. 【答案】C

【解析】选项中的5味药皆为发散风寒药，其中只有紫苏叶有行气宽中的作用，故选C。

29. 【答案】E

【解析】肺痿虚寒证的特点：咳吐清稀涎沫，形寒，小便频数或遗尿。

30. 【答案】C

【解析】哮病的治疗当宗朱丹溪"未发以扶正气为主，既发以攻邪气为急"之说，以"发时治标，平时治本"为基本原则。

31. 【答案】C

【解析】肺痿虚热证临床表现：咳吐浊唾，或咳痰带血，咳声不扬，甚则音嘎，气急喘促，口渴咽燥，可伴潮热盗汗，形体消瘦，皮毛干枯；舌红而干，脉虚数。

32. 【答案】A

【解析】阴虚肺燥，肺失滋润，肺伤络损，则见咳嗽，咳声短促，咳少量血丝痰，胸部隐隐闷痛，午后自觉手足心热，盗汗，口干咽燥。加之近期曾有与肺痨患者接触史，属肺痨，苔薄白，舌边尖红，脉细数，其证为肺阴亏损证。

33. 【答案】B

【解析】患者自觉胸胁疼痛，咳唾引痛两年。既往有慢性咳嗽病史二十余年。病属悬饮范畴，近期痛势逐渐减轻，而呼吸困难加重，咳逆气喘，息促不能平卧，一侧肋间胀满，舌苔白，脉沉弦。证属饮停胸胁证，其证机概要为饮停胸胁，脉络受阻，肺气郁滞。

34. 【答案】E

【解析】感冒病名出自北宋《仁斋直指方·诸风》，故选E。

35. 【答案】A

【解析】肺肾两虚,气不摄纳,气虚血瘀,故见咳吐涎沫,喘促短气,呼多吸少,动辄尤甚,唇面青紫。患者年迈,反复咳喘25年多,病属肺痿,证型为肾虚血瘀证。

36.【答案】B

【解析】肺痨临床以咳嗽、咯血、潮热、盗汗、消瘦、舌红、脉细为主症,故以阴虚为主;病变日久,出现咳嗽无力,气短声低,自汗畏风,舌质转淡,则属气阴两虚。

37.【答案】D

【解析】故见咳吐涎沫,喘促短气,咽干而燥,下利泄泻,形寒肢凉,加之患者年迈,反复咳嗽35年多,故此病属肺痿范畴,舌淡红,苔薄白,脉细弱,其证型为上热下寒证,证机概要为阴损及阳,阳损及阴,终致阴阳两虚。

38.【答案】C

【解析】患者自觉身体沉重而疼痛,甚则肢体浮肿,病属溢饮范畴,3日前外感风寒,现恶寒,无汗,伴咳喘,痰多白沫,胸闷,干呕,口不渴,苔白,脉弦紧。证属表寒里饮。选C。

39.【答案】E

【解析】本题考查感冒的证治分类,题目中的老年、无汗、身倦、无力都是气虚感冒的辨证要点,故此患者为气虚感冒,则代表方剂是参苏饮,故选E。

40.【答案】C

【解析】肺阴亏耗,虚火内炽,灼津为痰,故见咳吐浊唾涎沫,其质较黏稠,咳声不扬,气急喘促,口渴咽燥,午后潮热,形体消瘦,皮毛干枯,加之患者20年前有肺结核病史,故此病属肺痿范畴,舌红而干,脉虚数,其证型为虚热证。

41.【答案】E

【解析】肺痨之阴阳两虚证,方选补天大造丸加减。

42.【答案】B

【解析】依据临床表现,辨证为哮病之虚哮证,首选方剂为平喘固本汤加减。

43.【答案】B

【解析】《黄帝内经》《金匮要略》均将肺痨(痨瘵)归属于"虚劳""虚损"的范围,提示本病的发展每可导致患者身体日益消瘦,体虚不复,形成劳损。及至唐宋,因认识到本病具有传染性,乃进一步与虚劳明确区分开来,明清医籍有时将痨瘵附于虚劳之后论述,既认为两者有一定的联系,也说明又有不同之处。对比言之,肺痨具有传染特点,是一个独立的慢性传染性疾患,有其发生发展及传变规律;虚劳病缘内伤亏损,是多种慢性疾病虚损证候的总称。肺痨病位主要在肺,不同于虚劳的五脏并重,以肾为主;肺痨的病理主在阴虚,不同于虚劳的阴阳并重。故有无传染性是鉴别肺痨与虚劳的关键点。

44.【答案】C

【解析】感冒病机为卫表不和,故选C。

45.【答案】D

【解析】治疗肺痿总以补肺生津为原则。虚热证,治当生津清热,以润其枯;虚寒证,治当温肺益气而摄涎沫。临床以虚热证为多见,但久延伤气,亦可转为虚寒证。治疗应时刻注意保护津液,重视调理脾肾。脾胃为后天之本,肺金之母,培土有助于生金;肾为气之根,司摄纳,温肾可以助肺纳气,补上制下。故不是调理肝肾,而是脾肾,故选D。

46.【答案】B

【解析】感冒一般以风寒、风热、暑湿多见,既在表又多实证,故选B。

47.【答案】B

【解析】肺痿虚寒证,其证机概要为肺气虚寒,气不化津,津反为涎。治用甘草干姜汤或生姜甘草汤加减以温肺益气。

48.【答案】D

【解析】该患"气息喘促,动则尤甚,痰多,胸闷",符合支饮"咳逆倚息,短气不得卧"的证候特点,而"怯寒肢冷,少腹拘急不仁,脐下悸动,小便不利,舌体胖大,苔白腻,脉沉细"均为脾肾阳气虚衰表现,故辨证为支饮脾肾阳虚证,温脾补肾、以化水饮为其治则,D选项为正确答案。

49.【答案】D

【解析】肺痿之肾虚血瘀证,其证机概要为肺肾两虚,气不摄纳,气虚血瘀。治用七味都气丸合柴胡疏肝散加减以纳气定喘,活血化瘀。

50.【答案】E

【解析】身热、恶风寒辨证为感冒,少汗、口渴咽干、心烦、舌红苔少、脉细数皆为典型阴虚症状,辨证为阴虚感冒,治法为滋阴解表,故选E。

51.【答案】A

【解析】肺痿临床以咳吐浊唾涎沫为主症。唾呈细沫黏稠,或白如雪,或带白丝,咳嗽,或不咳,气短,动则气喘。故选A。

52.【答案】C

【解析】虚喘多由实喘反复发作,迁延不愈,耗伤肺肾之气所致。

53.【答案】C

【解析】肺主皮毛,通口鼻;卫行脉外,温分肉,行腠理,肺、卫均为人体最外层的防御系统,外邪进入,首当其冲自然是肺卫。故选C。

54.【答案】B

【解析】肺痿总由肺虚,津气大伤,失于濡养,以致肺叶枯萎。其病位在肺,但与脾、胃、肾等脏密切相关。故选B。

55. 【答案】E

【解析】无论虚实，都可见痰多或痰少的症状，故E错误。

56. 【答案】B

【解析】二陈汤和三子养亲汤是合用来治疗痰浊阻肺证的，两方同治痰湿，前者重点在胃，痰多脘痞者适用；后者重点在肺，痰涌气急者较宜。故选B。

57. 【答案】D

【解析】此题考查的是哮病冷哮证的变证。患者症见四肢不温、疲惫无神、气短难续、脉沉弱，均为阳气衰微之相，诊断为气虚痰盛证，治法温阳补虚、降气化痰，方用苏子降气汤，故选D。

58. 【答案】C

【解析】题干中咽中如窒为最明显的鉴别点，只有肺气郁闭这一个证型有此特征，故选C。

59. 【答案】B

【解析】肺胀之阳虚水泛证，水肿势剧，上凌心肺，倚息不得卧，应加用牵牛子、川椒目、葶苈子。

60. 【答案】D

【解析】神昧不清，加丹参、远志、石菖蒲安神祛痰开窍。

61. 【答案】E

【解析】肺阴亏耗证阴虚潮热，酌加功劳叶、银柴胡、青蒿、鳖甲、胡黄连以清虚热。

62. 【答案】D

【解析】哮病缓解期肺肾两虚证，肾阴虚为主，加生地黄、冬虫夏草。另可常服用紫河车粉补益肾精。

63. 【答案】E

【解析】肺胀的本质是标实本虚，要分清标本主次，虚实轻重。一般感邪发作时偏于标实，平时偏于本虚。偏实者须分清痰浊、水饮、血瘀的偏盛及兼感外邪之属性。早期以痰浊为主，渐而痰瘀并重，并可兼见气滞、水饮错杂为患。后期痰瘀壅盛，正气虚衰，标实与本虚并重。偏虚者当区别气（阳）虚、阴虚的性质及肺、脾、肾、心病变的主次，早期以气虚为主，或为气阴两虚，病在肺、脾、肾，后期气虚及阳，甚则可见阴阳两虚，病变以肺、肾、心为主。

64. 【答案】A

【解析】《内经》首提肺胀病名，并指出其病因病机及证候表现。

65. 【答案】B

【解析】虚喘肾虚不纳证，喘息渐平，善后调理可常服紫河车、核桃仁。

66. 【答案】C

【解析】肝火犯肺证：若火热伤阴，口干欲饮，心烦不寐者，加生地、北沙参、麦冬、天花粉、芦根。

67. 【答案】C

【解析】喘证病因不外外感与内伤，病性有虚实两端，辨证首先应审其虚实

68. 【答案】A

【解析】哮病虚喘证，有肾阳虚表现者可加用附子、鹿角片、补骨脂。

69. 【答案】A

【解析】喘逆上气——喘证；恶寒，无汗——外有表寒；身热，痰质稠、色黄——内有里热；舌红苔黄，脉浮滑而数——热象，故诊断为喘证表寒肺热证，治宜解表清里、化痰平喘，方用麻杏石甘汤。

70. 【答案】A

【解析】同第63题【解析】。

71. 【答案】A

【解析】感冒之病因，主要为感受风邪疫毒，尤在气候突变、寒暖失常、正气虚弱的情况下易发。

72. 【答案】C

【解析】风燥伤肺，肺失清润，则干咳喉痒；咳嗽声重、气急咽痒为风寒袭肺的表现；咳嗽频剧、咳声嘶哑，为风热犯肺的表现；咳声重浊、痰多稠厚为痰湿蕴肺证的表现；咳嗽气粗、咳痰不爽为痰热郁肺证的表现。

73. 【答案】E

【解析】神志恍惚，谵妄，烦躁，嗜睡——痰迷心窍，蒙蔽神机，排除A、B、C；舌脉象亦为痰浊内蕴之象，无热象，故选E。

74. 【答案】E

【解析】实体感冒临证以卫表及鼻咽症状为主，一般以风寒、风热、暑湿症状为主，其病程短，痊愈快，无反复感邪、反复发病之势，亦无气、血、阴、阳虚损症状，其病位在卫表肺系，治疗应因势利导，从表而解，遵《素问·阴阳应象大论》"其在皮者，汗而发之"之义，采用解表达邪的治疗原则。风寒证治以辛温发汗；风热证治以辛凉清解；暑湿杂感者，又当清暑祛湿解表。扶正解表为虚体感冒的治则，故选E。

75. 【答案】B

【解析】咳喘多年，动则喘甚，呼多吸少，气不得续，形瘦神惫，面青唇紫，舌淡苔白而润滑，脉微细属于肾虚不纳证，其证机概要为肺病及肾，肺肾俱虚，气失摄纳。

76. 【答案】A

【解析】凡题目中出现"喘"字，首先考虑喘证，排除感冒、咳嗽等病；见脉滑而浮数，可排除虚喘；气粗鼻煽、痰黄、苔薄黄，已经可以确定患者有热证，形寒无汗、脉浮表示病邪仍在表，属于实喘证的表寒肺热证；治宜宣肺泄热、降气平喘，故选A。

77.【答案】B

【解析】肺肾两虚,不能主气、纳气,故呼吸浅短,声低气怯,张口抬肩,不能平卧;寒饮伏肺,肾虚水泛则咳痰色白如沫,咳吐不利;肺失治节,气不帅血,气滞血瘀,则见舌淡或暗紫,脉沉细无力。

78.【答案】A

【解析】三子养亲汤是治疗风痰哮证的首选方剂。越婢加半夏汤是治疗热哮证的方剂。厚朴麻黄汤是治疗哮病寒包热哮证的首选方剂。射干麻黄汤是治疗哮病冷哮证的药方。麻杏石甘汤是治疗喘证表寒肺热证的方剂。故选A。

79.【答案】A

【解析】痰多,脉滑——痰;痰黄,面赤身热,口干欲饮——热,故为咳嗽痰热郁肺证。

80.【答案】C

【解析】咳喘息粗,提示为喘证;痰黄难咳,脉滑数,提示痰热,对应喘证中的痰热郁肺,应清热泻痰,方宜选用桑白皮汤。

81.【答案】E

【解析】该病辨证为肺气郁闭之喘证,方用五磨饮子开郁降气平喘,故选E。

82.【答案】C

【解析】治疗寒包热哮证的代表方剂为小青龙加石膏汤、厚朴麻黄汤加减。

83.【答案】A

【解析】中阳不运,积湿生痰,痰浊壅肺,肺失肃降,则喘而胸满闷塞,咳嗽,痰多黏腻色白,咳吐不利,兼有呕恶,食少,口黏不渴;舌苔白腻,脉滑,当属喘证痰浊阻肺证。

84.【答案】B

【解析】肺肾两虚,气失摄纳,则胸部膨满,呼吸浅短难续,张口抬肩,倚息不能平卧,咳嗽,痰白如沫,咳吐不利,胸闷心慌,形寒汗出,腰膝酸软,小便清长,患者反复咳喘26年多,病属肺胀范畴,舌暗紫,脉沉细数无力,其证型为肺肾气虚证。

85.【答案】E

【解析】阴亏津少,外受风热,表卫失和,津液不能作汗,故身热,微恶风寒,少汗,头昏,心烦,口干咽燥,干咳少痰,舌红少苔,脉细数。故选E。

86.【答案】E

【解析】肺胀之肺肾气虚证,其证机概要为肺肾两虚,气失摄纳,治用平喘固本汤合补肺汤加减以补肺纳肾、降气平喘。

87.【答案】D

【解析】邪热蕴肺,蒸液成痰,痰热壅滞,肺失清肃,则喘促气涌,胸部胀痛,咳嗽痰多,质黏色黄,身热,有汗,口渴而喜冷饮,面赤,咽干,小便赤涩,大便秘结,舌质红,舌苔薄黄,脉滑数。治用桑白皮汤加减,清热化痰、宣肺平喘。

88.【答案】D

【解析】患者喘咳日久,水凌心肺,可见面浮肢肿,腹部胀满有水,心悸,咳痰清稀,脘痞纳少,尿少,怕冷,苔白滑,脉沉细,方用真武汤温阳利水,选D。

89.【答案】D

【解析】正虚喘脱证的证机概要为肺气欲绝,心肾阳衰。

90.【答案】D

【解析】寒哮用射干麻黄汤,热哮用定喘汤。

91.【答案】C

【解析】寒邪束表,热郁于肺,肺气上逆,故见喘逆上气,息粗鼻煽,咳而不爽,痰吐黏稠,形寒身热,身痛无汗,口渴,苔薄黄,舌质红,脉浮数,为表寒肺热之证,治宜解表清里、化痰平喘,方选麻杏石甘汤。

92.【答案】C

【解析】咳嗽,咯血伴口干咽燥,颧红,潮热盗汗为阴虚表现,此为咳嗽阴虚亏耗证,用沙参麦冬汤滋阴润肺、化痰止咳。

93.【答案】D

【解析】心肾阳虚,水饮内停,故见胸部膨满,憋闷如塞,咳痰清稀,胸闷心悸,面浮肢肿,腹部胀满有水,脘痞纳差,尿少,怕冷,面唇青紫,舌苔白滑,舌体胖质暗,脉沉细。

94.【答案】E

【解析】喘证的治疗应分清虚实邪正。实喘治肺,以祛邪利气为主,区别寒、热、痰、气的不同,分别采用温化宣肺、清化肃肺、化痰理气的方法。虚喘以培补摄纳为主,或补肺,或健脾,或补肾,阳虚则温补,阴虚则滋养。至于虚实夹杂,寒热互见者,又当根据具体情况分清主次,权衡标本,辨证选方用药。故实喘易治,虚喘难疗,选E。

95.【答案】A

【解析】肺虚脾弱,痰浊内蕴,肺失宣降,则见胸部膨满,憋闷如塞,短气喘息,稍劳即著,咳嗽痰多,色白黏腻,脘痞纳少,倦怠乏力,患者反复咳喘20余年,病属肺胀范畴,舌暗,苔薄腻,脉小滑,证型为痰浊壅肺证。

96.【答案】E

【解析】本题旨在考查对感冒辨证论治的掌握。葱豉桔梗汤辛凉解表、疏风清热,主治风温、风热初起,是风热感冒代表方。加减葳蕤汤滋阴解表,用于阴虚感冒。荆防达表汤疏散风寒、发汗解表,用于风寒袭表、肺卫失和等证。新加香薷饮清暑祛湿解表,用于暑湿感冒。参苏饮益气解表,用于气虚感冒。

故选 E。

97.【答案】D

【解析】肺胀之阳虚水泛证,治用真武汤合五苓散加减以温肾健脾、化饮利水。

98.【答案】D

【解析】正虚喘脱证症见喘逆剧甚,张口抬肩,鼻煽气促,端坐不能平卧,稍动则咳喘欲绝,或有痰鸣,心慌动悸,烦躁不安,面青唇紫,汗出如珠,肢冷,脉浮大无根,或见歇止,或模糊不清。

99.【答案】A

【解析】痰鸣如吼——哮证;痰黄黏稠,咳吐不利,烦闷不安,面赤汗出,舌红苔黄,皆为热象,故诊为哮证之热哮,宜清热宣肺、化痰定喘,方用定喘汤。

100.【答案】A

【解析】《黄帝内经·素问》提出了"其在皮者,汗而发之"的治则。

101.【答案】A

【解析】治疗表寒肺热证的代表方是麻杏石甘汤加减。故选 A。

A3 和 A4 型题

说明:为共用题干单选题,考题是以一个共同题干的临床案例出现,请从中选择一个最佳答案。

1.【答案】C

【解析】患者以"喉中痰鸣如吼"为主要特征,属哮病,"咳黏稠黄痰,咳吐不利,胸闷胁胀,咳则尤甚,口干面赤自汗,指端微绀,舌红苔黄腻,脉滑数"为热哮之证,故选 C。

2.【答案】A

【解析】热哮之证,宿痰为患,治宜清热化痰、宣肺定喘,故选 A。

3.【答案】B

【解析】热哮,若肺热壅盛,咳痰稠黄,加海蛤壳、射干、知母、鱼腥草,故选 B。

4.【答案】B

【解析】根据患者表现诊断为喘证之肾虚证,治法为补肾纳气,首选金匮肾气丸合参蛤散加减。参附汤主治喘脱证,真武汤主治水凌心肺证。故本题选 B。

5.【答案】E

【解析】若脐下筑筑跳动,气从少腹上冲胸咽,为肾失潜纳,加紫石英、磁石、沉香,故选 E。

6.【答案】D

【解析】同第 5 题【解析】。

7.【答案】C

【解析】哮喘在反复发作过程中,每见邪气尚实而正气已虚,表现为肺实肾虚的"下虚上实"证。治疗宜化痰降逆、温肾纳气,以苏子降气汤为代表方,故选 C。

8.【答案】E

【解析】若阳虚水泛,上凌心肺,宜用真武汤合葶苈大枣泻肺汤以温阳利水、泻肺平喘。防己黄芪汤主治表虚之风水或风湿。苓桂术甘汤主治中阳不足之痰饮。金匮肾气丸主治肾阳不足证。故本题选 E。

9.【答案】C

【解析】肺痨是以咳嗽、咯血、潮热、盗汗及身体消瘦为主要表现的病证。咳嗽是以发出咳声或伴有咳痰的一种肺系病。该病辨证为气阴两虚,故选 C。

10.【答案】A

【解析】气阴两虚之肺痨用保真汤加减。

11.【答案】C

【解析】气阴两虚之肺痨用保真汤加减以养阴润肺、益气健脾。选 C。A 用于肺阴亏损之肺痨;B 用于虚火灼肺之肺痨。

12.【答案】A

【解析】患者为"久喘之人",属虚喘,"喘促短气,气怯声低,喉有鼾声,咳声低弱,痰吐稀薄,自汗畏风,舌淡脉弱"为肺气虚之象,治宜补肺益气。故选 A。

13.【答案】E

【解析】肺气虚,治宜补肺益气,代表方为生脉散合补肺汤,故选 E。

14.【答案】B

【解析】"动则喘甚,呼多吸少"乃肾不纳气之象,治宜补肾纳气,故选 B。

15.【答案】D

【解析】患者以"咳嗽,气喘,胸胀痛,烦闷,息粗,鼻煽"为主要特征,病属喘证,故选 D。

16.【答案】E

【解析】患者症见形寒,身热,属表寒之象,吐痰稠黏,咳而不爽,舌尖边红,苔薄白罩黄,脉滑数为肺热之象,总属表寒肺热,故选 E。

17.【答案】E

【解析】表寒肺热之证,治宜解表清里、化痰平喘,代表方麻杏石甘汤。故选 E。

18.【答案】B

【解析】患者处于哮证缓解期,"自汗,怕风,常易感冒"为肺卫不固之象，治宜补肺固卫，故选 B。

19.【答案】D

【解析】补肺固卫，代表方为玉屏风散，故选 D。

20.【答案】C

【解析】患者患喘证 20 余年，久病必虚，属虚喘，"畏寒，足冷，形瘦神疲，舌苔暗，苔薄白而滑，脉沉弱"为肾阳虚肾不纳气之证，故选 C。

21.【答案】D

【解析】肾阳虚肾不纳气之证，病在肺肾，病机为肺肾两虚、气失摄纳，故选 D。

22.【答案】B

【解析】肾阳虚肾不纳气之证，治宜补肾纳气，故选 B。

23.【答案】A

【解析】肾阳虚肾不纳气之证，治宜补肾纳气。代表方为金匮肾气丸合参蛤散。故选 A。

24.【答案】D

【解析】患者咳喘反复发作，邪气实而正气虚，因痰浊壅肺，则见咳嗽痰多，气急，胸闷，苔腻；肾虚于下，则见腰酸膝软，下肢欠温，脉沉细；证属肺实肾虚的下虚上实证。

25.【答案】D

【解析】肺实肾虚的下虚上实证，治宜化痰降逆、温肾纳气。

26.【答案】A

【解析】肺实肾虚的下虚上实证，方选苏子降气汤加减治疗。故选 A。

27.【答案】C

【解析】患者平素神疲体弱，气短懒言，反复易感，体质素虚，卫外不固，风邪侵袭，则发为气虚感冒。

28.【答案】D

【解析】气虚感冒治宜益气解表。

29.【答案】B

【解析】参苏饮可益气解表、理气化痰，主治气虚外感风寒，内有痰湿证，故治疗该患者宜选此方。

30.【答案】E

【解析】患者肝郁日久化火，上逆侮肺，导致咳嗽咳痰，胸胁胀痛，证属内伤咳嗽之肝火犯肺证。

31.【答案】B

【解析】患者证属内伤咳嗽之肝火犯肺证，治宜清肺泻肝、顺气降火。

32.【答案】A

【解析】患者证属内伤咳嗽之肝火犯肺证，治宜清肺泻肝、顺气降火。黛蛤散清肝化痰；加减泻白散顺气降火，清肺化痰；二方相合，使气火下降，肺气得以清肃，咳逆自平。

33.【答案】C

【解析】火郁伤及津液，则咳嗽日久不减，咽燥口干，加麦冬、天花粉以养阴生津敛肺。

C 型题

说明：为案例分析题，考题是以一个共同题干的临床案例出现，其中有一个或多个答案。

1.【答案】A

【解析】喘促气急辨证为喘证，胸盈仰息，咳嗽吐痰，为实喘，虚喘会有气怯声低、动则喘甚等症，苔白厚腻、脉滑为痰浊，故选 A。

2.【答案】C

【解析】痰浊阻肺证，治法为祛痰降逆、宣肺平喘，故选 C。

3.【答案】E

【解析】治疗痰浊阻肺证的代表方为二陈汤合三子养亲汤，故选 E。

4.【答案】C

【解析】言语无力、咳声低弱提示气虚，自汗畏风、咽喉不利提示病位在肺，舌质淡红、脉象细弱提示气阴两虚，故选 C。

5.【答案】CD

【解析】喘证的发病部位主要在肺和肾，呼吸运动的维持主要与肺主呼吸和肾主纳气有关，故选 CD。

6.【答案】E

【解析】心悸烦躁提示病位在心，肢冷汗出、脉浮大无根提示亡阳，此证属喘脱证，病机为肺气欲竭，心肾阳衰。故选 E。

7.【答案】C

【解析】内伤发热是指以内伤为病因，气血阴精亏虚、脏腑功能失调为基本病机所导致的发热。气虚发热常表现为发热，热势或高或低，常在劳累后发作或加重，同时伴有气短懒言、自汗、乏力、食少便溏等气虚症状。本例患者因过度劳累后出现发热，且有乏力气短、懒言自汗、食少便溏等表现，舌淡、苔白薄、脉细弱也符合气虚的特点，所以应考虑为气虚发热。故选 C。

8.【答案】ABCD

【解析】气虚发热证候特点：发热常在劳累后发生或加剧，热势或高或低，头晕乏力，气短懒言，自汗，易感冒，食少便溏，舌质淡，苔薄白，脉弱。故选 ABCD。

9.【答案】ABCDEH

【解析】补中益气汤组成：黄芪，白术，陈皮，升麻，柴胡，人参，甘草，当归。故选 ABCDEH。

10.【答案】ABE

【解析】补中益气汤治疗：①脾虚气陷证，包括久泻脱肛、气虚下陷型虚劳。②气虚发热。故选 ABE。

11.【答案】B

【解析】《症因脉治·内伤发热》最先明确提出"内伤发热"这一病证名称，故选 B。

12.【答案】DF

【解析】内伤发热辨证要点：辨证候虚实，辨病情之轻重，辨气血病位。故选 DF。

13.【答案】ACDEFGH

【解析】内伤发热基本辨证分型：气郁发热，血瘀发热，湿郁发热，气虚发热，血虚发热，阴虚发热，阳虚发热。故选 ACDEFGH。

14.【答案】CDEF

【解析】内伤发热类证鉴别：内伤发热起病缓慢，病程较长，多为低热，或自觉发热而体温并不升高，表现为高热者较少；不恶寒，或虽有怯冷，但得衣被则温；常兼见头晕、神疲、自汗、盗汗、脉弱等症；多有气、血、阴、阳亏虚，或气郁、血瘀、湿阻的病史，或有反复发热史，虚证为多。外感发热起病较急，病程较短，发热初期大多伴有恶寒，其恶寒得衣被而不减。发热的程度（体温）大多较高，发热的类型随病种的不同而有所差异。初起常兼有头身疼痛、鼻塞、流涕、咳嗽、脉浮等表证表现。外感发热由感受外邪，正邪相争所致，故一般实证者居多。故选 CDEF。

二、胸痹、心悸、眩晕、不寐、心衰病【掌握】

A1 和 A2 型题

说明：为单选题，5 个选项中可能同时有最佳正确答案和非错误答案，请从中选择一个最佳答案。

1.【答案】E

【解析】病情较轻者为惊悸，病情较重者为怔忡，可呈持续性。

2.【答案】A

【解析】眩晕以头晕眼花、视物旋转为主症，若肝火循经上炎则见两目干涩、胁肋灼痛、面部烘热等。舌红苔黄，脉弦细而数均为肝火上炎之象。

3.【答案】A

【解析】胸痹主症为心前区疼痛不适，痛引肩背等。心胸满闷隐痛，时欲太息，胸脘胀闷，患者舌苔、脉象均为气滞心胸之象。

4.【答案】A

【解析】肝阳上亢即为上实下虚、阴虚而阳亢，阴虚无以滋润头面官窍则见头晕耳鸣，两目干涩，口咽干燥，阴虚阳亢于上则见面部烘热，胁肋灼痛，五心烦热，潮热盗汗，舌红少津，脉弦细数，均为肝阳上亢之象。

5.【答案】C

【解析】咳嗽主症即为咳嗽、咳痰，大怒伤肝，肝火犯肺、灼伤肺络则见咳嗽、咯血，火热煎灼痰液则痰少而黏，患者舌脉均符合肝火犯肺之证。

6.【答案】E

【解析】患者心痛如绞，且心痛彻背，背痛彻心，其疼痛之表现尤为明显，符合寒邪致病的特点，结合其手足欠温、冷汗出、面色苍白等症，可以辨其为胸痹之寒凝心脉证，故方用枳实薤白桂枝汤合当归四逆汤，以温经散寒、通脉止痛。

7.【答案】E

【解析】患者见心痛如绞，手足厥冷，冷汗频出，心悸气短，苔薄白，脉微，一派心阳欲脱之象。当急用四逆加人参汤，以温阳益气、回阳救逆。

8.【答案】B

【解析】眩晕实证以潜阳、泻火、化痰、逐瘀为主要治法。

9.【答案】C

【解析】心悸之心脉瘀阻：心悸不安，胸闷不舒，心痛时作，痛如针刺。故选 C。

10.【答案】C

【解析】痰热扰心之不寐，治宜清化痰热、和中安神，方用黄连温胆汤。

11.【答案】D

【解析】乳香、没药活血止痛；瓜蒌、薤白通阳散结；煅龙骨、煅牡蛎收敛固涩；炙麻黄、补骨脂温振心阳；合欢皮、首乌藤疏肝安神。故选 D。

12.【答案】B

【解析】气血亏虚证的临床表现：眩晕动则加

剧，劳累即发，面色白，神疲自汗，倦怠懒言，唇甲不华，发色不泽，心悸少寐，纳少腹胀；舌淡苔薄白，脉细弱。

13.【答案】E

【解析】阴寒极盛之胸痹重症，予乌头赤石脂丸加荜茇、高良姜、细辛等。

14.【答案】B

【解析】丹参饮由丹参、檀香、砂仁三味药物组成，主要功效行气活血化瘀，虽功效专注，但用药简单，更适合血瘀轻型，若是重症需与其他药物配伍才能起到疗效。故选B。

15.【答案】A

【解析】气滞心胸型胸痹心痛多由郁怒伤肝或忧思伤脾所致，若胸痛明显者，应选用失笑散理气止痛。

16.【答案】C

【解析】阴虚火旺型心悸：心悸易惊，心烦失眠，五心烦热，口干，盗汗，思虑劳心则症状加重，伴耳鸣腰酸，头晕目眩，急躁易怒，舌红少津，苔少或无，脉细数。

17.【答案】B

【解析】天王补心丸，为安神剂，具有滋阴养血、补心安神之功效。主治心阴不足，心悸健忘，失眠多梦，大便干燥。

18.【答案】C

【解析】胸痛如窒，痛引肩背属胸痹；痰浊盘踞，胸阳失展，故胸闷如窒而痛。阻滞脉络，故痛引肩背。气机痹阻不畅，故见气短喘促。脾主四肢，痰浊困脾，脾气不运，故肢体沉重。形体肥胖、痰多，舌苔浊腻，脉滑，皆符合痰浊壅阻之证。

19.【答案】D

【解析】眩晕痰湿中阻证的症状：眩晕，头重昏蒙，视物旋转，胸闷作恶，呕吐痰涎，食少多寐，苔白腻，脉弦滑。

20.【答案】C

【解析】不寐痰火扰心证，伴胸闷嗳气，脘腹胀满，大便不爽，苔腻，脉滑，加用半夏秫米汤交通阴阳、和胃降气。

21.【答案】A

【解析】瘀阻心脉证是指血瘀气滞，心脉瘀阻，心失所养所表现出来的一类病证，若胸痛甚加用乳香、没药。

22.【答案】C

【解析】患者证属瘀血阻窍证，治以祛瘀生新、活血通窍。方选通窍活血汤加减。

23.【答案】C

【解析】本题考查的心悸的治疗原则。心悸有虚实之分，补气、养血、滋阴、温阳均为治疗心悸虚证的治则，而疏风非正确答案。

24.【答案】E

【解析】二阴煎治疗阴虚证，未见热象；滋水清肝饮是治疗肝肾阴虚证的方剂；天王补心丹是治疗心肾两虚的方剂；左归丸是治疗肾阴虚的方剂；黄连阿胶汤是治疗阴虚火旺的方剂。

25.【答案】A

【解析】患者头晕伴头目胀痛为主症，属眩晕范畴。口苦，遇郁怒而加重，颜面潮红，急躁易怒，肢麻震颤，舌红苔黄，脉弦数，证属肝阳上亢证，治以平肝潜阳、清火息风，方选天麻钩藤饮加减。

26.【答案】D

【解析】该病辨证为瘀阻心脉之心悸，方用桃红四物汤加减以活血化瘀、理气通络。故选D。

27.【答案】D

【解析】患者以时感眼前发黑，周围景物旋转，甚至无法站立为主症，属眩晕范畴。精神萎靡，腰酸膝软，两目干涩，耳鸣如蝉，舌红少苔，脉细数，证属肾精不足证。故答案选D。

28.【答案】C

【解析】根据该患者的症候表现可诊断为胸痹心肾阳虚证。胸痹心肾阳虚证症候表现为：胸闷或心痛较著，气短，心悸怔忡，自汗，动则更甚，神倦怯寒，面色㿠白，四肢欠温或肿胀，舌质淡胖，苔白腻，脉沉细迟。所以本题选C。

29.【答案】D

【解析】心悸怔忡伴健忘失眠，多梦，面色不华为心脾两虚之证，故治疗应养血安神。

30.【答案】E

【解析】善惊易恐，因受惊而心悸为心悸心虚胆怯证，治以镇惊定志、养心安神，用安神定志丸。

31.【答案】C

【解析】黄连阿胶汤滋阴降火安神，用于心肾不足，阴虚火旺较重的心烦失眠，舌红苔燥，脉细数者。题干中关键词失眠——心，腰酸——肾，脉细数、口干——热，可得出心肾不足，阴虚火旺，所以选择C。

32.【答案】B

【解析】患者以眩晕为主症，属眩晕范畴。眩晕，劳累即发，面色少华，神疲乏力，倦怠懒言，唇甲不华，纳少腹胀，舌淡苔薄白，脉细弱，证属气血亏虚证。

33.【答案】B

【解析】眩是指眼花或眼前发黑，晕是指头晕甚至感觉自身或外界景物旋转，轻者闭目即止，重者如坐车船，旋转不定，不能站立，或伴有恶心、呕吐、汗出，甚至昏倒等症状。故选B。

34.【答案】B

【解析】患者有冠心病史5年，近几日来心痛憋闷，可诊断为胸痹。由于水不济火，虚热内灼，心失所养，血脉不畅导致心悸盗汗，虚烦不寐，腰酸膝软，舌红少津，苔薄，脉细数，符合心肾阴虚证的表现。治以滋阴清火，养心和络。

35.【答案】B

【解析】心悸，头晕，倦怠无力，面色无华属血虚，故诊断为心悸心血不足证，治以补血养心、益气安神。

36.【答案】A

【解析】患者胸部闷痛2年，今日因受寒而猝然心痛如绞，心痛彻背，可诊断为胸痹。由于素体阳虚，阴寒凝滞，气血瘀阻，心阳不振导致喘不得卧，手足不温，冷汗自出，面色苍白，苔薄白，脉沉紧。符合寒凝心脉证的表现。治以辛温散寒，宣通心阳。代表方：枳实薤白桂枝汤合当归四逆汤加减。

37.【答案】A

【解析】患者出现失眠半年余，现不易入睡，可诊断为不寐。脾虚血亏，心神失养，神不安舍导致多梦易醒，心悸健忘，神疲食少，四肢倦怠，腹胀便溏，舌淡苔薄，脉细无力，符合心脾两虚证的表现。治以补益心脾，养血安神。

38.【答案】B

【解析】慢性稳定期病机本虚明显、标实不甚，症状较轻；常见的症状为气短、喘息、乏力、心悸；常见的脉象为脉象会呈现沉、细、迟或虚无力，或结代，或脉弱。急性加重期症状较重；常见的症状为动则气短、乏力明显，甚则喘息不支、不能平卧、烦躁不安、频繁咳嗽并咳出大量粉红色泡沫样血痰等，严重者面色苍白、冷汗淋漓、身凉肢厥、神倦息微；常见的脉象是脉促或脉微欲绝。

39.【答案】B

【解析】汉代张仲景《金匮要略》正式提出"胸痹"一名。故选B。

40.【答案】D

【解析】手足心热，耳鸣腰酸，舌红少苔，脉细数为阴虚火旺之候。

41.【答案】D

【解析】眩晕气血亏虚证，治用归脾汤加减，以补益气血、调养心脾。

42.【答案】B

【解析】胸痹心血瘀阻证应治以活血化瘀，通脉止痛。若气虚血瘀，伴气短乏力，自汗，脉细弱或结代者，当益气活血，用人参养营汤合桃红四物汤加减。

43.【答案】E

【解析】患者失眠近两周，现心烦不寐，可诊断为不寐。由于湿生痰，郁痰生热，扰动心神导致胸闷脘痞，泛恶嗳气，口苦，头重，目眩，舌偏红，苔黄腻，脉滑数。符合痰热扰心证的表现。

44.【答案】C

【解析】胸痹的病位在心，涉及肝、肺、脾、肾等脏。A、B、D、E选项只是涉及，故选C。

45.【答案】A

【解析】患者平素胆小易惊，两日前因受惊吓而心悸不宁，可诊断为心悸。由于气血亏损，心虚胆怯，心神失养导致坐卧不安，不寐多梦，恶闻声响，食少纳呆，苔薄白，脉细弦。符合心虚胆怯证的表现。治以镇惊定志，养心安神。代表方：安神定志丸加减。

46.【答案】A

【解析】眩晕痰湿中阻证，治以化痰祛湿，健脾和胃。代表方是半夏白术天麻汤加减。若痰郁化火，宜用黄连温胆汤以清化痰热。故答案选A。

47.【答案】C

【解析】该病辨证为水饮凌心之心悸。选C。

48.【答案】B

【解析】眩晕的证候包括肝阳上亢证、气血两虚证、痰湿中阻证、瘀血阻窍证、肾精不足证，无风湿阻络证，故选B。

49.【答案】A

【解析】患者三日来心悸不安，可诊断为心悸。由于心阳虚衰，无以温养心神导致胸闷气短，动则尤甚，面色苍白，形寒肢冷，舌淡苔白，脉沉细无力。符合心阳不振证的表现。治以温补心阳，安神定悸。

50.【答案】B

【解析】患者近年来心烦不寐，入睡困难，可诊断为不寐。由于肾水亏虚，不能上济于心，心火炽盛，不能下交于肾导致心悸多梦，腰膝酸软，潮热盗汗，咽干少津，舌红少苔，脉细数。符合心肾不交证的表现，治以滋阴降火，交通心肾。代表方：六味地黄丸合交泰丸加减。

51.【答案】E

【解析】舌红、苔少或无为阴虚火旺典型舌脉，故选E。

A3和A4型题

说明：为共用题干单选题，考题是以一个共同题干的临床案例出现，请从中选择一个最佳答案。

1. 【答案】C
【解析】患者以"眩晕"为主要特征，病属眩晕。"腰膝酸软，遗精耳鸣，四肢不温，形寒怯冷，舌质淡，脉沉细无力"为肾阳虚之象，故选C。

2. 【答案】D
【解析】肾阳虚之证，治宜补肾助阳，故选D。

3. 【答案】C
【解析】肾阳虚之证，治宜补肾助阳，代表方为右归丸，故选C。

4. 【答案】A
【解析】若兼心烦、失眠、腰膝酸软等心肾不交症状者，加阿胶、首乌藤、酸枣仁、柏子仁等以沟通心肾、安神助眠。故选A。

5. 【答案】B
【解析】若眩晕较甚，阴虚阳浮，肝风内动，气血逆乱，易发中风，故选B。

6. 【答案】E
【解析】患者主诉为失眠，可辨为不寐。头重如裹，胸脘满闷，心烦口苦，头晕目眩，痰多质黏，大便不爽，为痰热阻滞脾胃运化、内扰心神之象，故辨为痰热扰心之不寐，治法为清化痰热、和中安神。

7. 【答案】D
【解析】痰热扰心之不寐，治法为清化痰热、和中安神，代表方为黄连温胆汤。

8. 【答案】A
【解析】头晕耳鸣，手足心热，口干津少，大便干，舌红苔少，脉细数为阴虚火旺滋扰心神之象，治宜滋阴降火、养心安神。故选A。

9. 【答案】D
【解析】阴虚火旺扰心的不寐证，首选黄连阿胶汤及酸枣仁汤，故选D。

10. 【答案】B
【解析】牡蛎有重镇安神、平肝潜阳、软坚散结、收敛固涩的功效；磁石能镇惊安神、平肝潜阳、聪耳明目、纳气平喘。当痰热扰心不寐的患者兼见面热微红、眩晕、耳鸣时，这些症状多与肝阳上亢有关，牡蛎和磁石可以平肝潜阳，减轻眩晕、耳鸣等症状，同时其重镇安神的作用也有助于改善失眠。

11. 【答案】B
【解析】患者以"心悸"为主要特征，病属心悸。"善惊，烦躁痰多，食少泛恶，舌苔黄腻，脉象滑数"为痰热内扰之象，故选B。

12. 【答案】A
【解析】痰热内扰之证，治宜清化痰热，以安心神，故选A。

13. 【答案】C
【解析】痰热内扰之证，治宜清化痰热，以安心神，代表方为黄连温胆汤。故选C。

14. 【答案】B
【解析】患者以"心中悸动不安"为主要特征，病属心悸。"头眩，畏寒肢冷，下肢浮肿，渴不欲饮，恶心吐涎，舌质淡胖，舌苔水滑，脉弦"为水饮凌心之象，故选B。

15. 【答案】D
【解析】水饮凌心之证，治宜振奋心阳，化气行水，故选D。

16. 【答案】B
【解析】心悸水饮凌心之证，代表方为苓桂术甘汤。

17. 【答案】D
【解析】患者以"久喘不愈，平素短气息促"为主要特征，病属喘证。"动则为甚，吸气不利，脑转耳鸣，腰酸膝软"为肾虚肾不纳气之象，治宜益肾纳气，故选D。

18. 【答案】D
【解析】"心悸，脑转耳鸣，腰酸膝软"属偏肾阴虚者，宜用七味都气丸加减。故选D。

19. 【答案】D
【解析】患者以"胸闷痛反复发作10年，加重半小时"为主诉，病属胸痹。"心悸，大汗出，四肢厥冷，面色唇甲青紫，脉沉微欲绝"为心阳欲脱之象，故选D。

20. 【答案】E
【解析】心阳欲脱之证，治宜回阳救逆、益气固脱，故选E。

21. 【答案】A
【解析】本病为心阳欲脱之证，当应扶正固脱，代表方为参附汤，患者大汗出，故可选参附龙牡汤，以敛汗潜阳、扶正固脱。故选A。

22. 【答案】B
【解析】心主血，肺主气，心肺气虚，气不行血，心脉瘀阻，则心悸，胸闷气短，唇甲发绀，动则耗气，故活动后症状加剧；故其基本病机为心肺气虚，心血瘀阻。

23.【答案】A
【解析】治疗宜补益心肺，活血化瘀。

24.【答案】C
【解析】保元汤可益气温阳，主治虚损劳怯，元气不足证；桃红四物汤可养血活血，主治血虚兼血瘀证。

25.【答案】A
【解析】胸痹是指以胸部闷痛，甚则胸痛彻背，喘息不得卧为主症；真心痛乃胸痹的进一步发展，症见心痛剧烈，甚则持续不解，伴有汗出、肢冷、面白、唇紫、手足青至节，脉微或结代等危重急症。因此选A。

26.【答案】C
【解析】胸痹证型主要分为心血瘀阻证、气滞心胸证、痰浊闭阻证、寒凝心脉证、阴寒极盛证（胸痹重证）、气阴两虚证、心肾阴虚证和心肾阳虚证。患者心痛彻背，伴身寒肢冷，气短喘息，脉沉紧当属阴寒极盛证。因此选C。

27.【答案】A
【解析】胸痹重证之阴寒极盛证应用温通散寒之法，因此选A。

28.【答案】C
【解析】患者素体阳虚，阴寒凝滞，气血瘀阻，心阳不振，故可见心痛彻背，喘不得卧，痛无休止，身寒肢冷，气短喘息，为阴寒极盛之胸痹重症；乌头赤石脂丸主治心痛彻背，背痛彻心，寒凝心脉，手足不温，苏合香丸理气温通开窍，故两方合用治疗本病。

29.【答案】D
【解析】为了解患者病情发展，应及时复查心电图。

30.【答案】A
【解析】若痛剧而四肢不温，冷汗自出，即刻舌下含化苏合香丸或麝香保心丸，芳香化浊，理气温通开窍。因此选A。

C型题

说明：为案例分析题，考题是以一个共同题干的临床案例出现，其中有一个或多个答案。

1.【答案】D
【解析】面黄少华、形瘦倦怠、气促乏力、动则汗出、纳差便溏为气虚之征，烦热口渴、夜寐不安、舌光红少苔、脉细数无力为阴虚之征，故辨为气阴两虚。选D。

2.【答案】F
【解析】病毒性心肌炎气阴两虚证，治法为益气养阴，宁心安神。故选F。

3.【答案】C
【解析】治疗病毒性心肌炎气阴两虚证，主方为生脉散加减。故选C。

4.【答案】ABCDF
【解析】病毒性心肌炎，若气虚明显者，加黄芪、西洋参；阴虚明显者，加熟地黄、玉竹；心悸不安者，加首乌藤、柏子仁；胸闷明显者，加郁金、枳壳；自汗、盗汗者，加浮小麦、麻黄根；大便偏干者，加火麻仁、瓜蒌仁。常用药物有：人参、麦冬、五味子、太子参、当归、生地黄、丹参、酸枣仁、炙甘草。故选ABCDF。

5.【答案】BCEF
【解析】患者体质偏弱，待好转后尚需健脾益气，养血安神，故选BCEF。

6.【答案】ABCEF
【解析】预防调护措施：①增强体质，积极预防呼吸道或肠道病毒感染。②注意休息，急性期应卧床休息3～6周，重者宜6个月～1年。待热退后3～4周，心衰控制，心律失常好转，心电图改变好转时，可逐渐增加活动量。③尽量保持安静，以减轻心肌负担，减少耗氧量，必要时可予镇静剂。④饮食宜清淡而富有营养，忌食过于肥甘厚腻或辛辣之品。⑤密切观察患儿病情变化，一旦发现心率明显增快或减慢、严重心律失常、呼吸急促、面色青紫，应及时抢救。故选ABCEF。

三、胃痛、泄泻【掌握】

A1和A2型题

说明：为单选题，5个选项中可能同时有最佳正确答案和非错误答案，请从中选择一个最佳答案。

1.【答案】A
【解析】胃痛以上腹胃脘部近心窝处疼痛为特点。

2.【答案】D

【解析】饥不欲食是胃阴亏虚的最代表症状，故选 D。

3. 【答案】C

【解析】患者主诉为腹泻，辨为泄泻；贪凉饮冷提示寒湿，泄泻清稀如水样、苔白腻、脉濡为湿邪明证，故可辨为寒湿内停之泄泻。故选 C。

4. 【答案】B

【解析】泄泻日久，肾阳虚衰，不能温养脾胃，运化失常，黎明之前阳气未振，阴寒较盛，故腹部作痛，肠鸣即泻。泻后则腑气通利，故泻后则安。形寒肢冷，腰膝酸软，舌淡苔白，脉沉细，为脾肾阳气不足之证。

5. 【答案】B

【解析】腹痛较剧、痛处不移、舌质紫暗、脉弦为气滞血瘀的典型表现。

6. 【答案】C

【解析】泄泻粪便稀薄，无脓血，腹痛、肠鸣并见，泻后痛减。痢疾则便赤白脓血、腹痛、里急后重并见，便后不减。

7. 【答案】D

【解析】胃痛日久，郁热伤阴，胃失濡养，故见胃痛隐隐；阴虚津少，无以上承，则口干咽燥；阴虚耗液，无以下溉，则肠道失润而大便干结；五心烦热、口渴思饮、舌红少津、脉细数为阴虚液耗之象。所以本病辨证为胃阴亏虚，治疗以一贯煎滋阴和胃，以芍药甘草汤和胃止痛。

8. 【答案】A

【解析】肝气乘脾宜抑肝扶脾。

9. 【答案】D

【解析】本题为胃痛脾胃虚寒证的证治。胃痛伴喜温喜按，纳差，大便溏薄乃脾胃虚寒之证，治以温中健脾为法，方用黄芪建中汤。

10. 【答案】C

【解析】湿热泄泻：腹痛即泻，泻下急迫，或泻而不爽，粪色黄褐而臭，烦热口渴，小便短赤，肛门灼热。A、B 为寒湿泄泻；D 为食滞泄泻；E 为脾胃虚寒之泄泻。

11. 【答案】A

【解析】本题为胃痛肝气犯胃证的证治。肝气郁结，日久化热，邪热犯胃，故胃脘灼痛，痛势急迫。肝胃郁热，逆而上冲，故烦躁易怒，泛酸。肝胆互为表里，肝热夹胆火上乘，故口苦，舌红苔薄黄为里热之象，脉见弦数，乃肝胃郁热之象。化肝煎主之。

12. 【答案】C

【解析】湿热泄泻的代表方是葛根芩连汤，故选 C。

13. 【答案】D

【解析】泄泻主要病变部位在脾、胃、大小肠，故选 D。

14. 【答案】A

【解析】患者因脾胃阳虚不足，虚寒内生，胃失温养，故胃脘隐痛，绵绵不休，喜温喜按；进食可护胃，故痛减；劳累或受凉后伤及胃阳，故加重；脾胃阳气不足，津液不能气化，故见泛吐清水；胃阳不足，腐熟功能减弱则食少纳呆；阳气虚弱，形体失养，故神疲倦怠。舌淡苔白，脉虚缓无力为阳虚之象，故治宜温中健脾，和胃止痛为主。

15. 【答案】A

【解析】患者反复胃脘疼痛 6 年，病属胃痛范畴。胃阴亏耗证症见胃脘隐隐灼痛，似饥而不欲食，口燥咽干，五心烦热，大便干结，舌红少津，脉细数。其证机概要为胃阴亏耗，胃失濡养，故选 A。

16. 【答案】C

【解析】因抑郁、恼怒或情绪紧张时出现腹痛泄泻辨证为肝郁乘脾证，胸胁胀闷，嗳气少食，脉弦亦为肝郁之象，治宜疏肝解郁健脾、调理肝脾，故选 C。

17. 【答案】B

【解析】患者反复胃脘疼痛 10 年，病属胃痛范畴。胃脘疼痛，似刀割，痛有定处，按之痛甚，痛时持久，食后加剧，入夜尤甚，黑便，舌质紫暗，脉涩，属瘀血停胃证，治以化瘀通络、理气和胃，方选失笑散合丹参饮加减。

18. 【答案】E

【解析】无论何病，与情志因素关系最密切的都是肝，故选 E。

19. 【答案】C

【解析】张洁古首倡实秘、虚秘之别，因此选 C。

20. 【答案】C

【解析】该患者 1 周前因情志不舒而出现胃脘胀痛，属胃痛范畴。肝气郁结，横逆犯胃，胃气阻滞，故见胃脘胀痛，痛连两胁，嗳气、矢气则痛舒，胸闷嗳气，喜长叹息，大便不畅，舌苔薄白，脉弦，证属肝气犯胃证。

21. 【答案】B

【解析】泄泻清稀，甚者如水样，脉濡数为湿邪内盛之象，腹痛肠鸣，脘闷纳少，苔薄白或白腻为脾胃虚寒之象，辨证为寒湿泄泻，故选 B。

22. 【答案】C

【解析】无论何证，见"固定不移，痛如针刺"均为血瘀之象，故选 C。

23. 【答案】E

【解析】患者因胃阴不足，虚热内生，热郁胃中，胃气失和，故脘腹痞闷，嘈杂不舒；阴亏而胃失濡养，纳化失常，则饥不欲食；胃失和降，胃气上逆则恶心嗳气；阴亏而津不上承则口燥咽干；肠失濡润则便秘；舌红少苔，脉细数为阴虚内热之象。故治疗以养阴益胃，调中消痞为主；益胃汤可滋养胃阴，行气除痞，故选此方治疗。

24.【答案】C
【解析】治疗的胃阴亏耗证的代表方是一贯煎合芍药甘草汤加减。

25.【答案】C
【解析】胃痛湿热中阻证，若恶心呕吐者，加竹茹、陈皮，故选C。

26.【答案】A
【解析】寒邪客胃，宜散寒止痛，故选A。

27.【答案】B
【解析】胃痛寒邪客胃证，治用香苏散合良附丸加减。

A3和A4型题

说明：为共用题干单选题，考题是以一个共同题干的临床案例出现，请从中选择一个最佳答案。

1.【答案】C
【解析】患者以"肠鸣攻痛，腹痛即泻，泻后痛缓"为主要特征，病属"泄泻"；痢疾是以腹痛、便下赤白脓血、里急后重为特征；霍乱以上吐下泻并作为特征。故选C。

2.【答案】B
【解析】"每因情绪紧张而诱发，平素多有胸胁胀闷"为肝气乘脾之象，故选B。

3.【答案】A
【解析】肝气乘脾治当抑肝扶脾，故选A。

4.【答案】B
【解析】肝气乘脾首选痛泻要方加减，故选B。

5.【答案】C
【解析】泄泻日久不愈，气郁不解，转入血络，可从化瘀入手，方用血府逐瘀汤等。

6.【答案】C
【解析】腹痛拘急，拒按，遇寒痛甚，得温痛减，形寒肢冷是感受寒邪的典型症状，故可辨为寒邪内阻，选C。

7.【答案】D
【解析】寒邪内阻之胃痛，治法为温中散寒，理气止痛。

8.【答案】D
【解析】治疗寒邪内阻之胃痛，代表方为良附丸合正气天香散。

9.【答案】D
【解析】痛势剧烈，足厥冷，脉沉细提示阳虚，阳虚肢冷，多用附子、肉桂，温补阳气、引火下行，故选D。

10.【答案】E
【解析】少腹拘急冷痛，提示肝经寒滞，小茴香、沉香、吴茱萸专入肝经并温经祛寒，故选E。

C型题

说明：为案例分析题，考题是以一个共同题干的临床案例出现，其中有一个或多个答案。

1.【答案】D
【解析】据"腹痛即泻，泻后痛减。近半年来大便时溏时泻，水谷不化，稍有饮食不慎，则大便次数增多"可辨病为泄泻。患者"平素不喜交际……腹痛即泻，泻后痛减"此为肝气乘脾，疾病进一步进展，致"脘腹胀闷，纳差，倦怠，下腹有重坠感，时肛门脱出"，结合舌脉，可辨为中气下陷证，故选D。

2.【答案】CEFGH
【解析】中气下陷指脾主升清功能出现障碍，即脾气虚损、升举无力、气机下陷，具体表现为：①脘腹重坠作胀，食入尤甚——脾气虚升举无力内脏下垂，进食胃腑重坠更甚。②便意频数，肛门重坠或痢不止，甚或脱肛——久痢脾气虚甚，不能固摄。③子宫下垂——脾气升举无力。④尿浊如米泔——脾虚气陷精微不能输布而下流膀胱。⑤少气乏力，肢体倦怠，声低懒言——全身功能减退。⑥头晕目眩——清阳不升。⑦脉细弱——脾气虚，运化功能减弱，气血生化乏源，无力鼓动血脉。故选CEFGH。

3.【答案】B
【解析】中气下陷证，治当益气升清、健脾止泻，故选B。

4.【答案】B
【解析】中气下陷证，方选补中益气汤，故选B。

5.【答案】BCE

【解析】升麻功效清热解毒、发表透疹、升阳止泻，五指毛桃功效健脾、补肺、行气利水、舒筋活血，黄芪功效补肺脾气、固表止汗、利尿消肿、托毒排脓，独脚金功效清热解毒、消积化滞，扁豆功效健脾化湿、和中消暑，仙鹤草功效收敛止血、截疟、止痢、解毒。故选 BCE。

6.【答案】B

【解析】据"出现少腹冷痛，肢冷，腰膝酸软"，结合舌脉可知，该患者合并有脾肾阳虚证，治当益气升清、助阳止泻，方选附子理中丸合补中益气汤，故选 B。

7.【答案】ABCE

【解析】泄泻患者痊愈后脾胃、肠道处于虚弱状态，运化能力及腐熟功能尚处于恢复阶段，应养成良好的饮食卫生习惯、加强锻炼、注意休息，适当服用微生态制剂帮助恢复肠道功能，不宜马上进食大补之品，以免加重肠道负担。故选 ABCE。

8.【答案】ACDE

【解析】李中梓《医宗必读·泄泻》提及治泻有淡渗、升提、清凉、疏利、甘缓、酸收、燥脾、温肾、固涩九法。故选 ACDE。

9.【答案】E

【解析】该患者出现大便次数增多，根据见症可辨为肝郁乘脾型泄泻，故选 E。

10.【答案】BE

【解析】从患者的症状看，主要是肝郁乘脾导致的泄泻。泄泻与脾的运化功能失调有关，脾失健运是导致大便次数增多、质烂或稀的原因之一，所以病脏有脾（B 对）。同时，患者的泄泻与情绪变化有关，伴有胁肋、脘腹胀闷不舒等肝郁气滞的表现，说明肝脏功能失调，肝气横逆犯脾，所以病脏还有肝（E 对）。而题干中未体现心、肺、肾等脏腑病变的相关内容，所以 A、C、D 选项不符合题意。故选 BE。

11.【答案】DE

【解析】肝郁乘脾型泄泻的证候特点为：腹痛而泻，伴有腹中雷鸣，攻窜作痛，矢气频作，每于抑郁恼怒或情志紧张之时诱发，平素亦多胸胁胀闷、嗳气食少，或并脏躁之证，苔薄，舌淡红，脉弦。故选 DE。

12.【答案】ABCDH

【解析】对于肝郁乘脾之证，使用甘味药物可以缓急止痛，调和脾胃，缓解因肝郁克脾导致的脘腹不适等症状（A 对）。酸味药有收敛止泻的作用。患者大便次数增多，适当用酸收之法可以帮助收敛止泻，同时酸入肝，也有助于抑制肝气的过度疏泄（B 对）。患者舌苔白略腻，有脾虚湿盛的表现，燥脾可以祛湿健脾，改善脾胃运化功能，使泄泻症状减轻（C 对）。患者大便次数多，适当使用固涩药物可以帮助减少大便次数，达到止泻的目的，如石榴皮等药物的应用（D 对）。因为患者有肝郁的因素，疏利肝气可以调节情志，缓解肝郁对脾的克制，使肝脾调和，从根本上改善泄泻症状，可使用柴胡等疏肝理气之品（H 对）。

13.【答案】D

【解析】肝郁乘脾型泄泻的主方为痛泻要方合四逆散加减，故选 D。

14.【答案】E

【解析】该患者出现大便次数较前略减，质仍稍烂，便前腹痛减轻，面色见红润，舌淡，苔白稍腻，脉细稍弦，可辨为脾虚为主兼有肝郁型泄泻。故选 E。

15.【答案】AF

【解析】依据该患者目前见症可辨为脾虚为主兼有肝郁型泄泻，脾虚为主则容易出现月经不调，兼肝郁则容易出现乳房胀痛。故选 AF。

16.【答案】ABDE

【解析】泄泻的预防与调护：平时要养成良好的饮食习惯，不饮不洁生水，少食生冷瓜果，特别是夏秋之季，食物容易变质腐败，更应注意食物的保鲜。居处亦应冷暖适宜，久泻之人尤不可冒风受寒。故选 ABDE。

四、黄疸、呕吐、腹痛、头痛、中风【掌握】

A1 和 A2 型题

说明：为单选题，5 个选项中可能同时有最佳正确答案和非错误答案，请从中选择一个最佳答案。

1.【答案】E

【解析】真头痛呈突发性剧烈头痛，或呈进行性加剧头痛，常伴喷射性呕吐，或颈项强直，或偏瘫、偏盲、神昏，甚至肢厥、抽搐。

2.【答案】E

【解析】黄疸病早期多有湿热邪气，治宜清热化湿利小便，此阶段不宜温化，故选 E。

3.【答案】D

【解析】治疗黄疸消退后湿热留恋证，代表方为茵陈四苓散加减。答案选 D。

4. 【答案】E

【解析】厚朴燥湿消痰、下气除满，可用于治疗湿滞伤中、脘痞吐泻等；陈皮理气健脾、燥湿化痰，能缓解脘腹胀满、食少吐泻等症状；藿香梗芳香化湿、和中止呕、发表解暑，对于湿阻脾胃导致的脘痞、腹胀、便溏有很好的治疗作用。这三种药物组合能够有效改善风湿头痛患者因湿邪困阻脾胃而出现的胸闷脘痞、腹胀便溏等症状。

5. 【答案】D

【解析】黄疸辨证要点有：①首辨阳黄与阴黄；②次辨阳黄中湿热之轻重，胆腑郁热及疫毒炽盛；③三辨阴黄之病因；④四辨黄疸病势轻重。故答案选D。

6. 【答案】B

【解析】黄疸胆腑郁热证的代表方为大柴胡汤，故选B。

7. 【答案】C

【解析】头痛如刺，唇紫暗，舌暗有瘀斑，脉涩或细涩属于瘀血阻窍证。

8. 【答案】D

【解析】湿热郁蒸型胎黄伴呕吐宜加竹茹。

9. 【答案】D

【解析】生理性黄疸：生后第2~3日出现黄疸，第4~6日达高峰。足月儿在生后2周消退，早产儿可延迟至3~4周消退。

10. 【答案】A

【解析】出生后24小时内即出现黄疸，3周后仍不消退，甚或持续加深，或消退后复现，均为病理性黄疸。

11. 【答案】B

【解析】湿热郁蒸型胎黄的临床表现是面目皮肤发黄，色泽鲜明如橘，哭声响亮，不欲吮乳，口渴唇干，或有发热，大便秘结，小便深黄，舌质红，苔黄腻。

12. 【答案】D

【解析】治疗阴黄，首选黄芪建中汤。

13. 【答案】C

【解析】治疗黄疸疫毒炽盛证的代表方为《千金》犀角散加味。故选C。

14. 【答案】D

【解析】外受风寒之邪，或夏令暑湿秽浊之气，内扰胃腑，浊气上逆，故突然呕吐。邪束肌表，营卫失和，故发热恶寒，头身疼痛。湿浊中阻，气机不利，故胸脘满闷。苔白腻，脉濡缓，皆为湿浊蕴阻之证。治以疏邪解表，芳香化浊，用藿香正气散芳香化浊，散寒解表。

15. 【答案】A

【解析】黄疸的病理因素有湿邪、热邪、寒邪、疫毒、气滞、瘀血六种，但其中以湿邪为主，黄疸形成的关键是湿邪为患，故选A。

16. 【答案】D

【解析】黄疸（阳黄）热重于湿证，方选茵陈蒿汤加减。

17. 【答案】A

【解析】痰浊头痛，若痰郁化热显著者，可加竹茹、枳实、黄芩清热燥湿。

18. 【答案】B

【解析】呕吐清水痰涎，舌苔白腻脉滑，为痰饮内阻、中阳不振、胃气上逆所致。

19. 【答案】C

【解析】题目中有痰涎二字，故答案在C和E之间，患者主诉脘腹痞闷、不能进食、头晕头痛均是痰饮停聚的表现，并未明显出现情志方面症状，因此选C。

20. 【答案】B

【解析】茵陈蒿汤加黄连、龙胆是治疗阳黄之热重于湿证；茵陈五苓散合甘露消毒丹是治疗阳黄之湿重于热证，符合题意；犀角散加味治疗急黄证；茵陈术附汤合逍遥散治疗阴黄证；大柴胡汤加厚朴、竹茹为治疗沙石阻滞胆道而引起的身目黄染，为热重于湿。

21. 【答案】C

【解析】痫证：以突然意识丧失，发则仆倒，不省人事，两目上视，口吐涎沫，四肢抽搐，或口中怪叫，移时苏醒，醒后如常人为主要临床表现的一种发作性疾病。

22. 【答案】D

【解析】中风首辨中经络及中脏腑；中脏腑者辨闭证与脱证。中经络者可出现肢体不用，口眼歪斜，意识清楚，中脏腑者意识丧失，故D对，ABCE错。

23. 【答案】E

【解析】患者呕吐反复发作，病属呕吐。初起恶寒发热，咽痛，呕吐，腹泻，经治后，表虽解，腹泻已止，但呕吐反复发作，似饥而不欲食，口燥咽干，舌红少津，脉细数。其证型为胃阴不足证。

24. 【答案】E

【解析】肝脾不调证证候：黄疸消退后，脘腹痞闷，肢倦乏力，胁肋隐痛不适，饮食欠香，大便不调，舌苔薄白，脉来细弦。患者黄疸消退后，出现脘腹痞闷，肢倦乏力（脾失健运的表现），胁肋隐痛不适（肝气不舒的表现），饮食欠香，大便不调，舌苔薄白，脉细弦，这些症状符合肝脾不调证的特点。

25. 【答案】D

【解析】其痛如锥刺，固定不移，舌紫，脉细涩为瘀血之征，治法为活血化瘀、通窍止痛，方予通窍活血汤。

26. 【答案】B

【解析】患者以身目俱黄为主症，病属黄疸范畴。身目俱黄，黄色鲜明，发热口渴，腹部胀闷，口干而苦，小便黄赤，舌苔黄腻，脉弦数，证属黄疸（阳黄）热重于湿证。

27.【答案】E

【解析】呕吐病因：外邪犯胃、饮食不节、情志失调、素体脾胃虚弱等。故选E。

28.【答案】A

【解析】呕吐脾胃气虚证，方选香砂六君子汤加减治疗。

29.【答案】A

【解析】痫证：以突然意识丧失，发则仆倒，不省人事，两目上视，口吐涎沫，四肢抽搐，或口中怪叫，移时苏醒，醒后如常人为主要临床表现的一种发作性疾病。

30.【答案】D

【解析】脱证临床表现：突然昏仆，不省人事，目合口张，鼻鼾息微，手撒遗尿；汗多不止，四肢冰冷，舌痿，脉微欲绝。故选D。

31.【答案】C

【解析】辨呕吐物常能直接反映病因，病变的脏腑，以及寒热虚实，所以临证时应仔细询问，亲自观察呕吐物。若呕吐物酸腐难闻，多为食积化热；吐黄水、苦水，多为胆热犯胃；吐酸水、绿水，多为肝气犯胃；吐痰浊涎沫，多为痰饮停胃；泛吐清水，多为胃中虚寒，或有虫积；只呕吐少量黏沫，多属胃阴不足。故选C。

32.【答案】E

【解析】中风恢复期肝肾亏虚证，首选左归丸合地黄饮子治疗。

33.【答案】E

【解析】三偏症状（偏瘫、偏身感觉障碍、偏盲）最常见的病变部位是内囊。内囊是位于丘脑、尾状核和豆状核之间的白质结构，是大脑皮质与下级中枢之间联系的重要神经通路集中区域。其中，运动纤维（皮质脊髓束）、感觉纤维（丘脑皮质束）和视辐射等都经过内囊。当内囊发生病变，如出血或梗死时，会阻断这些神经传导通路，从而导致对侧肢体的运动和感觉功能障碍，以及对侧同向性偏盲。大脑中动脉的分支豆纹动脉是供应内囊的主要血管之一。当大脑中动脉发生病变（如血栓形成或栓塞导致的脑梗死）时，豆纹动脉供血受阻，内囊区域的神经组织缺血、缺氧，引发神经功能缺损。由于内囊集中了大量的运动和感觉传导束，其受损会导致对侧肢体偏瘫和偏身感觉障碍。同时，大脑中动脉还参与供应部分视辐射相关区域，病变也可能影响视觉传导通路，出现偏盲症状。本题选E。

34.【答案】B

【解析】风寒外袭，上犯巅顶，凝滞经脉，以疏散风寒止痛为法，川芎茶调散主之。

35.【答案】D

【解析】中风恢复期气虚络瘀证，首选补阳还五汤治疗。

36.【答案】C

【解析】中风闭证在于邪闭于内，多为实证，故选C。

37.【答案】C

【解析】不省人事——中脏腑；牙关紧闭——闭证；面红身热，舌红苔黄腻，脉弦滑数——热象，为阳证。

38.【答案】C

【解析】李中梓《医宗必读·卷六》将中风重证分为闭证和脱证，故选C。

39.【答案】D

【解析】中风辨病期：根据病程长短，分为三期。急性期为发病后二周以内，中脏腑可至一个月；恢复期指发病二周后或一个月至半年内；后遗症期指发病半年以上。患者5个月前患中风，故答案选D。

40.【答案】B

【解析】患者突然昏仆，不省人事，目合口张，病属中风中脏腑范畴。平素身体虚弱，现突然昏仆，不省人事，目合口张，手撒肢冷，汗多，小便自遗，肢体软瘫，舌痿，脉细弱，证属脱证（阴竭阳亡），首选参附汤合生脉散加味治疗。

41.【答案】E

【解析】头痛而胀，甚则头胀如裂，发热或恶风，面红目赤，口渴喜饮，大便不畅，溲赤便秘，舌尖红，苔薄黄，脉浮数，辨为风热头痛，代表方芎芷石膏汤，选E。

42.【答案】E

【解析】金元时期，李东垣《兰室秘藏·头痛门》将头痛分为外感和内伤两类。

43.【答案】C

【解析】牙痛、便干、舌红苔黄为阳明热盛，前额痛亦为阳明经，白芷为阳明经引经药。

44.【答案】B

【解析】中风中经络风阳上扰证，首选天麻钩藤饮加减治疗。

45.【答案】E

【解析】头痛的发生，一般可分为外感、内伤两类。若感受风、寒、湿、热等六淫之邪，上犯巅顶，阻遏清阳；或内伤诸疾，导致脏腑功能失调，气血逆乱，痰瘀阻窍；或外伤久病，导致气滞血瘀或气血亏虚，脑脉失养，皆可引发头痛。故选E。

46.【答案】D

【解析】风寒头痛——川芎茶调散；风热头

痛——芎芷石膏汤；风湿头痛——羌活胜湿汤；肝阳头痛——天麻钩藤饮；血虚头痛——加味四物汤；气虚头痛——益气聪明汤；痰浊头痛——半夏白术天麻汤；肾虚头痛——大补元煎；瘀血头痛——通窍活血汤。本题为瘀血头痛，故选D。

47.【答案】D

【解析】治疗中风风痰入络证，治用真方白丸子加减祛风化痰通络。言语不清者，加菖蒲、远志祛痰宣窍。故选D。

48.【答案】E

【解析】患者以头痛为主症，属头痛范畴。头痛且空，眩晕耳鸣，腰膝酸软，神疲乏力，滑精，舌红少苔，脉细无力，证属肾虚头痛，方选大补元煎加减。答案选E。

49.【答案】A

【解析】见痛处固定不移，痛如锥刺知是瘀血，故选A。

50.【答案】D

【解析】患者以头昏胀痛为主症，属头痛范畴。头昏胀痛，两侧为重，脾气暴躁，心烦不宁，口苦面红，胁痛，舌红苔黄，脉弦数，证属肝阳头痛，治用天麻钩藤饮加减平肝潜阳息风。

51.【答案】B

【解析】中风闭证痰热腑实证，方选桃仁承气汤加减。故选B。

52.【答案】D

【解析】中风之根在于水不涵木，虚而生风，故根本在于肝肾阴虚，选D。

53.【答案】C

【解析】患者时常感到头痛，病属头痛范畴。头痛隐隐，时时昏晕，心悸失眠，面色少华，神疲乏力，遇劳加重，舌质淡，苔薄白，脉细弱，证属血虚头痛。

54.【答案】C

【解析】患者平素性急，时而头晕，有高血压史，现突然昏仆，不省人事，牙关紧闭，两手握固，肢体强痉，面赤身热，苔黄腻，脉弦滑而数，病属中风中脏腑闭证型，属闭证中的痰火瘀闭证，治用羚角钩藤汤加减息风清火，豁痰开窍。

55.【答案】E

【解析】中风，又称卒中，是以半身不遂、肌肤不仁、口舌歪斜、言语不利，甚则突然昏仆、不省人事为主要表现的病证。故选E。

56.【答案】A

【解析】呕吐病名最早见于《黄帝内经》，故选A。

57.【答案】B

【解析】太阳头痛，在头后部，下连于项；阳明头痛，在前额部及眉棱骨等处；少阳头痛，在头之两侧，并连及于耳；厥阴头痛则在巅顶部位，或连目系。故选B。

58.【答案】C

【解析】痉证以四肢抽搐、项背强直，甚至角弓反张为主症，发病时也可伴有神昏，需与中风闭证相鉴别。但痉证之神昏多出现在抽搐之后，而中风患者多在起病时即有神昏，而后可以出现抽搐。痉证抽搐时间长，中风抽搐时间短。痉证患者无半身不遂、口眼歪斜等症状。故答案选C。

A3和A4型题

说明：为共用题干单选题，考题是以一个共同题干的临床案例出现，请从中选择一个最佳答案。

1.【答案】A

【解析】血瘀腹痛表现为腹痛较剧，痛如针刺，痛处固定，经久不愈，入夜尤甚，舌暗，脉细涩。虚寒腹痛表现为腹痛绵绵，时作时止，喜暖喜按，畏寒怕冷，神疲乏力，气短懒言。热结腹痛表现为腹痛拒按，烦渴引饮，大便秘结，或大便溏滞不爽，潮热汗出。气滞腹痛表现为腹部胀痛，痛无定处，痛引少腹或兼痛窜两胁，时作时止，遇忧思恼怒则剧。寒凝腹痛表现为腹部拘急，痛势急暴，遇寒痛甚，得温则减，形寒肢冷。故选A。

2.【答案】C

【解析】血瘀腹痛方用少腹逐瘀汤活血化瘀，和络止痛。选C。

3.【答案】E

【解析】血瘀腹痛方用少腹逐瘀汤活血化瘀，和络止痛。选E。

4.【答案】D

【解析】风寒头痛表现为头痛时作，连及项背，呈掣痛，时有收紧感，遇风尤剧；风热头痛表现为头痛而胀，甚至头胀而裂，发热或恶风，面红目赤，口渴喜饮；风湿头痛表现为头痛如裹，肢体困重，胸闷纳呆，小便不利，大便溏；肝阳头痛表现为头胀痛而眩，以两侧为主，心烦易怒，口苦面红，或胁痛；痰浊头痛表现为头痛且昏蒙沉重，胸脘痞闷，纳呆呕恶。故选D。

5.【答案】C

6. 【答案】D

【解析】肝阳头痛用天麻钩藤饮加减平肝潜阳。

7. 【答案】C

【解析】患者忽然昏仆，不省人事，半身不遂等符合中风基本临床表现，故可初步诊断为中风患者出现神志障碍。

8. 【答案】D

【解析】突然昏仆，不省人事则为中脏腑；牙关紧闭，两手握固，肢体拘急，可辨为中脏之闭证；且见面红气粗，躁动不安，舌红苔黄，脉弦滑有力，则属于阳闭。

9. 【答案】D

【解析】因肝阳暴涨，气血上逆，痰火壅盛，清窍被扰所致，故治宜清肝息风，豁痰开窍。

10. 【答案】A

【解析】方选安宫牛黄丸以清心开窍，羚角钩藤汤以清肝息风，清热化痰，养阴舒筋。

11. 【答案】B

【解析】因痰热伤及津液，致腑实便结，礞石滚痰丸可泻火逐痰，主治实热老痰证，故选用礞石滚痰丸清热涤痰通便。六磨汤主治气机郁滞，大肠传导失职之便秘；黄芪汤用于气虚便秘；大黄附子汤用于寒积里实证；增液汤用于阴虚便秘。

12. 【答案】A

【解析】该患者以眩晕为主症，故诊断为眩晕。

13. 【答案】A

【解析】根据临床表现可以判断为瘀血阻窍。

14. 【答案】E

【解析】治法为祛瘀生新、通窍活络。

15. 【答案】E

【解析】方药为通窍活血汤。

16. 【答案】C

【解析】若兼畏寒肢冷，感寒加重，加附子、桂枝。

17. 【答案】A

【解析】患者以眩晕为主症，故诊断为眩晕。

18. 【答案】C

【解析】根据病因和症状可断定为肝阳上亢证。

19. 【答案】E

【解析】治法为平肝潜阳，滋养肝肾。

20. 【答案】A

【解析】方药是天麻钩藤饮加味。

21. 【答案】A

【解析】患者现症表现为肝经热炽，应清肝明目、泻火通便。夏枯草清肝明目，龙胆清肝泻火，大黄泻火通便。因此选A。

22. 【答案】B

【解析】辨头痛部位：太阳头痛，痛在脑后，下连于项；阳明头痛，在前额部及眉棱骨处；少阳头痛，在头之两侧，并连及于耳；厥阴头痛，多在巅顶部位，或连目系；太阴、少阴头痛多以全头疼痛为主。故选B。

23. 【答案】B

【解析】太阳头痛，在头后部，下连于项，可选羌活、蔓荆子、川芎。阳明头痛，在前额及眉棱骨处，可选葛根、白芷、知母。少阳头痛，在头之两侧，并连及于耳，可选柴胡、黄芩、川芎。厥阴头痛，在巅顶或连目系，可选吴茱萸、藁本。少阴头痛选细辛，太阴头痛选苍术。

24. 【答案】B

【解析】患者以身目发黄、小便短赤为主症，可诊断为黄疸，黄色鲜明可诊断为阳黄。

25. 【答案】A

【解析】患者以身目发黄、小便短赤为主症，可诊断为黄疸，黄色鲜明可诊断为阳黄。同时伴有口苦咽干等肝胆失疏的症状，可辨证为胆腑郁热。

26. 【答案】A

【解析】患者以身目发黄、小便短赤为主症可诊断为黄疸，黄色鲜明可诊断为阳黄。同时伴有口苦咽干等肝胆失疏的症状，可辨证为胆腑郁热，治法为疏肝利胆、泄热退黄。

27. 【答案】C

【解析】患者以"身目发黄，黄色鲜明，右胁胀痛甚则剧痛，牵引肩背，可伴壮热或寒热往来"为主症，病属黄疸，"口苦咽干，恶心呕逆，腹胀便秘，或大便灰白，小便短赤，舌质红，苔黄厚，脉弦滑数"为胆腑郁热证，治宜疏肝泄热、利胆退黄，代表方为大柴胡汤加减，故选C。

28. 【答案】A

【解析】大柴胡汤由柴胡、黄芩、半夏、枳实、白芍、大黄、生姜、大枣组成。若砂石阻滞，可加金钱草、海金沙、鸡内金、郁金、玄明粉，以清热利湿，排石利胆，故选A。

29. 【答案】A

【解析】恶心呕吐明显，加厚朴、竹茹、陈皮。

30. 【答案】B

【解析】阳黄的特点是身目俱黄，黄色鲜明如橘皮色，或色泽较暗，但常伴有发热、口苦、胁痛、腹满、大便秘结或溏垢、小便黄赤，以及舌红、苔黄腻、脉弦数或濡数等症状。本患者身目俱黄，色泽较暗，头重身困（湿邪困表），胸脘痞满，食欲减退，恶心呕吐，大便溏垢（湿邪困脾），舌红，苔厚腻微黄，脉濡数，符合阳黄湿重于热的表现。

31. 【答案】E

【解析】湿重于热故多见色泽不如热盛者鲜

明，头重身困，胸脘痞满，恶心呕吐，大便溏垢，苔厚腻微黄，脉濡数。

32.【答案】B

【解析】治疗宜利湿化浊运脾，佐以清热。

33.【答案】E

【解析】可用茵陈五苓散，利湿退黄，使湿从小便中去；甘露消毒丹利湿化浊，清热解毒。两方合则湿热并治。

34.【答案】B

【解析】患者因邪郁肌表，兼见寒热头痛，可用麻黄连翘赤小豆汤疏表清热、利湿退黄。

35.【答案】A

【解析】黄疸消退后，患者因湿热留恋，余邪未清，出现上述诸症，治宜利湿清热，以除余邪，方选茵陈四苓散加减。

C 型题

说明：为案例分析题，考题是以一个共同题干的临床案例出现，其中有一个或多个答案。

1.【答案】C

【解析】以婴儿出生后周身皮肤、面目出现黄疸为主要特征，可辨为胎黄，即新生儿黄疸，选 C。

2.【答案】A

【解析】皮肤发黄，颜色鲜明如橘皮，烦躁不安，哭声响亮，小便色黄，属湿热郁蒸之常证。故选 A。

3.【答案】AF

【解析】本证起病急，为阳黄证。湿热蕴结脾胃，肝胆疏泄失常，胆汁外溢，则面目、周身皮肤发黄，色泽鲜明如橘；热扰心神则哭声响亮；邪困脾胃，升降失常，故不欲吮乳；湿热蕴结，津液不布，则口渴唇干，舌红苔黄腻均为湿热之象。故选 AF。

4.【答案】BF

【解析】胎黄湿热郁蒸证，治法为清热利湿退黄。故选 BF。

5.【答案】A

【解析】胎黄湿热郁蒸证，主方为茵陈蒿汤（《伤寒论》）加减。故选 A。

6.【答案】ABEF

【解析】胎黄湿热郁蒸证，常用药有茵陈、栀子、大黄、泽泻、车前子、黄芩、金钱草等。加减：热重者，加虎杖、龙胆；湿重者，加猪苓、茯苓、滑石；呕吐者，加姜半夏、竹茹；腹胀者，加厚朴、枳实。故选 ABEF。

五、淋证、水肿、癃闭【掌握】

A1 和 A2 型题

说明：为单选题，5个选项中可能同时有最佳正确答案和非错误答案，请从中选择一个最佳答案。

1.【答案】A

【解析】水肿久治不愈，后期可出现癃闭、关格、头痛、眩晕及水邪凌心犯肺之重证。

2.【答案】D

【解析】唐代《千金要方》，将淋证归纳为石、气、膏、劳、热五淋，宋代《济生方》又分为气、石、血、膏、劳淋五种。上述两种五淋所指的内容，其差异在于血淋与热淋的有无。选 D。

3.【答案】E

【解析】尿石症多由下焦湿热、气滞血瘀或肾气不足引起，病变在肾、膀胱和溺窍，肾虚为本，湿热、气滞血瘀为标。肾虚则膀胱气化不利，致尿液生成与排泄失常，加之摄生不慎，感受湿热之邪，或饮食不节，嗜食辛辣肥甘醇酒之品，致湿热内生，蕴结膀胱，煎熬尿液，结为砂石；气滞血瘀，气机不利，石阻脉络，不通则痛；结石损伤血络，可引起血尿。

4.【答案】C

【解析】依据患者临床症状诊断为疝气之寒滞肝脉证。疝气主症为睾丸坠胀疼痛，寒主收引凝滞，寒凝肝脉则肝经循行部位冷痛，则见睾丸冷痛、右侧少腹疼痛、畏寒肢冷、舌淡白、脉弦有力。

5.【答案】B

【解析】《景岳全书·肿胀》指出："凡水肿等证，乃肺、脾、肾三脏相干之病。盖水为至阴，故其本在肾；水化于气，故其标在肺；水惟畏土，故其制在脾。今肺虚则气不化精而化水，脾虚则土不制水而反克，肾虚则水无所主而妄行。"故选 B。

6.【答案】E

【解析】淋证的治法，古有忌汗、忌补之说，如《金匮要略·消渴小便不利淋病脉证并治》说："淋家不可发汗。"《丹溪心法·淋》说："最不可用补气之药，气得补而愈胀，血得补而愈涩，热得补而愈盛。"故选 E。

7．【答案】C

【解析】癃闭是指排尿困难，甚至小便闭塞不通的一种疾患。其中以小便不畅，点滴而短少，病势较缓者称"癃"；以小便闭塞，点滴不出，病势较急者为"闭"。由"癃"转"闭"者代表病势加重，对反映正处于急症没有 C 选项表述得更加精准，所以选 C。

8．【答案】E

【解析】水肿的病因病机：风邪袭表；疮毒内犯；外感水湿；饮食不节；禀赋不足、久病劳倦。故选 E。

9．【答案】B

【解析】麻黄连翘赤小豆汤合五味消毒饮具有宣肺解毒、利湿消肿的作用，故选 B。

10．【答案】E

【解析】患者排尿涩痛，可诊断为淋证。其临床表现为数次出现排尿时突然中断，尿道窘迫疼痛，少腹拘急，一侧腰腹绞痛难忍，牵及外阴，尿中带血，舌红，苔薄黄，脉弦，诊断为石淋。证机为湿热蕴结下焦，尿液煎熬成石，膀胱气化失司。

11．【答案】D

【解析】该病辨证为浊瘀阻滞之癃闭，方用抵当汤行瘀散结、通利水道。

12．【答案】E

【解析】肾阳衰微症见：水肿反复，面浮身肿，腰以下甚，按之凹陷不起，尿量减少或反多，腰酸冷痛，四肢厥冷，怯寒神疲，面色苍白，心悸胸闷，喘促难卧，腹大胀满；舌淡胖，苔白，脉沉细或沉迟无力。

13．【答案】B

【解析】血淋与尿血都有小便出血，尿色红赤，甚至溺出纯血等症状。鉴别要点是有无尿痛。《丹溪心法·淋》"痛者为血淋，不痛者为尿血。"

14．【答案】A

【解析】患者表证虽解，但肿势未退，病程较长，现有身重困倦，胸闷，纳呆，泛恶，苔白腻，脉沉缓等症，是因水湿内侵，脾气受困，脾阳不振所导致，符合水湿浸渍证的表现。

15．【答案】A

【解析】患者 3 年来小便点滴不爽，可诊断为癃闭。由于肾中阳气虚衰，气化不及州都导致小便排出无力，神气怯弱，畏寒肢冷，腰膝酸软，舌淡胖，苔薄白，脉沉细或弱，符合肾阳衰惫证的表现。治以温补肾阳，化气利水。

16．【答案】D

【解析】急性淋病多属湿热蕴毒证，慢性淋病属于阴虚毒恋证。故选 D。

17．【答案】D

【解析】攻下逐水法是治疗阳水的一种方法，即《内经》"去菀陈莝"之意。只宜用于病初体实肿甚，正气尚旺，用发汗、利水法无效，症见全身高度浮肿，气喘，心悸，腹水，小便不利，脉沉而有力者。使用该法，宜抓住时机，以逐水为急，使水邪从大小便而去，可用十枣汤治疗，但应中病即止，以免过用伤正。D 选项错误。俟水退后，即行调补脾胃，以善其后。病至后期，脾肾两亏而水肿甚者，逐水峻药应慎用。

18．【答案】A

【解析】患者 1 周来小便不畅，点滴而下，可诊断为癃闭。湿热壅结下焦，膀胱气化不利导致每日尿量极少而短赤灼热，小腹胀满，口苦口黏，大便不畅，舌红，苔黄腻，脉数，符合膀胱湿热证的表现。

19．【答案】D

【解析】该病辨证为膀胱湿热之血淋。膀胱湿热，灼伤血络，迫血妄行，血随尿出，发为血淋。选 D。

20．【答案】D

【解析】患者小便浑浊日久不已，反复发作，可诊断为淋证。脾肾两虚，气不固摄导致尿出如脂，上有浮油，置之沉淀，有絮状凝块物，涩痛不甚，形体日渐消瘦，头昏无力，腰膝酸软，舌淡，苔腻，脉细无力，符合膏淋虚证的临床表现。

21．【答案】C

【解析】小便量极少，辨病为癃闭，故 ABE 错。小便短赤灼热，色黄而混浊，小腹胀满，口苦口黏，渴不欲饮，舌苔黄腻，脉沉数，属膀胱湿热证，故选 C。

22．【答案】B

【解析】患者小便涩滞，尿后余沥不尽，可诊断为淋证。气机郁结，膀胱气化不利导致少腹胀满疼痛，常因情志不舒而加重，苔薄白，脉弦，符合气淋证的表现。治以理气疏导，通淋利尿。

23．【答案】A

【解析】淋证病位在膀胱和肾，故选 A。

24．【答案】A

【解析】水肿湿热壅盛证，首选疏凿饮子加减治疗。

25．【答案】D

【解析】尿痛涩滞不显著，腰膝酸软，神疲乏力，舌淡红，脉细数，当滋阴清热，补虚止血，知柏地黄丸加减治疗，故选 D。

26．【答案】C

【解析】癃闭肝郁气滞证的临床表现为小便不通或通而不爽，情志抑郁，或多烦善怒，胁腹胀满，舌红，苔薄黄，脉弦。C 选项为淋证临床表现，故错误。

27.【答案】B

【解析】淋证多以肾虚为本，膀胱湿热为标，对证治疗宜实则清利，虚则补益，故选B。

28.【答案】D

【解析】水肿肾阳衰微证首选济生肾气丸合真武汤加减治疗。

29.【答案】D

【解析】淋证患者应注意外阴清洁，不憋尿，多饮水，每2～3小时排尿一次，房事后即行排尿，防止秽浊之邪从下阴上犯膀胱。妇女在月经期、妊娠期、产后更应注意外阴卫生，以免虚体受邪。养成良好的饮食起居习惯，饮食宜清淡，忌肥腻辛辣酒醇之品。避免纵欲及过劳，保持心情舒畅，以提高机体抗病能力。抗生素不宜长期服用，D选项错误。

30.【答案】B

【解析】癃闭为临床最为急重的病证之一。水蓄膀胱，欲排不能，小腹胀痛难忍，甚是急迫；小便不通，水毒蓄于内，可致肿胀、喘促、心悸、关格等危重变证。因此，癃闭的治疗，必须急则治标，缓则治本。对水蓄膀胱之证，内服药缓不济急，可急用导尿、针灸、少腹及会阴部热敷等法，急通小便。

A3 和 A4 型题

说明：为共用题干单选题，考题是以一个共同题干的临床案例出现，请从中选择一个最佳答案。

1.【答案】C

【解析】淋证是指小便频数短涩，淋沥刺痛，小腹拘急引痛为主症的病证。患者症状符合淋证的证候表现，故选C。

2.【答案】B

【解析】根据患者的症状以及舌脉可断定患者为石淋，是因为湿热煎液成石，膀胱气化失司导致的。

3.【答案】C

【解析】石淋的治法为清热利湿，排石通淋。

4.【答案】E

【解析】治疗石淋的方药为石韦散。

5.【答案】C

【解析】石韦散由石韦、冬葵子、瞿麦、滑石、车前子组成。临证应用时多加金钱草、海金沙、鸡内金等；腰腹绞痛者，加芍药、甘草。

6.【答案】C

【解析】淋证是指小便频数短涩，淋沥刺痛，小腹拘急引痛为主症的病证，患者症状符合淋证的证候表现，故选C。

7.【答案】A

【解析】根据患者的症状以及舌脉可断定患者为热淋，是因为湿热蕴结下焦，膀胱气化失司导致的。

8.【答案】A

【解析】热淋的治法为清热利湿通淋。

9.【答案】A

【解析】治疗热淋的方药为八正散。

10.【答案】A

【解析】伴寒热、口苦、呕恶者，可加黄芩、柴胡。

11.【答案】A

【解析】患者为腰以下肿甚，按之凹陷不起，病程长，可辨证为阴水。

12.【答案】B

【解析】肾阳虚，水湿内聚则见水肿反复消长不已，面浮身肿，腰以下甚，按之凹陷不起。

13.【答案】A

【解析】肾阳虚水肿治宜温肾助阳，化气行水。

14.【答案】A

【解析】肾阳虚水肿，方选济生肾气丸温补肾阳，真武汤温阳利水。

15.【答案】D

【解析】根据患者表现诊断为癃闭。癃闭多见于老年男性，或产后妇女及手术后患者。症见小便不利，点滴不畅，或小便闭塞不通，尿道无涩痛，小腹胀满。男性直肠指诊检查可有前列腺肥大，或膀胱区叩诊有明显浊音。淋证是以小便频数，淋漓刺痛，欲出未尽，小腹拘急，或痛引腰腹为主症的病证。关格以呕吐及小便不通为主症，但须先有小便不通，而后出现呕吐，方可诊断为关格。病程中可出现神疲乏力，腰膝酸痛，头晕、头痛，严重者伴喘促、抽搐，甚至谵语、昏迷。故本题选D。

16.【答案】C

【解析】肾中阳气虚衰，气化不及州都，故排尿不畅，小便点滴而出，小腹胀痛；肾阳虚衰，温煦失职，不能温养筋骨、腰膝，故腰膝酸痛；元阳不足，失于温煦，则畏寒肢冷；阳虚不能鼓动精神，则神疲乏力；舌淡苔白，脉沉细无力，为肾阳不足之象。辨证为肾阳衰惫证。故本题选C。

17.【答案】C

【解析】治疗癃闭之肾阳衰惫证首选济生肾气丸加减。补中益气汤合春泽汤主治癃闭之脾气不升证。温脾汤合吴茱萸汤主治关格之脾肾阳虚，湿浊内蕴证。故本题选C。

C 型题

说明：为案例分析题，考题是以一个共同题干的临床案例出现，其中有一个或多个答案。

1.【答案】D

【解析】以颜面、眼睑水肿 3 天为主诉，可辨为水肿。起病急，颜面浮肿，是风热表证之水肿的辨证要点。故选 D。

2.【答案】B

【解析】银翘散辛凉解表疏散风热，越婢汤为利湿剂，二者合用具有疏风解表，宣肺利水之功效。主治风水证，故选 B。

3.【答案】AD

【解析】患者目前症状属于水肿变证。水肿加重，频咳，气急，心悸，烦躁，唇指青紫，舌暗红，舌苔白腻，脉沉细无力是变证之水凌心肺的辨证要点，患儿出现的水肿加重、频咳气急、胸闷心悸、不能平卧等症状，以及面色苍白、唇指青紫等体征，均提示循环系统的严重问题，特别是循环充血状态。故选 AD。

4.【答案】B

【解析】水凌心肺证首选己椒苈黄丸（《金匮要略》）合参附汤（《正体类要》）。故选 B

5.【答案】AC

【解析】肉眼血尿，可辨为尿血病。患儿现病 2 天，有明确外感病史，且未诉尿急尿痛，肝肾功能未见异常，此次可能为单纯性血尿，但患儿尚有 3 年反复发作的血尿病史，且未发现家族史，故可能为原发性肾病，目前患儿无肝肾功能损害，故考虑为 IgA 肾病。

6.【答案】ABCDEF

【解析】确诊需做的检查有：尿液检查提示镜下血尿或肉眼血尿，以畸形红细胞为主，部分患者表现为混合型血尿，同时可伴有不同程度蛋白尿。血清 IgA 检测、补体 C3 检测可发现血清 IgA 水平增高，有助于疾病诊断。病理检查：肾活检免疫病理检查是确诊 IgA 肾病的重要检查。且患者有明显外感史，需做尿细菌培养+药物敏感试验。血尿尚需排除膀胱病变，需做膀胱镜检查。故全选。

7.【答案】B

【解析】根据患儿的表现可辨为风热犯肺证，故 B 项最符。

8.【答案】A

【解析】风热犯肺证，首选银翘散（《温病条辨》）合小蓟饮子（《济生方》）加减治疗。故选 A。

六、消渴、瘿病、郁证、肥胖【熟悉】

A1 和 A2 型题

说明：为单选题，5 个选项中可能同时有最佳正确答案和非错误答案，请从中选择一个最佳答案。

1.【答案】A

【解析】主要与瘿病气郁化火、阴虚火旺证型鉴别。临床以颈部一侧或两侧肿大为特征。

2.【答案】C

【解析】由症状可知为消渴病下消，属肾阴亏虚型，故选用六味地黄丸滋阴固肾。

3.【答案】B

【解析】消渴病分上、中、下三消，上消病位在肺、中消病位在胃、下消病位在肾。

4.【答案】C

【解析】肝气郁结——柴胡疏肝散；气郁化火——丹栀逍遥散；痰气郁结——半夏厚朴汤；心神失养——甘麦大枣汤；心脾两虚——归脾汤；心肾阴虚——天王补心丹。

5.【答案】E

【解析】瘿病的基本病机是气滞、痰凝、血瘀壅结颈前。

6.【答案】D

【解析】坚硬不可移者曰石瘿，皮色不变者曰肉瘿，筋脉露结者曰筋瘿，赤脉交结者曰血瘿，随喜怒消长者曰气瘿。

7.【答案】A

【解析】无热象，无瘀血，亦无虚证表现，苔腻、脉弦滑为痰郁之证。

8.【答案】B

【解析】多食易饥，消瘦属消渴。胃火炽盛，腐熟水谷力强，故多食易饥。阳明热盛，耗伤津血，无以充养肌肉，故形体消瘦。胃津不足，大肠失其濡润，故大便干燥。苔黄，脉滑实有力，是胃热炽盛之象。

9.【答案】E

【解析】糖尿病酮症酸中毒临床表现：早期

"三多一少"症状加重；酸中毒失代偿后，疲乏、食欲减退、恶心呕吐、多尿、口干、头痛、嗜睡，呼吸深快，呼吸中有烂苹果味（丙酮）；后期严重失水，尿量减少、眼眶下陷、皮肤黏膜干燥、血压下降、心率加快，四肢厥冷；晚期不同程度意识障碍，昏迷。少数患者表现为腹痛，易误诊。

10.【答案】C

【解析】瘿病是由于情志内伤，饮食及水土失宜以致气滞、痰凝、血瘀壅结颈前所引起的，以颈前喉结两旁结块肿大为主要临床特征的一类疾病。

11.【答案】A

【解析】郁证心肾阴虚证用天王补心丹合六味地黄丸治疗，故选A。

12.【答案】B

【解析】患者自觉情绪不宁，急躁易怒，胸胁胀满近2个月，则肝郁化火，横逆犯胃，故见口苦而干，头痛，目赤，耳鸣，嘈杂吞酸，大便秘结，舌红，苔黄，脉弦数。属郁证气郁化火证，治以疏肝解郁、清肝泻火，方选加味逍遥散加减。

13.【答案】A

【解析】坚硬不可移者曰石瘿，皮色不变者曰肉瘿，筋脉露结者曰筋瘿，赤脉交结者曰血瘿，随喜怒消长者曰气瘿。

14.【答案】C

【解析】《外科正宗·瘿瘤论》认为瘿瘤主要由气痰瘀壅结而成，采用的主要治法是"行散气血""行痰顺气""活血散坚"，该书所载的海藻玉壶汤等方，至今仍为临床所习用。

15.【答案】E

【解析】石瘿的特点是结喉两侧结块，坚硬如石，高低不平，推之不移。其病因多为情志内伤，肝脾气逆，痰湿内生，气滞血瘀，瘀血与痰湿凝结，上逆于颈部而成。这种坚硬的质地和难以推动的特性是石瘿的典型表现，故本题选E。

16.【答案】D

【解析】气滞、痰凝、血瘀是瘿病的基本病机。病变过程中常发生病机转化，如痰气郁结日久化火。

17.【答案】D

【解析】患者产后抑郁多年，长期自觉咽中有物梗塞，但无咽痛及吞咽困难，病属中医郁证梅核气范畴。自觉咽中有物梗塞，但无咽痛及吞咽困难，在心情愉快时，症状可减轻或消失，而当心情抑郁或注意力集中于咽部时，则梗塞感觉加重，苔白腻，脉弦滑。证属痰气郁结证，其证机概要是气郁痰凝，阻滞胸咽。

18.【答案】D

【解析】瘿痈有急性发病史，结喉两侧结块，色红灼热，疼痛肿胀，甲状腺增大变硬，有压痛，常伴发热、吞咽疼痛等全身症状。

19.【答案】D

【解析】癫证以精神抑郁，表情淡漠，沉默呆钝，语无伦次，静而少动为特征。狂以精神亢奋、狂躁刚暴，喧扰不宁，毁物打骂，动而多怒为主。故A、C选项错。舌质红绛，苔黄腻，脉滑数，证属痰火扰神证，故选D。

20.【答案】E

【解析】脏躁的主症主要是妇女精神忧郁，烦躁不宁，无故悲泣，哭笑无常，喜怒无定，呵欠频作，不能自控，无咽中如有物，吞之不下，咯之不出，故选E。

21.【答案】B

【解析】肉瘿气滞痰凝证，首选逍遥散合海藻玉壶汤治疗。

22.【答案】C

【解析】大热、大烦渴、大汗、脉大为白虎汤四大症，凡见烦渴多饮，口干舌燥，舌红，苔黄燥，脉象洪大，知用白虎汤加减，故选C。

23.【答案】C

【解析】颈部结喉处肿块，质地柔韧；伴有急躁易怒、汗出心悸、失眠多梦、消谷善饥、形体消瘦、月经不调、手部震颤等；舌红，苔薄，脉弦。故可辨为气阴两虚证，选C。

24.【答案】B

【解析】瘿痈有痛；石瘿质硬；气瘿质柔软、漫肿，随喜怒而消长；血瘿多属颈部血管以及气瘿与石瘿的合并症。肉瘿的特点是多见于30~40岁女性，在结喉正中一侧或双侧有单个肿块，呈圆形或椭圆形，表面光滑，质韧有弹性，可随吞咽而上下移动，生长缓慢，一般无任何不适症状。

25.【答案】B

【解析】肉瘿气滞痰凝证用逍遥散合海藻玉壶汤治疗，故选B。

A3和A4型题

说明：为共用题干单选题，考题是以一个共同题干的临床案例出现，请从中选择一个最佳答案。

1.【答案】C

【解析】患者以"多饮、多食（胃阴虚）、便溏

（脾气虚），体瘦，精神萎靡，倦怠乏力，舌质淡红，苔白而干（胃阴虚），脉弱"为特征，故可诊断为中消气阴亏虚证，故选 C。

2.【答案】A
【解析】中消气阴亏虚之证，治宜益气健脾、生津止渴，故选 A。

3.【答案】B
【解析】中消气阴亏虚之证，治宜益气健脾、生津止渴，代表方为七味白术散，故选 B。

4.【答案】D
【解析】中消气阴亏虚之证，口渴明显者，加天花粉、生地黄、乌梅，故选 D。

5.【答案】C
【解析】中消气阴亏虚之证，病位在脾胃，治宜益气健脾，生津止渴，代表方为七味白术散；气短、汗多者，合生脉散（人参，麦冬，五味子）；山茱萸有补益肝肾、收敛固涩的功能，在补肝肾的同时可以辅助五味子收敛止汗，并且山茱萸也有一定的滋补作用，对于气阴亏虚有一定的补益效果，与五味子合用能很好地改善患者气短汗多的症状；故选 C。

6.【答案】D
【解析】多食易饥、口渴、多尿、消瘦，即"三多一少"，可诊断为消渴。

7.【答案】B
【解析】患者多食易饥较重，加之其他兼症，为中消胃热炽盛证。

8.【答案】A
【解析】中消胃热炽盛证，治法是清胃泻火、养阴增液。

9.【答案】C
【解析】中消胃热炽盛证，治疗的方药为玉女煎加减。

10.【答案】A
【解析】"三多一少"是为消渴。患者多食易饥较重，加之其他兼症，为中消胃热炽盛证，治法是清胃泻火、养阴增液。消渴患者本身存在阴液亏损的情况，增液承气汤是在增液汤（玄参、麦冬、生地黄）滋阴增液的基础上，加用大黄、芒硝以泻热通便。适用于热结阴亏之证，既可以补充阴液，又能通利大便，对于消渴患者胃火炽盛阴液不足且大便秘结者较合适。

11.【答案】A
【解析】根据患者以多饮为特征，故可诊断为上消，患者时感饥饿为胃阴不足之象，大便干燥，苔黄燥，脉洪大为气阴两伤，肺胃炽热。故选 A。

12.【答案】A
【解析】根据患者以多饮、易饥为特征，故可诊断为上消和中消，气阴两伤，肺胃炽热，治宜清泻肺胃、养阴增液。故选 A。

13.【答案】C
【解析】上消代表方为消渴方，若兼多食易饥、大便干结、舌苔黄燥，可用白虎加人参汤，故选 C。

14.【答案】D
【解析】消渴容易发生多种并发症，应在治疗本病的同时，积极治疗并发症。对于并发疮毒痈疽者，则治宜清热解毒、消散痈肿，用五味消毒饮化裁。故选 D。

15.【答案】C
【解析】上消代表方为消渴方，若热伤肺阴，脉细苔少者，方用玉泉丸或二冬汤，故选 C。

C 型题

说明：为案例分析题，考题是以一个共同题干的临床案例出现，其中有一个或多个答案。

1.【答案】C
【解析】患者以多饮、多尿、多食、消瘦为主要症状，故辨为消渴病。口干舌燥，烦渴引饮，大便秘结，皮肤干燥，舌红而干，苔薄黄，脉细数均为热盛伤津之证，故选 C。

2.【答案】C
【解析】消渴病机主要在于阴津亏损，燥热偏盛，阴虚为本，燥热为标。故选 C。

3.【答案】AF
【解析】选项中各方：①白虎汤主要由石膏、知母、粳米、甘草组成，其功效为清热生津，主治气分热盛证，症见壮热面赤、烦渴引饮、汗出恶热等。对于消渴津伤燥热证，此方中的石膏、知母可以清泻胃热，粳米、甘草可以养胃和中，能有效缓解燥热伤津引起的口渴多饮等症状，符合消渴津伤燥热的治疗需求（A 对）。②人参汤主要用于治疗中焦虚寒证，具有温中益气的作用。其药物组成（人参、干姜、甘草、白术）以温里补气为主，与消渴津伤燥热证的热盛津伤病机不符（B 错）。③黄连解毒汤主要由黄连、黄芩、黄柏、栀子组成，有泻火解毒的功效。它主要用于三焦火毒热盛之证，表现为大热烦躁、口燥咽干、错语不眠等。虽然也有清热作用，但对于消渴津伤燥热证中重点的津伤部分没有针对性的治疗作用（C 错）。④六味地黄汤的功效主要是滋补肝肾之阴，用于肝肾阴虚证。其药物组成（熟地黄、山茱萸、山药、泽泻、茯苓、牡丹皮）侧重于滋阴补肾，对于消渴津伤燥热证中燥热之邪的清除没有直接作用，主要用于阴虚证（D错）。⑤玉液汤主要用于气阴两虚型消渴。其功效为益气滋阴，固肾止渴。对于消渴津伤燥热证，重点在于清泻燥热，玉液汤的益气作用在该证型初期不是重点（E错）。⑥益胃汤由沙参、麦冬、冰糖、细生地、玉竹组成，有养阴益胃的功效，用于治疗胃阴损证。此方对于消渴津伤燥热证中的胃阴不足、津伤口渴等症状可以起到滋养胃阴的作用，能够缓解病情（F对），故选AF。

七、痹证、紫癜、血证、颤证、胁痛【了解】

A1和A2型题

说明：为单选题，5个选项中可能同时有最佳正确答案和非错误答案，请从中选择一个最佳答案。

1. 【答案】D
【解析】痹证相当于风湿性关节炎、类风湿性关节炎、反应性关节炎、肌纤维炎、强直性脊柱炎、痛风等。

2. 【答案】A
【解析】龙胆泻肝汤清肝泻火，用于肝火犯胃的吐血。玉女煎清胃火，适用于胃热炽盛的鼻衄。

3. 【答案】C
【解析】该病辨证为风寒湿痹之痛痹，方用乌头汤温经散寒，祛风除湿。选C。

4. 【答案】B
【解析】患者头摇肢颤7年，持物不稳，可诊断为颤证。由于髓海不足，神机失养，肢体筋脉失主导致腰膝酸软，失眠心烦，头晕耳鸣，善忘神呆，舌红，舌苔薄白，脉细数，符合髓海不足证的表现。治以填精补髓，育阴息风。

5. 【答案】C
【解析】口苦，舌苔黄腻，脉弦数为热象，据此排除A、D、E，胸闷纳呆，苔腻，脉滑为湿象，加之胁痛口苦，病位在肝胆，故为肝胆湿热。

6. 【答案】B
【解析】龙胆泻肝汤清肝泻火，用于肝火犯胃的吐血。玉女煎清胃火，适用于胃热炽盛的鼻衄。

7. 【答案】D
【解析】寒邪兼夹风湿，留滞经脉，闭阻气血导致肢体关节疼痛，痛势较剧，部位固定，遇寒则痛甚，得热则痛缓，关节屈伸不利。舌质淡，舌苔薄白，脉弦紧。根据患者临床表现可诊断为痛痹。治以散寒通络，祛风除湿。方用乌头汤加减。本方重在温经散寒止痛，适用于痹证寒邪偏盛，关节疼痛明显。

8. 【答案】D
【解析】患者头摇不止，肢麻震颤，可诊断为颤证。由于痰热内蕴，热极生风，筋脉失约导致头晕目眩，胸脘痞闷，口苦口黏，舌体胖大，有齿痕，舌红，舌苔黄腻，脉弦滑数，符合痰热风动证的表现。治以清热化痰，平肝息风。代表方：导痰汤合羚角钩藤汤加减。前方祛痰行气，后方清热平肝息风，二方合用，清热化痰，平肝息风，适用于痰热内蕴，扰动肝风之颤证。

9. 【答案】E
【解析】痛风是由于嘌呤代谢障碍所导致的代谢性疾病，常表现为急慢性关节炎、痛风石、间质性肾病等。因为高尿酸血症的存在，有10%~25%的痛风患者可发生肾脏的尿酸性结石。

10. 【答案】D
【解析】口干咽燥，舌红少苔，脉弦细为阴虚，胁痛基本病机为肝络失和。故诊断为胁痛之肝络失养证，当养阴柔肝，方予一贯煎加减。

11. 【答案】D
【解析】风湿热邪壅滞经脉，气血闭阻不通，导致游走性关节疼痛，可涉及一个或多个关节，活动不便，局部灼热红肿，痛不可触，得冷则舒，可有皮下结节或红斑，常伴有发热、恶风、汗出、口渴、烦躁不安等全身症状。舌红，舌苔黄或黄腻，脉滑数或浮数。根据患者临床表现可诊断为风湿热痹。

12. 【答案】C
【解析】患者两年来头摇肢颤，可诊断为颤证。颤抖无力，神疲乏力，面色淡白，表情淡漠，心悸气短，舌质淡红，舌苔薄白，脉沉濡无力，符合气血亏虚证的表现。诊断为颤证气血亏虚证。证机为气血两虚，筋脉失养，虚风内动，故选C，A选项为阳气虚弱证的证机，B选项为髓海不足证证机，D选项为风阳内动证证机，E选项为干扰项。

13. 【答案】A
【解析】痹证病初邪在经脉，累及筋骨、肌肉、关节，日久耗伤气血，损及肝肾，虚实相兼；痹证日久，也可由经络累及脏腑，出现相应的脏腑病变，其中以心痹较为多见。故选A。

14. 【答案】C
【解析】肢体关节重着、酸痛、痛有定处，手足沉重，肌肤麻木不仁，辨证为着痹。行痹为肢体关节疼痛，游走不定，关节屈伸不利。痛痹为肢体关节疼痛剧烈，痛有定处。热痹为关节疼痛，局部灼热红肿。久痹为痹证迁延，疼痛时轻时重，关节肿大、畸形。故本题选 C。

15.【答案】B

【解析】着痹为湿邪兼夹风寒阻闭经脉造成，因此治则除湿通络，祛风散寒，故选 B。

16.【答案】C

【解析】急性痛风性关节炎多在午夜或清晨突然起病，单侧第一跖趾关节最常见（而非第一掌指关节），其余依次为踝、膝、腕、手指、肘关节。秋水仙碱治疗后，关节症状可以迅速缓解。初次发作常呈自限性，数日内可缓解。在偏光显微镜下，关节滑液内发现呈双折光的针形尿酸盐结晶是确诊本病的最确切依据。常伴高尿酸血症，但部分患者急性发作时血尿酸水平正常。

17.【答案】A

【解析】胃中积热，胃失和降，气血不和，故脘腹胀闷，甚则作痛。热伤胃络，胃气上逆，故吐血色红。胃热耗津，故便秘。血随糟粕而下，则大便色黑。舌红苔黄腻，脉滑数为内有积热之象。所以治应清胃泻火，化瘀止血。方选泻心汤合十灰散。

18.【答案】A

【解析】患者主要症状为近1月肢体不能自制地颤抖，颤动粗大，程度较重，可诊断为颤证。因肝郁阳亢，化火生风，扰动筋脉，故心情紧张时颤动加重，伴有眩晕耳鸣，面赤烦躁，易激动，语言迟缓不清，流涎，大便干，舌红，苔黄，脉弦，符合风阳内动证的表现。根据患者临床表现可诊断为颤证风阳内动证。

19.【答案】C

【解析】饮酒的诱因，典型的疼痛部位，考虑为痛风性关节炎。

20.【答案】C

【解析】患者因过食油腻食物，胁肋重着疼痛，病属胁痛范畴，其痛有定处，触痛明显，口苦口黏，纳呆恶心，小便黄赤，舌红苔黄腻，脉弦滑数。证属肝胆湿热证，治法：清热利湿。

21.【答案】E

【解析】辨病位用药：根据痹证的病位不同，在辨证的基础上有针对性地使用药物，以提高治疗效果。痹在上肢可选用片姜黄、羌活、桂枝以通经达络，祛风胜湿；下肢疼痛者可选用独活、川牛膝、木瓜以引药下行；痹证累及颈椎，出现颈部僵硬不适，疼痛，左右前后活动受限者，可选用葛根、伸筋草、桂枝、羌活以舒筋通络，祛风止痛；痹证腰部疼痛、僵硬，弯腰活动受限者，可选用桑寄生、杜仲、巴戟天、淫羊藿以补肾强腰，化瘀止痛；两膝关节肿胀，或有积液者，可用土茯苓、车前子、薏苡仁、猫爪草以清热利湿，消肿止痛；痹证四肢小关节疼痛、肿胀、灼热者，可选用土贝母、猫眼草、蜂房、威灵仙以解毒散结，消肿止痛。

22.【答案】E

【解析】痰热风动之颤证：头摇不止，肢麻震颤，重则手不能持物，头晕目眩，胸脘痞满，口苦口黏，甚则口吐痰涎，舌体胖大，有齿痕，舌红，舌苔黄腻，脉弦滑数。E 为气血亏虚之颤证。

23.【答案】B

【解析】患者皮肤出现青紫斑点5日，病属血证紫斑范畴，伴有鼻衄，口渴，便秘，舌质红，苔黄，脉弦数。其证属血热妄行证。治法：清热解毒，凉血止血。代表方：十灰散加减。

24.【答案】B

【解析】颤证是以头部或肢体摇动颤抖，不能自制为主要临床表现的一种病证。表现为头部及肢体颤抖、摇动，不能自制，甚者颤动不止，四肢强急。常伴动作笨拙，活动减少，多汗流涎，语言缓慢不清，烦躁不寐，神志呆滞等症状。多发生于中老年人，一般呈隐袭起病，逐渐加重，不能自行缓解。部分患者发病与情志有关，或继发于脑部病变。颤证没有四肢痿软的表现，B 选项错误。

25.【答案】B

【解析】痹证肝肾亏虚证表现为痹证日久不愈，关节屈伸不利，肌肉瘦削，腰膝酸软，或畏寒肢冷，阳痿，遗精，或骨蒸劳热，心烦口干。舌淡红，舌苔薄白或少津，脉沉细弱或细数。证机概要为肝肾不足，筋脉失于濡养、温煦。治以培补肝肾，舒筋止痛。独活寄生汤主之。

26.【答案】A

【解析】肝火横逆犯胃，灼伤胃络，则见吐血鲜红，口苦胁痛，心烦易怒，失眠多梦，舌红，脉弦数，该病辨证为肝火犯胃之吐血。选 A。

27.【答案】D

【解析】患者以胁肋隐痛为主症，属胁痛范畴，胁肋隐痛，悠悠不休，遇劳加重，头晕目眩，舌红少苔，脉细弦而数。证属肝络失养证，治用一贯煎加减养阴柔肝。

28.【答案】A

【解析】颤证的基本病机为肝风内动，筋脉失养。病位在筋脉，与肝、肾、脾等脏关系密切。由于各种原因导致气血阴精亏虚，不能濡养筋脉；或痰浊、瘀血壅阻经脉，气血运行不畅，筋脉失养；或热甚动风，扰动筋脉，而致肢体拘急颤动。

29.【答案】C

【解析】该病辨证为血厥之实证，方用羚角钩藤汤平肝潜阳，理气通瘀。选 C。

30.【答案】A

【解析】着痹表现为肢体关节、肌肉酸楚、重着、疼痛，肿胀散漫，关节活动不利，肌肤麻木不仁。

舌质淡,舌苔白腻,脉濡缓。病机为湿邪兼夹风寒,留滞经脉,闭阻气血。治以除湿通络,祛风散寒。薏苡仁汤主之。本方有健脾祛湿,发散风寒的作用,适用于痹证湿邪偏盛,关节疼痛肿胀重者。

31.【答案】A

【解析】颤证首先要辨清标本虚实。肝肾阴虚、气血不足为病之本,属虚;风、火、痰、瘀等病理因素多为病之标,属实。一般震颤较剧,肢体僵硬,烦躁不宁,胸闷体胖,遇郁怒而发者,多为实证,故选A。颤抖无力,缠绵难愈,腰膝酸软,体瘦眩晕,遇烦劳而加重者,多为虚证。

32.【答案】B

【解析】该病辨证为肝火犯肺之吐血,方用龙胆泻肝汤泻肝清胃,凉血止血。选B。

33.【答案】B

【解析】患者以胁肋胀痛为主症,属胁痛范畴,胁肋胀痛,走窜不定,疼痛每因情志变化而增减,嗳气则胀痛稍舒,胸闷腹胀,纳少口苦,舌苔薄白,脉弦。证属肝郁气滞证。选B。

34.【答案】B

【解析】痹证日久不愈,病邪由经络而累及脏腑,出现脏腑痹的证候。其中以心痹较为多见,《素问·痹论》:"心痹者,脉不通,烦则心下鼓,暴上气而喘。"临床常见心烦、惊悸,动则喘促,甚则下肢水肿,不能平卧等症状。

35.【答案】B

【解析】患者以便血为主症,病属便血范畴,其便血色红黏稠,大便不畅,腹痛,口苦,舌质红,苔黄腻,脉濡数。证属肠道湿热证,其证机概要:湿热蕴结,脉络受损,血溢肠道。治法:清化湿热,凉血止血。代表方:地榆散合槐角丸加减。故选B。

36.【答案】D

【解析】该病辨证为痰热风动之颤证,方用导痰汤合羚角钩藤汤清热化痰,平肝息风。故选D。

37.【答案】B

【解析】患者齿衄3日,属血证齿衄范畴,平素喜烟酒,嗜辛辣,血色鲜红,齿龈红肿疼痛,头痛,口臭,舌红,苔黄,脉洪数。证属胃火炽盛证,治用加味清胃散合泻心汤加减清胃泻火,凉血止血。

38.【答案】C

【解析】胁肋胀痛,走窜不定,疼痛随情志的变化而增减,胸闷不舒,饮食减少,嗳气频作,苔薄,脉弦,为肝气郁滞的表现,无化火之征,故选C。

39.【答案】C

【解析】胁痛肝郁气滞证症,见胁肋胀痛,走窜不定,甚则引及胸背肩臂,疼痛每因情志变化而增减,胸闷腹胀,嗳气频作,得嗳气而胀痛稍舒,纳少口苦,舌苔薄白,脉弦。治用柴胡疏肝散加减,以疏肝理气。

40.【答案】C

【解析】该病辨证为瘀血阻络之胁痛,瘀血明显者选用复元活血汤,故选C。

41.【答案】D

【解析】尿血肾气不固证,其证机概要是肾虚不固,血失藏摄。治法:补益肾气,固摄止血。代表方:无比山药丸加减。

42.【答案】B

【解析】阳明热盛,腑气不通,可见腹胀便秘,苔黄燥,故选B。

43.【答案】C

【解析】胁痛瘀血阻络证,其证机概要:瘀血停滞,肝络痹阻。治法:祛瘀通络。代表方:血府逐瘀汤或复元活血汤加减。

44.【答案】B

【解析】患者患肢僵硬,拘挛变形,舌强不语,或偏瘫,肢体肌肉萎缩,属痹证;舌红脉细,或舌淡红,脉沉细,为阴虚之象;患者可辨为肝肾阴虚型痹证,治宜补养肝肾阴血,左归丸合地黄饮子最合适,故选B。

45.【答案】A

【解析】胁痛的基本病机为肝络失和,其病理变化可归结为"不通则痛"与"不荣则痛"两类。其病理性质有虚实之分,其病理因素,不外乎气滞、血瘀、湿热三者。故答案选A。

46.【答案】B

【解析】腰膝酸软、失眠心烦、头晕耳鸣、善忘,舌红,脉细数,为肝肾阴虚,筋脉失养,虚风内动,方用大定风珠滋补肝肾,育阴息风,故选B。

47.【答案】D

【解析】吐血肝火犯胃证,证机概要:肝火横逆,胃络损伤。治法:泻肝清胃,凉血止血。代表方:龙胆泻肝汤加减。答案选D。

48.【答案】C

【解析】患者因脾失健运,水湿内停,积聚生痰,则形体肥胖;痰阻中焦,则见呕恶痰涎,食少,口淡;清阳不升,头窍失养则头重如裹;故其属痰浊内阻证。

49.【答案】C

【解析】治疗血证,应针对各种血证的病因病机及损伤脏腑的不同,结合证候虚实及病情轻重而辨证论治。《景岳全书·血证》说:"凡治血证,须知其要,而血动之由,惟火惟气耳。故察火者但察其有火无火,察气者但察其气虚气实,知此四者而得其所以,则治血之法无余义矣。"概而言之,对血证的治疗可归纳为治火、治气、治血三个原则。而清·唐容川《血证论》是论述血证的专书,对各种血证的病因病机、辨证论治均有精辟论述,提出的止血、消瘀、宁血、补虚的治血四法,作为统治血证的大纲。因此,虚证的出血还要治虚。故选 C。

50.【答案】A

【解析】癫证痰气郁结证用逍遥散合涤痰汤加减；故选 A。C 为心脾两虚证之癫证。

A3 和 A4 型题

说明：为共用题干单选题，考题是以一个共同题干的临床案例出现，请从中选择一个最佳答案。

1.【答案】E

【解析】颤证是以头部或肢体摇动、颤抖，不能自制为主要临床表现的病证。该患者诊断为颤证，本病多发生于中老年人，男性多于女性，并呈进行性加重。其发生与肾精亏耗，脑髓不足，气血亏虚，阳气虚衰，痰热内盛等有关。本病病位在脑，病变脏腑主要在肝，涉及脾肾。该患者辨证为脾虚动风，治以健脾益气息风，方以醒脾汤。若患者肢体颤动、疼痛麻木，加鸡血藤、丹参、桃仁、红花。故选 E。

2.【答案】C

【解析】颤证是以头部或肢体摇动、颤抖，不能自制为主要临床表现的病证。该患者诊断为颤证，本病多发生于中老年人，男性多于女性，并呈进行性加重。其发生与肾精亏耗，脑髓不足，气血亏虚，阳气虚衰，痰热内盛等有关。本病病位在脑，病变脏腑主要在肝，涉及脾肾。该患者辨证为脾虚动风，治以健脾益气息风，方以醒脾汤。若患者肢体颤动、疼痛麻木，加鸡血藤、丹参、桃仁、红花。故选 C。

3.【答案】C

【解析】颤证是以头部或肢体摇动、颤抖，不能自制为主要临床表现的病证。该患者诊断为颤证，本病多发生于中老年人，男性多于女性，并呈进行性加重。其发生与肾精亏耗，脑髓不足，气血亏虚，阳气虚衰，痰热内盛等有关。本病病位在脑，病变脏腑主要在肝，涉及脾肾。该患者辨证为脾虚动风，治以健脾益气息风，方以醒脾汤。若患者肢体颤动、疼痛麻木，加鸡血藤、丹参、桃仁、红花。故选 C。

4.【答案】A

【解析】颤证是以头部或肢体摇动、颤抖，不能自制为主要临床表现的病证。该患者诊断为颤证，本病多发生于中老年人，男性多于女性，并呈进行性加重。其发生与肾精亏耗，脑髓不足，气血亏虚，阳气虚衰，痰热内盛等有关。本病病位在脑，病变脏腑主要在肝，涉及脾肾。该患者辨证为脾虚动风，治以健脾益气息风，方以醒脾汤。若患者肢体颤动、疼痛麻木，加鸡血藤、丹参、桃仁、红花。故选 A。

5.【答案】C

【解析】肝气郁结是胀痛走窜不定，疼痛因所影响，舌苔薄白，故排除 A，肝胆湿热以胀痛兼恶心呕吐，纳呆胸闷为主，苔黄脉弦滑，故答案为 C。

6.【答案】C

【解析】该病辨证为肝胆湿热，治疗应清利湿热。因此选 C。

7.【答案】E

【解析】治疗胁痛肝胆湿热证的代表方为龙胆泻肝汤。因此选 E。

8.【答案】B

【解析】胁肋刺痛，痛有定处，舌紫暗皆为瘀血阻络之征。因此选 B。

9.【答案】B

【解析】胁痛瘀血阻络证的治法为祛瘀通络。因此选 B。

10.【答案】D

【解析】患者属胁痛瘀血阻络证，应给予膈下逐瘀汤治疗。因此选 D。

11.【答案】B

【解析】根据临床主症辨别，如疼痛游走不定者为行痹，属风邪盛；病变处红肿灼热、疼痛剧烈者为热痹，属热邪盛。多个关节疼痛有 2 年余，缠绵难愈，湿邪为病，故选 B。

12.【答案】A

【解析】本病诊断为风湿热痹，治宜清热通络，祛风除湿，故选 A。

13.【答案】D

【解析】痹证之风湿热痹，首选白虎加桂枝汤，患者"舌红，苔黄，脉滑数"为偏湿热之象，宣痹汤可清热利湿，宣痹止痛，故选 D。

14.【答案】A

【解析】痹证之风湿热痹加减治疗，若皮肤有瘀斑者，加牡丹皮、生地黄、地肤子、白鲜皮，故选 A。

15.【答案】D

【解析】痹证之风湿热痹加减，若热盛伤津，而见口渴心烦者，加玄参、麦冬可生津止渴，清热除烦，故选 D。

16.【答案】A

【解析】患者"胁痛口苦，纳呆泛恶，目黄溲赤，苔黄而腻，脉弦数"为肝胆湿热之象，本病为胁痛之肝胆湿热证，故选 A。

17.【答案】C

【解析】本病为胁痛之肝胆湿热证，治宜清热利湿，故选 C。

18.【答案】E
【解析】本病为胁痛之肝胆湿热证，治宜清热利湿，代表方为龙胆泻肝汤，故选 E。

19.【答案】B
【解析】患者因风寒湿邪气杂至，湿邪较重，故而出现肢体关节、肌肉酸楚、重着、肿胀较甚，故而诊断为着痹。

20.【答案】A
【解析】治法以除湿通络、祛风散寒为主。

21.【答案】E
【解析】治疗用薏苡仁汤。

C 型题

说明：为案例分析题，考题是以一个共同题干的临床案例出现，其中有一个或多个答案。

1.【答案】C
【解析】胁痛主要由情志、外伤、饮食或久病等因素引起肝络不通，以一侧或两侧胁肋部疼痛为主要表现的病证。该患者因近 3 周来时有右胁胀痛见症可辨为胁痛胆腑蕴热，故选 C。

2.【答案】ABCD
【解析】胁痛胆腑蕴热证候特点：胁肋疼痛，口干口苦，或目黄身黄，小便黄赤，大便干结，舌红苔黄。故选 ABCD。

3.【答案】F
【解析】胁痛胆腑蕴热证治法：清热利胆。故选 F。

4.【答案】C
【解析】胁痛胆腑蕴热证方药：清胆汤化裁。故选 C。

5.【答案】ABCD
【解析】茵陈：清热、化湿、退黄。田基黄：利胆退黄、清热解毒、活血消肿。鸡骨草：利湿退黄、清热解毒、疏肝散瘀。虎杖：清热利湿解毒。故选 ABCD。

6.【答案】B
【解析】鸡内金研磨服，每次 1.5～3g。故选 B。

7.【答案】C
【解析】患者胁痛明显减轻，但时有右胁肋隐痛，遇劳多发，口干咽燥，目涩，舌红少苔，脉弦细数。治疗宜养阴柔肝。故选 C。

8.【答案】ACD
【解析】胁痛预防与调护：胁痛的发生与肝的疏泄功能失常密切相关，所以保持心情愉快，减少不良精神刺激，起着重要的作用。对于胁痛患者，更要做好精神护理，通过安慰、鼓励，振奋精神，稳定情绪，解和消除疼痛。平时应做到劳逸结合，起居有常，防止过度劳累耗伤正气。注意饮食卫生。故选 ACD。

9.【答案】C
【解析】角膜 K-F 环，即角膜色素环，是肝豆状核变性的最重要体征，相当于中医颤证。面色潮红，手足心热，大便干结，舌绛少津，脉细数为阴虚之征，故选 C。

10.【答案】C
【解析】大定风珠，由白芍、干地黄、麦冬、龟甲、牡蛎、鳖甲、阿胶、甘草、五味子、麻子仁、鸡子黄等药组成，功能滋阴养液、柔肝息风。故 C 项最符。

11.【答案】ACD
【解析】潮热明显，选清虚热药物，青蒿、地骨皮、银柴胡为清虚热要药，故选之。

第二节　中医外科【掌握】

一、疔疮、痈、水火烫伤、丹毒【掌握】

A1 和 A2 型题

说明：为单选题，5 个选项中可能同时有最佳正确答案和非错误答案，请从中选择一个最佳答案。

1.【答案】C
【解析】疖是指发生在肌肤浅表部位、范围较小的急性化脓性疾病。其临床特点是色红、灼热、疼痛，突起根浅，肿势局限，范围多小于 3cm，易脓、易溃、易敛。故选 C。

2.【答案】C
【解析】臀痈是发生在臀部的急性化脓性疾病。其特点是病位较一般痈深，范围也大，来势急骤，容易腐溃。

3.【答案】E
【解析】烂疔是发生在皮肉之间、腐烂甚剧、病势暴急的急性化脓性疾病，是以疾病特点命名的。

4.【答案】B
【解析】痈初起，风热痰毒之邪蕴结则局部突然肿胀，光软无头，迅速结块，皮肤焮红，灼热疼痛，治法：祛风清热，化痰消肿。方药：仙方活命饮。

5.【答案】D
【解析】疔的特点是疮形小，根脚坚硬，如钉钉之状，发病迅速，易于变化。生于眉心者叫眉心疔，又称印堂疔；生于眉棱者称眉棱疔。

6.【答案】D
【解析】疖是指发生在肌肤浅表部位、范围较小的急性化脓性疾病，通常由金黄色葡萄球菌感染引起。其临床特点是色红、灼热、疼痛，突起根浅，肿势局限，范围多小于 3cm，易脓、易溃、易敛。根据病因、证候的不同，又可分有头疖、无头疖、蝼蛄疖和暑疖等。坐板疮实际上是一种发生于臀部的疮疡，与久坐、皮肤不洁、多汗以及摩擦等因素有关。它并非由金黄色葡萄球菌感染引起的毛囊及其周围组织的炎症，因此不属于疖病的范畴。故选 D。

7.【答案】A
【解析】此证为丹毒，证属风热毒蕴，治法：疏风清热解毒。方用普济消毒饮加减。

8.【答案】D
【解析】丹毒局部皮肤见小片红斑，迅速蔓延成大片鲜红斑，边界清楚，略高出皮肤表面，压之皮肤红色减退，放手后立即恢复。患部皮肤肿胀，摸之灼手，触痛明显。该患者症状符合上述描述，故辨为丹毒，选 D。

9.【答案】D
【解析】烂疔初起患肢有沉重、包扎过紧感，继则出现"胀裂样"疼痛，四肢皮肤高度水肿，紧张光亮，按之凹陷，不能即起，肿胀迅速，蔓延成片，状如丹毒，皮肤呈灰白色，或棕黄，或如紫铜色。1～2天后，肿胀疼痛剧烈，皮肤上出现许多含暗红色液体的小水疱，积聚融合成数个大水疱。疮面略带凹陷，形如匙面，按之局部有握雪音。溃后有浅棕色湿浊稀薄脓水，混杂气泡，气味臭秽。此后，腐肉大片脱落，疮口较大。

10.【答案】C
【解析】颜面疔疮邪毒炽盛，最易发生走黄。

11.【答案】C
【解析】臀痈是发生在臀部的急性化脓性疾病。其特点是病位较一般痈深，范围也大，采势急骤，容易腐溃。俗名"针毒结块"，相当于西医的臀部蜂窝织炎。

12.【答案】A
【解析】丹毒前驱症状有突然发热、寒战、不适和恶心。数小时到 1 天后出现红斑，并进行性扩大，界限清楚。患处皮温高、紧张，并出现硬结和非凹陷性水肿，受累部位有触痛、灼痛，常见近卫淋巴结肿大，伴或不伴淋巴结炎。也可出现脓疱、水疱或小面积的出血性坏死。好发于小腿、颜面部。

13.【答案】B
【解析】蛇肚疔发于指腹部，整个患指红肿疼痛，呈圆柱状，形似小红萝卜，关节轻度屈曲，不能伸展，若强行扳直即觉剧痛，一般 7～10 天成脓。因指腹皮肤厚韧，不易测出波动感，也难自溃。

14.【答案】E
【解析】丹毒是患部皮肤突然发红成片、色如涂丹的急性感染性疾病。边界清楚，略高出皮肤，压之皮肤红色减退，放手恢复；起病初期往往伴有畏寒发热、头疼骨楚等不适。故 E 错。

15.【答案】A
【解析】颈痈多由外感风温、风热之邪，内伤情志，气郁化火，以致外邪内热夹痰蕴结于少阳、阳明经络，气血凝滞，热胜肉腐而成，或因患乳蛾、口疳、龋齿或头面疮疖毒邪流窜至颈部而成。故选 A。

16.【答案】B
【解析】丹毒是由于素体血分有热，外受火毒，热毒蕴结，郁阻肌肤而发。

17.【答案】C
【解析】丹毒发无定处，生于胸腹腰胯部者，称内发丹毒；发于头面部者，称抱头火丹；发于小腿足部者，称流火；新生儿多生于臀部，称赤游丹。

18.【答案】A
【解析】该病辨病为肠痈，治应通腑泄热，解毒透脓，选 A。

19.【答案】B
【解析】根据题干内容，该病诊为丹毒，辨证为湿热内蕴，治以利湿清热解毒，方用五神散。

20.【答案】D
【解析】丹毒发无定处，生于胸腹腰胯部者，称内发丹毒；发于头面部者，称抱头火丹；发于小腿足部者，称流火；新生儿多生于臀部，称赤游丹。

21.【答案】B
【解析】丹毒，由于素体血分有热，外受火毒，热毒蕴结，郁阻肌肤而发；或由于皮肤黏膜破伤（如鼻腔黏膜、耳道皮肤或头皮破伤，皮肤擦伤，脚湿气糜烂，毒虫咬伤，臁疮等），毒邪乘隙侵入而成。凡发于头面部者，夹有风热；发于胸腹腰胯部者，夹有肝火；发于下肢者，夹有湿热；发于新生儿者，多由胎热火毒所致。

22.【答案】D
【解析】痈之热胜肉腐证，证候：红热明显，肿势高突，疼痛剧烈，痛如鸡啄，溃后脓出则肿痛消退，舌红、苔黄、脉数。治宜和营清热，透脓托毒。方药：仙方活命饮合五味消毒饮加减。

23.【答案】C
【解析】咬头膏：具有腐蚀性，能蚀破疮头，适用于肿疡脓成，不能自破，以及患者不愿意接受手术切开排脓者。阳和解凝膏性偏温热，能温经和阳，祛风散寒，调气活血，化痰通络，用于疮疡不红不肿、漫肿无头之阴证疮疡未溃者。金黄膏长于除湿化痰，对肿而有结块，尤其是急性炎症控制后形成的慢性迁延性炎症更为适宜。玉露膏性偏凉，对于焮红灼热明显、肿势散漫者效果较佳。八二丹主要应用于溃疡初期，脓栓未溶，腐肉未脱，或脓水不净、新肉未生的阶段。题中肿块变软、按之有波动感，提示脓成，故宜选咬头膏，选C。

24.【答案】B
【解析】颈痈风热痰毒颈侧或耳下、缺盆处红肿、热、痛，疼痛牵引肩部及上臂，肿块形如鸡卵，活动度差；伴恶寒发热，头痛，咳嗽；舌质淡红，苔黄，脉浮数。治宜祛风清热，化痰消肿。方用牛蒡解肌汤加减，肿块坚硬，加玄参、赤芍、花粉清热消肿。

25.【答案】B
【解析】A合D用于热毒蕴结之疖；B清暑汤用于暑热浸淫之疖。故选B。

26.【答案】D
【解析】肠痈的形成主要是因为各种病因导致肠道传化失司，糟粕停滞，气滞血瘀，瘀久化热，热胜肉腐而成痈肿。和湿阻关系不大。因此选D。

27.【答案】A
【解析】抱头火丹即是丹毒的风热毒蕴证，方选普济消毒饮加减。

28.【答案】C
【解析】蛇头疔中期，症见手指末节呈蛇头状肿胀，酿脓时有剧烈的跳痛，下垂时疼痛更甚，触痛明显。治宜切开排脓，切口应在患指末节的两个侧面，做纵向切口，长度以不越过指节为宜，肿胀严重者可在两侧做贯穿切口。切开后用药线蘸八二丹或九一丹插入疮口，外敷金黄膏。

29.【答案】B
【解析】右下腹压痛是肠痈常见的重要体征，压痛点通常在麦氏点（右髂前上棘与脐连线的中、外1/3交界处），可随阑尾位置变异而改变，但压痛点始终在一个固定的位置上。故选B。

30.【答案】B
【解析】颜面部疔疮初起宜箍毒消肿，用金黄散、玉露散以金银花露或水调成糊状围敷，或千捶膏盖贴，或六神丸、紫金锭研碎水调外敷，故选B。

31.【答案】B
【解析】脐痈脾气虚弱证方选四君子汤合托里透脓汤以疏风散热，化痰消肿。

32.【答案】D
【解析】颜面疔疮属热毒内蕴，治法宜清热解毒。

33.【答案】E
【解析】肠痈外治疗法，无论脓已成或未成，均可选用金黄散、玉露散或双柏散，用水或蜜调成糊状，外敷右下腹；或用消炎散加黄酒或醋调敷。还可采用通里攻下、清热解毒等中药肛滴，如大黄牡丹汤、复方大柴胡汤等煎剂150~200mL，直肠内缓慢滴入（滴入管插入肛门内15cm以上，药液30分钟左右滴完），使药液直达下段肠腔，加速吸收，以达到通腑泄热排毒的目的。大蒜具有一定的抗菌消炎作用。将大蒜制成糊剂外敷于肠痈相应的腹部位置，能够帮助减轻局部炎症，对肠痈的治疗有一定辅助作用。故选E。

34.【答案】E
【解析】丹毒总由血热火毒为患。故选E。

35.【答案】A
【解析】疖的临床特点是色红、灼热、疼痛，突起根浅，肿势局限，范围多小于3cm，易脓、易溃、易敛。

36.【答案】B
【解析】颜面部疔疮病变迅速，疮形如粟，坚根深，状如钉，全身热毒症状明显，易成走黄之变。故选B。

37.【答案】C
【解析】丹毒之风热毒蕴证，发于头面部，方药用普济消毒饮加减。故选C。

38.【答案】B
【解析】浅Ⅱ度烧伤（水疱性烧伤）：伤及表皮的生发层、真皮乳头层（即真皮浅层）。故选B。

39.【答案】C
【解析】疔疮生于眼胞的称为眼胞疔。

40.【答案】A
【解析】颜面部疔疮的治疗以清热解毒为主。

A3 和 A4 型题

说明：为共用题干单选题，考题是以一个共同题干的临床案例出现，请从中选择一个最佳答案。

1. 【答案】A
   【解析】腋痈是生于腋窝的急性化脓性疾病。
2. 【答案】E
   【解析】腋痈肝郁痰火证的证候：腋部肿胀热痛；伴有发热，头痛，胸胁牵痛；舌质红，苔黄，脉弦数。
3. 【答案】C
   【解析】腋痈的特点是腋下暴肿，灼热疼痛，皮色不变，发热恶寒，上肢活动不利。患者腋窝肿胀疼痛伴有恶寒发热，是因肝郁火而致，所以治疗应清肝解郁，消肿化毒。
4. 【答案】C
   【解析】方药选柴胡清肝汤。
5. 【答案】D
   【解析】治疗腋痈，脓成可加皂角刺等。
6. 【答案】B
   【解析】脐痈是生于脐部的急性化脓性疾病。初起脐部微肿，渐大如瓜，溃后脓稠无臭则易敛，脓水臭秽则成漏。故患者诊断为脐痈。
7. 【答案】B
   【解析】患者素有脐部湿疮，湿邪泛溢，复感热邪，湿热火毒郁于脐部。
8. 【答案】C
   【解析】治法为清火利湿解毒。
9. 【答案】E
   【解析】方选黄连解毒汤合四苓散。
10. 【答案】A
    【解析】溃脓不畅需加皂角刺、生黄芪托里排脓。
11. 【答案】D
    【解析】患者臀部结块漫肿不红，质地坚硬，有疼痛，无全身症状，进展缓慢，诊断为慢性臀痈。
12. 【答案】D
    【解析】慢性臀痈多因湿痰凝结所致，或注射药液吸收不良所引起。
13. 【答案】C
14. 【答案】B
    【解析】治宜选用桃红四物汤合仙方活命饮和营活血，利湿化痰。
15. 【答案】E
    【解析】丹毒是皮肤突然发红成片、色如涂丹的急性感染性疾病。根据他的定义可以判断出该患者是丹毒（内发丹毒）。
16. 【答案】C
    【解析】患者出现口干、口苦，舌红、苔黄，脉弦滑数，可以判断该患者属肝脾湿火证。
17. 【答案】D
    【解析】肝脾湿火证治疗应该清肝泻火利湿。
18. 【答案】B
    【解析】肝脾湿火证的治疗方药选龙胆泻肝汤加减。
19. 【答案】A
    【解析】外敷法：用生露散或金黄散以冷开水或鲜丝瓜叶捣汁或金银花露调敷。
20. 【答案】C
    【解析】颈痈发于颈部两侧，局部肿胀，灼热、疼痛，皮色不变，具有明显风湿外感症状。
21. 【答案】C
    【解析】可诊断为颈痈风热痰毒证。
22. 【答案】B
    【解析】治疗宜散风清热，解毒化痰，以达消肿止痛的目的。
23. 【答案】C
    【解析】治疗宜散风清热，解毒化痰，以达消肿止痛的目的；牛蒡解肌汤或银翘散加减。
24. 【答案】E
    【解析】丹毒是皮肤突然发红成片、色如涂丹的急性感染性疾病。根据他的定义可以判断出该患者是丹毒（流火）。
25. 【答案】B
    【解析】患者局部红赤肿胀，灼热疼痛，伴发热，舌红，苔黄腻，脉滑数。此为湿热毒蕴所致。
26. 【答案】B
    【解析】治疗应该以利湿清热解毒为主。
27. 【答案】C
    【解析】方药选五神汤合萆薢渗湿汤加减。
28. 【答案】C
    【解析】选砭镰法：患处消毒后，用七星针或三棱针叩刺患部皮肤，放血泄毒。

二、外吹乳痈、乳核、乳癖【掌握】

A1 和 A2 型题

说明：为单选题，5 个选项中可能同时有最佳正确答案和非错误答案，请从中选择一个最佳答案。

1. 【答案】E

    【解析】乳痈症状：乳房局部结块，红肿热痛，溃后脓出稠厚，伴有恶寒发热等全身症状。乳发临床表现：发病迅速，乳房部皮肤焮红漫肿，疼痛加重，毛孔深陷，伴见恶寒发热、苔黄、脉数，2～3 天后皮肤湿烂，继而发黑溃腐，疼痛加重，乳发病变范围较乳痈大，局部焮红漫肿疼痛，很快皮肉腐烂，全身症状严重。乳痨：进展缓慢，初乳房内有 1 个或数个结块如梅李，边界不清，皮肉相连，日久破溃，脓出稀薄，常伴阴虚内热之征。乳癖：月经期前乳房胀痛明显，经后减轻。有大小不等的结节状或片状肿块，边界不清，质地柔韧，常为双侧性，肿块与皮肤不粘连。炎性乳腺癌：多发生于妊娠或哺乳期，起病急，乳房迅速增大，皮肤肿胀，但无明显肿块，早期即可出现腋窝部、锁骨上淋巴结肿大。故选 E。

2. 【答案】D

    【解析】乳核是指乳腺小叶内纤维组织和腺上皮的良性肿瘤。其临床特点是好发于 20～25 岁青年妇女，乳中结核，形如丸卵，边界清楚，表面光滑，推之活动。故选 D，乳房皮肤有橘皮样改变是乳腺癌的特征。

3. 【答案】A

    【解析】乳痈是发生于乳房部的急性化脓性疾病。其临床特点为：乳房部结块、肿胀疼痛，伴有全身发热，溃后脓出稠厚。常发生于哺乳期妇女，尤以尚未满月的初产妇多见。

4. 【答案】C

    【解析】此证乃乳癖之冲任失调证。气血瘀滞，痰浊凝结，经脉阻塞而致乳房结块，疼痛，月经不调。治法：调摄冲任。方药：二仙汤合四物汤加减。

5. 【答案】D

    【解析】乳核是以乳中结核，状如鸡卵，表面光滑，边界清楚，推之能移，不痛，与月经周期无关为主要表现的肿瘤性疾病。好发于 20～25 岁的青年妇女。相当于西医的乳腺纤维腺瘤。

6. 【答案】E

    【解析】冲任失调证乳癖的辨证论治证候：多见于中年妇女，乳房肿块月经前加重，经后缓减。伴有腰酸乏力，神疲倦怠，月经失调，量少色淡，或闭经。舌淡，苔白，脉沉细。治法：调摄冲任。方药：二仙汤合四物汤加减。

7. 【答案】A

    【解析】根据患者症状、体征，诊为乳痈。气滞热蕴。此证可见乳房部肿胀疼痛，肿块或有或无，皮色不变或微红，乳汁排泄不畅；伴恶寒发热，头痛身楚，口渴，便秘；舌淡红或红，苔薄黄，脉浮数或弦数。治法：疏肝清胃，通乳消肿。方药：瓜蒌牛蒡汤加减。

8. 【答案】C

    【解析】乳痈气滞热蕴，症见乳房部肿胀疼痛，肿块或有或无，皮色不变或微红，乳汁排泄不畅；伴恶寒发热，头痛骨楚，口渴，便秘；舌淡红或红，苔薄黄，脉浮数或弦数。治宜疏肝清胃，通乳消肿。方用瓜蒌牛蒡汤加减。

9. 【答案】C

    【解析】中医学将乳痈分为三类：一是外吹乳痈，即在哺乳期因乳汁蓄积而发病；二是内吹乳痈，妊娠期因胎气旺而上冲所致；三是非哺乳期和非妊娠期乳痈，与女性所处的时期无关，乃肝经郁滞与阳明壅热互结，使乳络阻塞壅积而成。三类之中，以外吹乳痈最为常见，在产后 3～4 周，产妇的乳汁分泌已经比较旺盛，但产妇和婴儿之间的哺乳配合可能还不够熟练，容易出现乳汁淤积。例如，婴儿吸吮姿势不正确、产妇哺乳次数过少等都可能导致乳汁不能及时排空，淤积在乳腺导管内。同时，产妇身体抵抗力相对较弱，乳头容易破损，细菌容易侵入，进而引发外吹乳痈。对于产后 3～4 个月的哺乳期妇女，经过一段时间的哺乳，产妇和婴儿之间的哺乳配合通常已经比较默契，乳汁淤积的情况相对产后 3～4 周会有所减少。虽然也可能发生乳痈，但不是外吹乳痈最容易发生的时期。因此本题答案选 C。

10. 【答案】D

    【解析】乳核是以乳中结核，状如鸡卵，表面光滑，边界清楚，推之能移，不痛，与月经周期无关为主要表现的肿瘤性疾病。好发于 20～25 岁的青年妇女。相当于西医学的乳腺纤维腺瘤。

11. 【答案】C

    【解析】乳痈气滞热蕴，症见乳房部肿胀疼痛，肿块或有或无，皮色不变或微红，乳汁排泄不畅；伴恶寒发热，头痛骨楚，口渴，便秘；舌淡红或红，苔薄黄，脉浮数或弦数。治宜疏肝清胃，通乳消肿。

12. 【答案】C

    【解析】乳核是以乳中结核，状如鸡卵，表面光滑，边界清楚，推之能移，不痛，与月经周期无关为主要表现的肿瘤性疾病。好发于20~25岁的青年妇女。相当于西医的乳腺纤维腺瘤。

13.【答案】B
【解析】乳发：发生在乳房部肌肤之间，容易腐烂坏死的严重化脓性感染。乳痈热毒炽盛证溃后脓出不畅，红肿热痛不消，身热不退，有"传囊"现象。正虚邪恋证可出现乳漏。

14.【答案】C
【解析】乳癖是以乳房有形状大小不一的肿块、疼痛，与月经周期相关为主要表现的乳腺组织的良性增生性疾病。好发于30~50岁妇女，约占全部乳腺疾病的75%，是临床上最常见的乳腺疾病。本病有一定的癌变危险。相当于西医学的乳腺囊性增生病。

15.【答案】E
【解析】粉刺性乳痈，是一种以乳腺导管扩张、浆细胞浸润为病变基础的慢性非细菌性感染的乳腺化脓性疾病。其特点是多在非哺乳期或非妊娠期发病，常有乳头凹陷或溢液，初起肿块多位于乳晕部，化脓溃破后脓中夹有脂质样物质，易反复发作，形成瘘管，经久难愈，全身炎症反应较轻。相当于西医学的浆细胞性乳腺炎。

16.【答案】E
【解析】乳核是指乳腺小叶内纤维组织和腺上皮的良性肿瘤。好发于20~25岁青年妇女，乳中结核，边界清楚，表面光滑，推之活动。伴胸闷叹息，烦躁易怒，月经不调，是为肝气郁结之证候。

17.【答案】D
【解析】乳核是发生在乳房部最常见的良性肿瘤。粉刺样乳痈是发生在乳腺部的慢性化脓性疾病。

18.【答案】B
【解析】乳痈是由热毒侵入乳房所引起的一种急性化脓性疾病，常发生于产后未满月的哺乳妇女，特点是乳房结块，红肿热痛，故结合临床表现特点，此诊断当为乳痈。

19.【答案】D
【解析】乳疬是指男女儿童或中老年男性在乳晕部出现疼痛性结块。畏寒肢冷、腰膝酸软为肾气不足的表现，故选D。

20.【答案】A
【解析】乳癖是乳腺组织的既非炎症也非肿瘤的良性增生性疾病。患者有月经失调病史，平素体弱，神疲倦怠，短气乏力，腰膝酸软，畏寒肢冷，辨证为冲任失调。

21.【答案】D
【解析】根据患者症状体征，双侧乳房肿块伴疼痛半年，乳房胀痛，乳房肿块随喜怒消长诊为乳癖；伴胸闷胁胀，善郁易怒，失眠多梦，苔薄黄，脉弦滑均为肝郁痰凝证之征象。

22.【答案】A
【解析】根据患者症状体征，发现左乳肿物3个月，肿物单发，约1.5cm×1.5cm大小，质韧，边界清，光滑，无疼痛，生长缓慢诊为乳核，伴胸闷，苔薄白，脉弦均为肝郁气滞证之征象，治法：疏肝理气，化痰散结。方药：逍遥散加减。

23.【答案】C
【解析】常有乳头皲裂，哺乳时乳头刺痛，伴有乳汁淤积或结块，乳房局部肿胀疼痛，皮色不红或微红，皮肤不热或微热。或伴有全身不适，恶寒发热，食欲不振，脉滑数。

24.【答案】C
【解析】乳核的临床特点：好发于20~25岁青年妇女，乳中结核，形如丸卵，边界清楚，表面光滑，推之活动。故选C。

A3和A4型题

说明：为共用题干单选题，考题是以一个共同题干的临床案例出现，请从中选择一个最佳答案。

1.【答案】C
【解析】乳核是发生在乳房部最常见的良性肿瘤。其特点是好发于20~25岁青年妇女，乳中结核，形如丸卵，边界清楚，表面光滑，推之活动。

2.【答案】A
【解析】患者有胸闷叹息、脉弦的症状，可辨证为肝气郁结。

3.【答案】B
【解析】肝气郁结证的治法是疏肝解郁，化痰散结。

4.【答案】E
【解析】肝气郁结证的治疗方药用逍遥散加减。

5.【答案】D
【解析】肿块坚韧者，加三棱、莪术、生牡蛎、石见穿等。

6.【答案】C
【解析】患者因新产伤血，肝失所养，则肝气疏泄失畅，乳汁分泌或排出失调；肝气犯胃，肝胃失和，瘀热阻滞乳络，可导致乳汁淤积，气血凝滞，热胜肉腐，可辨证为乳痈之肝胃郁热证。

7.【答案】A

【解析】肝胃郁热证，治宜疏肝清胃，通乳消肿。

8.【答案】E

【解析】乳痈肝胃郁热证选瓜蒌牛蒡汤治疗。

9.【答案】A

【解析】患者脓肿在乳房部，故应做放射状切口或循皮纹切开；若为乳晕部脓肿宜在乳晕旁做弧形切口，乳房后位脓肿宜在乳房下方皱褶部做弧形切口。

10.【答案】D

【解析】乳核的特点是好发于20～25岁青年妇女，乳中结核，形如丸卵，边界清楚，表面光滑，推之活动。

11.【答案】C

【解析】坚硬木实，重坠不适，伴胸闷牵痛，烦闷急躁，舌质暗红，苔薄腻，脉弦滑，均是肝气郁滞，气滞血瘀、气滞痰凝之因，所以证型为血瘀痰凝证。

12.【答案】E

【解析】血瘀痰凝证的治法是疏肝活血，化痰散结。

13.【答案】D

【解析】乳核血瘀痰凝证治疗的方药是逍遥散合桃红四物汤加减。

14.【答案】A

【解析】月经不调者，加仙茅、淫羊藿等。

三、蛇串疮、湿疮、瘾疹【掌握】

A1和A2型题

说明：为单选题，5个选项中可能同时有最佳正确答案和非错误答案，请从中选择一个最佳答案。

1.【答案】C

【解析】湿热毒邪虽退，但气血凝滞未解，不通则痛，故皮疹消退疼痛不止。治法：理气活血，通络止痛。

2.【答案】A

【解析】热疮是发热后或高热过程中在皮肤黏膜交界处所发生的急性疱疹性皮肤病。故选A。

3.【答案】E

【解析】蛇串疮特点：皮肤上出现红斑，水疱，或丘疱疹，累累如串珠，排列成带状，沿一侧周围神经分布区出现，局部刺痛或伴核肿大。

4.【答案】B

【解析】蛇串疮是一种皮肤上出现成簇水疱，呈带状分布，痛如火燎的急性疱疹性皮肤病。因皮损状如蛇行，故名蛇串疮；因每多缠腰而发，故又称缠腰火丹；本病又称之为火带疮、蛇丹、蜘蛛疮等。

5.【答案】A

【解析】急性湿疮为湿热浸淫，热重于湿，故发病急，皮损潮红灼热，伴身热，心烦口渴，大便干，尿短赤。湿热浸淫肌肤则瘙痒无休，渗液流汁；舌红、苔薄白或黄、脉滑或数为湿热之象。治法：清热利湿。方药：龙胆泻肝汤合萆薢渗湿汤加减。

6.【答案】D

【解析】瘾疹血虚风燥证，治法：养血祛风润燥。方药：当归饮子加减。

7.【答案】C

【解析】蛇串疮是一种皮肤上出现成簇水疱，呈身体单侧带状分布，痛如火燎的急性疱疹性皮肤病。相当于西医的带状疱疹，好发于胸胁部。其特点是皮肤上出现红斑、水疱或丘疱疹，累累如串珠，排列成带状，沿一侧周围神经分布区出现，局部刺痛或伴臀核肿大。

8.【答案】C

【解析】急性湿疮起病较快，常对称发生，可发于身体的任何一个部位，亦可泛发于全身，发作时无明显诱因，以面部的前额、眼皮、颊部、耳部、口唇周围等处多见。初起皮肤潮红、肿胀、瘙痒，继而在潮红、肿胀或其周围的皮肤上，出现丘疹、丘疱疹、水疱。皮损群集或密集成片，形态大小不一，边界不清。常因搔抓而水疱破裂，形成糜烂、流滋、结痂。自觉瘙痒，轻者微痒，重者剧烈瘙痒呈间歇性或阵发性发作，常在夜间增剧，影响睡眠。皮损广泛者，可有发热，大便秘结，小便短赤等全身症状。

9.【答案】D

【解析】瘾疹，皮肤上突然出现风团，色白或红或正常肤色；大小不等，形态不一；局部出现，或泛发全身，或稀疏散在，或密集成片；发无定时，但以傍晚为多。风团成批出现，时隐时现，持续时间长短不一,但一般不超过24小时，消退后不留任何痕迹，部分患者一天反复发作多次。自觉剧痒、烧灼或刺痛。部分患者，搔抓后随手起条状风团；少数患者，在急性发作期，出现气促、胸闷、呼吸困难、恶心呕吐、腹痛腹泻、心慌心悸。急性者，发病急来势猛，风团骤然而起，迅速消退，瘙痒随之而止；慢性者，反复发作，经久不愈，病期多在1个月以上。

10. 【答案】C

【解析】瘾疹胃肠湿热证代表方：防风通圣散加减。故选C。

11. 【答案】A

【解析】瘾疹多见风团，热疮多在发热或高热过程中出现，好发于皮肤黏膜交界处，黄水疮皮损以脓疱、脓痂为主，蛇串疮为成簇水疱，刺痛明显。

12. 【答案】E

【解析】蛇串疮是一种皮肤上出现成簇水疱，呈身体单侧带状分布，痛如火燎的急性疱疹性皮肤病。结合患者症状当选E。

13. 【答案】D

【解析】瘾疹是一种皮肤出现红色或苍白色风团，时隐时现的瘙痒性、过敏性皮肤病，风团呈白色，遇寒加重，伴有恶寒怕冷，舌淡红，苔薄白，脉浮紧是风寒束表之象。

14. 【答案】A

【解析】慢性湿疮多由急性、亚急性湿疮反复发作而来，也可起病即为慢性湿疮，其表现为患部皮肤增厚，表面粗糙，皮纹显著或有苔藓样变，触之较硬，暗红或紫褐色，常伴有少量抓痕、血痂、鳞屑及色素沉着，间有糜烂、流滋。自觉瘙痒剧烈，尤以夜间、情绪紧张、食辛辣鱼腥动风之品时为甚。若发生在掌跖、关节部，易发生皲裂，引起疼痛。病程较长，数月至数年不等，常伴有头昏乏力、腰酸肢软等全身症状。

15. 【答案】A

【解析】湿疮湿热蕴肤证，治法：清热利湿止痒。方药：龙胆泻肝汤合萆薢渗湿汤加减。故选A。

16. 【答案】B

【解析】瘾疹是一种皮肤出现红色或苍白色风团，时隐时现的瘙痒性、过敏性皮肤病。伴脘腹疼痛，恶心呕吐，大便泄泻，舌红，苔黄腻，脉弦滑数为胃肠湿热之象。

17. 【答案】A

【解析】疣是一种发生于皮肤浅表的良性赘生物。发于手背、手指、头皮等处者，称为疣目。发于颜面、手背、前臂等处者称为扁瘊；发于胸背部有脐窝者称鼠乳。发于足跖部称为跖疣。

A3和A4型题

说明：为共用题干单选题，考题是以一个共同题干的临床案例出现，请从中选择一个最佳答案。

1. 【答案】B

【解析】瘾疹的临床特点是皮肤上出现风团，色红或白，形态各异，发无定处，骤起骤退，褪后不留痕迹，自觉瘙痒。根据患者的临床表现可考虑为瘾疹。

2. 【答案】C

【解析】辨证为胃肠湿热证。

3. 【答案】C

【解析】瘾疹胃肠湿热证的治法为疏风解表，通腑泄热。

4. 【答案】A

【解析】瘾疹胃肠湿热证的方药是防风通圣散加减。

5. 【答案】B

【解析】大便稀溏者，加四君子汤；恶心、呕吐者，加藿香等。

6. 【答案】B

【解析】瘾疹的临床特点是皮肤上出现风团，色红或白，形态各异，发无定处，骤起骤退，退后不留痕迹，自觉瘙痒，根据患者的临床表现可考虑为瘾疹。

7. 【答案】A

【解析】根据患者的临床表现可考虑为瘾疹，辨证为风寒束表证，故治宜疏风散寒，解表止痒，选用桂枝麻黄各半汤。

8. 【答案】E

【解析】根据患者的临床表现可考虑为瘾疹，辨证为风寒束表证，故治宜疏风散寒，解表止痒，选用桂枝麻黄各半汤。

9. 【答案】B

【解析】西医治疗可选用1~2种抗组胺药物，严重者可短期应用皮质类固醇激素。

10. 【答案】A

【解析】湿疮是皮损对呈对称性分布，多形性损害，剧烈瘙痒，有渗出倾向，反复发作，易成慢性等。

11. 【答案】D

【解析】患者皮损色潮红、灼热瘙痒无休加之流脂水为湿热蕴肤，加之其兼症和舌脉均说明此患者为湿热蕴肤证。

12. 【答案】A

【解析】湿疮湿热蕴肤证的治法是清热利湿止痒。

13. 【答案】B

【解析】湿疮湿热蕴肤证的方药是龙胆泻肝汤合萆薢渗湿汤加减。

14.【答案】C
【解析】瘙痒重者，加紫荆皮、地肤子。
15.【答案】C
【解析】蛇串疮临床特点是皮肤上出现红斑、水疱、丘疱疹，累累如串珠，排列成带状，沿一侧周围神经分布区出现，局部刺痛或伴肿大。根据患者的临床表现可诊断为蛇串疮。
16.【答案】E
【解析】肝胆之火循经止炎，则见心烦易怒，口苦咽干，小便黄，大便干，舌红苔黄，脉弦数均为火盛之象，故可辨证为肝经蕴热证。
17.【答案】B
【解析】肝经郁热证，故治法为清肝泻火，解毒止痛。
18.【答案】A
【解析】蛇串疮肝经郁热证治疗选用龙胆泻肝汤，清泻肝胆实火。
19.【答案】A
【解析】火毒蕴结，气血阻滞则见血疱，治宜选用水牛角粉、牡丹皮清热凉血解毒。

C 型题

说明：为案例分析题，考题是以一个共同题干的临床案例出现，其中有一个或多个答案。

1.【答案】ABFGH
【解析】川崎病辅助检查包括：①血液学检查；②心电图；③胸部 X 线平片；④超声心动图。
2.【答案】B
【解析】患者微恶风，咽部肿痛，口唇黏膜肿胀，颈部肿块，口渴喜饮，皮肤散在红疹，舌红。可辨为邪在卫气，故选 B。
3.【答案】A
【解析】川崎病邪在卫气治法：清热解毒，辛凉透表。主方：银翘散（《温病条辨》）加减。故选 A。
4.【答案】B
【解析】川崎病邪在卫气治法：清热解毒，辛凉透表。主方：银翘散（《温病条辨》）加减。故选 B。
5.【答案】E
【解析】患者皮疹红斑，水疱，糜烂，便干溲赤，舌红苔黄腻为湿热俱盛型湿疹的辨证要点，故选 E。
6.【答案】D
【解析】湿疹湿热俱盛治法：清热利湿，祛风止痒。主方：消风导赤汤（《医宗金鉴》）加减。
7.【答案】BDE
【解析】湿疹发于头面及上肢者，加桑叶、菊花、苍耳子；发于下半身者，加车前子；皮损焮红灼热者，加玄参、赤芍、牡丹皮；瘙痒甚者，加地肤子、徐长卿、紫荆皮。白鲜皮清热燥湿，祛风解毒。亦可用于瘙痒，故选 BDE。
8.【答案】ABF
【解析】湿疹辨证要点：皮疹红斑，水疱，糜烂，便干溲赤，舌红苔黄腻。故选 ABF。
9.【答案】D
【解析】皮肤上出现风团，色红或白，形态各异，发无定处，骤起骤退，退后不留痕迹，自觉瘙痒是瘾疹的临床特征，即西医学的荨麻疹，故选 D。
10.【答案】A
【解析】遇冷水或受风寒后加重，见恶寒畏风，口不渴，纳可，二便调，夜寐欠安。舌淡红，苔薄白，脉浮缓为感受风寒之征，故选 A。
11.【答案】B
【解析】风寒外袭，治法应疏风散寒，调和营卫，故选 B。
12.【答案】C
【解析】荆防败毒散：发散风寒，解表祛湿。消风散：疏风除湿，清热养血。玉屏风散：固表止汗。故 C 项最符。
13.【答案】CE
【解析】恶寒重提示寒邪入里，加肉桂、附子补火助阳，故选 CE。

四、痔疮【掌握】

A1 和 A2 型题

说明：为单选题，5 个选项中可能同时有最佳正确答案和非错误答案，请从中选择一个最佳答案。

1.【答案】B
【解析】内痔可分为四期：Ⅰ期：痔核较小，不脱出，以便血为主。Ⅱ期：痔核较大，大便时可脱出肛外，便后自行回纳，便血或多或少。Ⅲ期：痔核更大，大便时痔核脱出肛外，甚至行走、咳嗽、喷嚏、站立时也会脱出，不能自行回纳，须用手推回或平卧、热敷后才能回纳，便血不多或不出血。Ⅳ期：痔核脱出，不能及时回纳，嵌顿于外，因充血、水肿或血栓形成，以致肿痛、糜烂或坏死，即嵌顿性内痔。

2.【答案】B

【解析】硬化注射疗法：将硬化剂注射于内痔，使痔组织产生无菌性炎症反应，然后逐渐纤维化萎缩。

3.【答案】C

【解析】血栓性外痔的好发部位是截石位3、9点。

4.【答案】A

【解析】内痔风伤肠络用凉血地黄汤，选A。

5.【答案】E

【解析】痔生于肛门齿线以上，直肠末端黏膜下的痔内静脉丛扩大、曲张形成的柔软静脉团，称为内痔。内痔是肛门直肠疾病中最常见的病种。与西医病名相同。内痔好发于截石位3、7、11三点。

6.【答案】D

【解析】息肉痔相当于直肠息肉，并无疼痛感觉。息肉痔多见于2～8岁儿童，好发于直肠下端。一般为单发，也有一连串集生20～30个之多，称为多发性肠道息肉；多发者多见于青壮年。息肉突出，质嫩蒂小，色鲜红，小如豌豆、樱桃，大如杨梅、胡桃；大便时无疼痛感，但有肿物脱出；多伴有鲜血及黏液，多少不等，不与粪便混杂；小的息肉便后脱出，能自行回纳，大的息肉须用手推回；常伴大便不爽，下坠或里急后重感。

7.【答案】B

【解析】外痔发生在齿线以下，故选B。

8.【答案】A

【解析】混合痔好发于截石位3、7、11点，其主要临床表现有便血、痔核脱出、肛门不适感。

9.【答案】E

【解析】外痔是指发生于齿线以下的肛管痔外静脉丛扩大曲张或破裂、肛门皮肤因反复炎症刺激增生而成的疾病。其临床特点是肛门坠胀、疼痛、异物感。

10.【答案】C

【解析】内痔多发于成年人，初发常以无痛性便血为主要症状，血液与大便不相混，多在排便时滴血或射血。出血呈间歇性，每因饮酒、过劳、便秘或腹泻使便血复发和加重。出血严重时可引起贫血。

11.【答案】B

【解析】内痔的分期：①Ⅰ期便时带血，滴血或喷射状出血，便后出血可自行停止，无痔脱出；②Ⅱ期常有便血，排便时有痔脱出，便后可自行还纳；③Ⅲ期偶有便血，排便或久站、咳嗽、劳累、负重时痔脱出，需用手还纳；④Ⅳ期偶有便血，痔脱出不能还纳，多伴有感染、水肿、糜烂和坏死，疼痛剧烈。

12.【答案】E

【解析】根据患者表现诊断为内痔Ⅱ期。内痔分期：①Ⅰ期内痔：便血，色鲜红，或无症状。肛门镜检查：齿线上方黏膜隆起，表面色淡红。②Ⅱ期内痔：便血，色鲜红，伴有肿物脱出肛外，便后可自行复位。肛门镜检查：齿线上方黏膜隆起，表面色暗红。③Ⅲ期内痔：排便或增加腹压时，肛内肿物脱出，不能自行复位，需休息后或手法复位，甚者可发生嵌顿，伴有剧烈疼痛，便血少见或无。肛门镜检查：齿线上方有黏膜隆起，表面多有纤维化。④Ⅳ期内痔：痔核脱出，不能及时回纳，嵌顿于外，因充血、水肿和血栓形成以致肿痛、糜烂和坏死，即嵌顿性内痔。直肠脱垂可分为三度：①Ⅰ度脱垂：为直肠黏膜脱出，脱出物淡红色，长3～5cm，触之柔软，无弹性，不易出血，便后可自行回纳。②Ⅱ度脱垂：为直肠全层脱出，脱出物长5～10cm，呈圆锥状，淡红色，表面为环状而有层次的黏膜皱襞，触之较厚，有弹性，肛门松弛，便后有时需用手回复。③Ⅲ度脱垂：直肠及部分乙状结肠脱出，长达10cm以上，呈圆柱形，触之很厚，肛门松弛无力。故本题选E。

13.【答案】C

【解析】内痔初期常以无痛性便血为主要症状，血液与大便不相混合，多在排便时出现手纸带血、滴血或射血。出血呈间歇性，饮酒、过劳、便秘、腹泻等诱因常使症状加重，出血严重者可出现继发性贫血。

14.【答案】D

【解析】混合痔是指内、外痔静脉丛曲张，相互沟通吻合，使内痔部分和外痔部分形成一个整体。混合痔兼有内外痔的双重表现。

15.【答案】D

【解析】内痔伴有肛门周围急、慢性炎症或腹泻者不宜手术治疗，故选D。

16.【答案】A

【解析】内痔多发于成年人。初发常以无痛性便血为主要症状，血液与大便不相混，多在排便时滴血或射血。出血呈间歇性，每因饮酒、过劳、便秘或腹泻使便血复发和加重。出血严重时可引起贫血。肛查时见齿线上黏膜呈半球状隆起，色鲜红、暗红或灰白。

17.【答案】B

【解析】肛裂发病率仅次于痔疮，故选B。

18.【答案】E

【解析】内痔脾虚气陷证，治以补气升提，方用补中益气汤，止痛如神汤用于气滞血瘀证，凉血地黄汤用于风伤肠络证。

A3 和 A4 型题

说明：为共用题干单选题，考题是以一个共同题干的临床案例出现，请从中选择一个最佳答案。

1.【答案】B
【解析】根据患者症状可判断为内痔。
2.【答案】B
【解析】患者属内痔，神疲乏力，少气懒言，纳少便溏属脾虚之象，肛门松弛，痔核脱出为脾虚下陷之征。因此选 B。
3.【答案】A
【解析】内痔脾虚下陷证治疗应补中益气。因此选 A。

4.【答案】D
【解析】治疗内痔脾虚下陷证的代表方为补中益气汤。因此选 D。
5.【答案】A
【解析】大便较干者应加肉苁蓉、火麻仁以润肠通便。患者中气虚，不宜用大黄等药物，排除 C，其他选项无明显直接通便作用。因此选 A。
6.【答案】B
【解析】贫血较重时可加四物汤。

第三节　中医妇科【掌握】

一、妊娠恶阻、崩漏、绝经前后诸证、月经失调（月经先期、月经后期、月经先后不定期、月经过多、月经过少、经间期出血）、痛经、闭经【掌握】

A1 和 A2 型题

说明：为单选题，5 个选项中可能同时有最佳正确答案和非错误答案，请从中选择一个最佳答案。

1.【答案】D
【解析】该病辨证为血虚便秘，方用润肠丸养血滋阴，润燥通便。故选 D。
2.【答案】C
【解析】经期抑郁，情绪不宁，胸闷胁胀为肝郁血虚之象，不思饮食可见脾胃虚弱，舌苔薄腻，脉弦细为肝郁脾虚之舌脉，治宜疏肝解郁、养血健脾，故用逍遥散。
3.【答案】B
【解析】人参养荣汤是在八珍汤的基础上加减而成，是益气养血的代表方，故用于治疗气血虚弱证。
4.【答案】C
【解析】闭经痰湿阻滞证的主要证候是月经延后，经量少，色淡质黏腻，渐至月经停闭；伴形体肥胖，胸闷泛恶，神疲倦怠，纳少痰多或带下量多，色白；苔腻，脉滑。故选项 C 烦躁易怒不属于痰湿阻滞的临床表现。
5.【答案】A
【解析】闭经气滞血瘀证的主要证候是月经停闭不行，胸胁、乳房胀痛，精神抑郁，少腹胀痛拒按，烦躁易怒，舌紫暗，有瘀点，脉沉弦而涩。
6.【答案】D
【解析】肾气虚证：多见青春期少女或经断前后妇女出现经乱无期，出血量多势急如崩，或淋漓日久不净，或由崩而淋，由淋而崩反复发作，色淡红或淡暗，质清稀；面色晦暗，眼眶暗，小腹空坠，腰脊酸软；舌淡暗，苔白润，脉沉弱。四肢不温为脾虚型崩漏症状。本题容易被 E 选项干扰。
7.【答案】D
【解析】经间期出血血瘀证的主要证候是经间期出血量少或多少不一，色紫黑或有血块，少腹两侧或一侧胀痛或刺痛；情志抑郁，胸闷烦躁；舌紫暗或有瘀点，脉细弦。故其月经特点是：经间期出血，色紫黑，或有血块。
8.【答案】C
【解析】气虚则冲任不固，经血失于制约，故经行量多；气虚火衰不能化血为赤，故经色淡红，质清稀；气虚中阳不振，故神疲体倦，气短懒言面色㿠白，舌淡，脉细弱，均为气虚之象，故治疗宜补气摄血固冲，常选举元煎治疗本病。

9.【答案】E

【解析】素体阴虚血少,经断前后,天癸渐竭,精血衰少,复加忧思失眠,营阴暗损,或房事不节,精血耗伤,或失血大病,阴血耗伤,肾阴更虚,脏腑失养,遂致经断前后诸证发生。治法:滋肾益阴,育阴潜阳。方药:左归丸合二至丸加制首乌、龟甲。本题容易被 A、C 选项干扰。六味地黄丸,滋补肝肾,主治肝肾阴虚证。左归丸,滋阴补肾、填精益髓,主治真阴不足证。本证用左归丸合二至丸治疗,滋肾育阴作用更强。

10.【答案】B

【解析】肝气失于疏泄,郁而化热,经前冲气偏盛,冲气夹肝热上逆,上扰心神,且肝郁更甚,气机不畅,故烦躁易怒,抑郁不乐;肝热上腾,肝热胆泄,故头晕目眩,口苦咽干;肝郁气滞,故胸胁胀满;肝强克伐脾土,故不思饮食;郁热扰于冲任,迫血妄行,故月经量多;经血为热灼,故色深红。舌红,苔黄,脉弦数,也为肝经郁热之征。治法:清肝泄热,解郁安神。

11.【答案】E

【解析】证候分析:风热相搏,邪郁肌腠,经前冲气偏盛,气热相加,风热内动,则身起红色风团,瘙痒异常,感风遇热尤甚;热伏冲任,迫血妄行,故月经多提前,量多色红;热甚伤津,口干喜饮,尿黄便结。舌红苔黄,脉浮数,均为风热内盛之象。

12.【答案】C

【解析】患者因肾水不足,不能上制心火,心火过旺,故心烦失眠、心悸易惊;肾虚天癸渐竭,冲任失调,血海蓄溢失常,故月经周期紊乱,经量少或多,色鲜红;天癸渐竭,肾阴不足,精血衰少,髓海失养,故头晕健忘,腰酸乏力。舌红苔少,脉细数,为心肾不交之征。

13.【答案】D

【解析】素体虚弱,或房室所伤,或经期、产后不洁,湿毒秽浊之邪乘虚而入,侵及冲任、胞宫,日久瘀结,血不归经,故阴道出血,量少,淋漓不断。湿毒内蕴,下注冲任,夹有杂色带下,恶臭,小腹疼痛,湿邪黏腻,致低热起伏,神疲,形体消瘦;舌暗,苔白腻,脉细弱,均是湿邪之征。本证注意 E 选项的鉴别。

14.【答案】E

【解析】痛经阳虚内寒证的主要证候:经期或经后小腹冷痛,喜按,得热则舒,经量少,经色暗淡,腰腿酸软,小便清长,舌淡胖、苔白润,脉沉。故选项E,带下量多,色黄稠有臭味,不属于此证候。

15.【答案】B

【解析】经间期出血需与月经先期、月经过少、赤带相鉴别。故选 B。

16.【答案】D

【解析】经期风疹为素体血虚,营阴不足,血虚生风,经行时阴血愈虚,风胜则痒,以经行风疹频发,瘙痒难忍,入夜尤甚,月经多推迟、量少色淡,面色淡白或萎黄,唇、甲淡白,头晕眼花,心悸多梦,手足发麻,舌淡,脉细等为常见症。可用当归饮子养血祛风止痒。

17.【答案】C

【解析】肾为先天之本,绝经前后诸证之本在肾,常累及心肝脾等脏腑,常见病因病机是肾阴虚、肾阳虚、肾阴阳两虚、心肾不交。

18.【答案】E

【解析】口为胃之门户。胃热炽盛,熏蒸于上,则口舌生疮,口臭口干。热盛灼伤津液,则尿黄便结。苔黄厚,脉滑数,均为胃热炽盛之象,治宜清胃泻火,方用凉膈散(《和剂局方》)。本题容易被 B、D 选项干扰。本证没有胃阴虚症状。

19.【答案】B

【解析】痛经气血虚弱主要证候:经期或经后小腹隐痛喜按,月经量少,色淡质稀,神疲乏力,头晕心悸,失眠多梦,面色苍白,舌淡,苔薄,脉细弱。

20.【答案】A

【解析】脾肾阳虚,水湿泛溢,则见四肢浮肿。脾虚失运,则纳减腹胀,大便稀溏。腰为肾府,肾虚则腰膝酸软。脾肾虚损,经血失固,则经行量多,色淡红质薄。舌淡苔白腻,脉沉缓或濡细,乃为阳虚不足之候。治宜温肾化气,健脾利水,用肾气丸合苓桂术甘汤。本题易被选项干扰,但本病除了温补脾肾阳外,还要利水消肿,故选 A 选项。

21.【答案】A

【解析】月经先后无定期的发病机制主要是肝肾功能失常,冲任失调,血海蓄溢无常。

22.【答案】D

【解析】月经先后无定的治疗原则重在疏肝补肾,调和冲任,患者腰膝酸软属肾虚不荣外府,经前乳房胀痛、心烦易怒,为肝郁气滞之征,故治法宜补肾疏肝,选 D。

23.【答案】B

【解析】无论肝肾亏虚、阳虚、气血虚滞何种原因,凡造成胞脉失于濡养,都属不荣则痛,故选 B。

24.【答案】C

【解析】二仙汤合二至丸加何首乌、龙骨、牡蛎,是绝经前后诸证肾阴阳俱虚证的代表方。故选 C。

25.【答案】A

【解析】阳虚不能温煦子宫,故小腹冷痛、腰膝酸软,喜暖喜按;阳气不足,阴寒内盛,不能温养脏腑,气血化生不足,故月经量少;苔白,脉沉为虚寒之征。辨为阳虚内寒证。故选 A。

26.【答案】E

【解析】原发性闭经是指女性年逾16岁，虽有第二性征发育但无月经来潮，或年逾14岁，尚无第二性征发育及月经。患者18周岁月经尚未初潮，故选E。

27.【答案】E

【解析】瘀血阻滞于冲任，经间期阳气内动，与之相搏，脉络损伤，血不循经，故而经间期出血；瘀血内阻，则出血量少色紫黑，有血块；气血阻滞，则少腹两侧胀痛；瘀血阻络，气机不畅，故胸闷烦躁。辨为血瘀证，治法宜化瘀止血。故选E。

28.【答案】C

【解析】月经后期治法：补血填精，益气调经。方药：大补元煎，选C。

29.【答案】A

【解析】头晕眼花为气血不能上荣之象，心悸气短、神疲肢倦为气血亏虚不能濡养心神四肢之征，故辨为气血虚弱。选A。

30.【答案】E

【解析】经间期出血脾气虚证，脾气虚弱，冲任不固，于经间期，阳气不足，不能统摄气血，因而出血；脾虚化源不足，故经量少，色淡质稀；脾气虚弱，中阳不振，故神疲体倦，气短懒言；运化失职，则食少腹胀。舌淡，苔薄，脉缓弱，也为脾气虚之征。

31.【答案】B

【解析】崩漏的病因主要为热、虚、瘀三方面，主要发病机制是劳伤血气，脏腑损伤，血海蓄溢失常，冲任二脉不能制约经血，以致经血非时而下，故常见病因为血热、肾虚、脾虚、血瘀。

32.【答案】E

【解析】闭经气滞血瘀证的主要证候：月经停闭不行，胸胁、乳房胀痛，精神抑郁，少腹胀痛拒按，烦躁易怒；舌紫暗，有瘀点，脉沉弦而涩。治法：理气活血，祛瘀通经。本题容易错选答案B，B选项多伴有头晕耳鸣、腰酸腿软等肾虚症状。

33.【答案】B

【解析】月经过多患者可见月经量明显增多，或超过80mL，月经周期、经期一般正常。

34.【答案】C

【解析】素体血虚，或大病久病后，以致气血两虚，经行时阴血下注胞中，气随血泄，肢体百骸缺乏营血灌溉充养，经脉失养，不荣身痛。治宜养血益气，柔筋止痛，用当归补血汤加白芍、鸡血藤、丹参、玉竹。本题易被E选项干扰，芎归胶艾汤能养血止血，调经安胎，主治妇人冲任虚损证。

35.【答案】A

【解析】素体阴血不足，经行或经后，阴血下注，营阴益虚，阴虚内热则潮热有时，阴不敛阳则五心烦热。阴血不足则月经量少，色红。颧红、烦躁少寐为虚热上扰之征。舌红少苔，脉细数均为虚热之象。本题容易被D选项干扰，肾虚分肾气虚、肾阴虚、肾阳虚三种分型，本题选A选项更准确。

36.【答案】E

【解析】月经过多气虚证主要证候：行经量多，色淡红，质清稀；神疲体倦，气短懒言，小腹空坠，面色㿠白；舌淡，苔薄，脉细弱。故选E。

37.【答案】C

【解析】阴虚火旺，火热乘心，则经期口舌糜烂。阴津不能上乘，则口燥咽干。阴虚不能敛阳，则五心烦热。内热灼津伤液，则尿少色黄。舌红苔少，脉细数，均为阴虚内热之征。治宜滋阴清热，方用知柏地黄丸或上下相资汤。本题可用排除法：两地汤：养阴清热，凉血调经，主治月经先期之阴虚血热证。六味地黄丸：滋补肝肾，主治肝肾阴虚证。玉女煎：清胃热，滋肾阴，主治胃热阴虚证。清胃散：清胃凉血，主治胃火牙痛。经行口糜阴虚火旺证代表方：知柏地黄汤酌加麦冬、五味子。

38.【答案】B

【解析】月经后期肾虚证主要证候：周期延后，量少，色暗淡，质清稀，或带下清稀；腰膝酸软，头晕耳鸣，面色晦暗，或面部暗斑；舌淡，苔薄白，脉沉细。治法：补肾养血调经。方药：当归地黄饮。

39.【答案】B

【解析】瘀血阻于冲任，新血难安，故经行量多；瘀血内结，故经色紫暗有块；瘀阻胞脉，"不通则痛"，故经行腹痛，或平时小腹胀痛。舌紫暗或有瘀点，脉涩有力，为血瘀之征。治宜活血化瘀，固冲止血。方用桃红四物汤加三七、茜草或失笑散加益母草、三七、茜草。本题容易被ACD选项干扰，本病偏血瘀，气滞证不明显，肝气郁结证也不明显。

40.【答案】B

【解析】瘀血内停，冲任阻滞，故经行涩少，色紫黑有血块，小腹刺痛拒按；血块下后瘀滞稍通，故使痛减；瘀血阻滞，气机不畅，故胸胁胀痛。舌紫暗，或有瘀斑紫点，脉涩有力，为血瘀之征。本题容易被C选项干扰。血寒证：经行量少，色暗红，小腹冷痛，得热痛减，畏寒肢冷，面色青白，舌暗，苔白，脉沉紧。注意两证舌脉象的鉴别。

41.【答案】C

【解析】素体虚弱，卫阳不固，经行气血益虚，风寒之邪乘虚侵袭肌表腠理，不得宣散，皮毛闭塞，风寒束表，而出现一系列风寒表证。故用荆穗四物汤解表散寒，和血调经。

42.【答案】C

【解析】月经后期虚寒证的主要证候为月经延后，量少，色淡红，质清稀，小腹隐痛，喜暖喜按；腰酸无力，小便清长，大便稀溏；舌淡，苔白，脉沉迟或细弱。故选项C不属于虚寒证的证候。

43.【答案】A

【解析】本题主要考查痛经肾气亏损证的主要证候：经期或经后1~2天内小腹绵绵作痛，伴腰骶酸痛；经色暗淡，量少质稀薄；头晕耳鸣，面色晦暗，健忘失眠；舌质淡红，苔薄，脉沉细。本题容易错选答案C，C选项多伴有腹胀纳少，肢体倦怠，神疲乏力，少气懒言等症状。

44.【答案】B

【解析】经行感冒邪入少阳的主要证候是：每于经期即出现寒热往来，胸胁苦满，口苦咽干，心烦欲呕，头晕目眩，默默不欲饮食，舌红，苔薄白或薄黄，脉弦或弦数。故选项B中的经行期间、发热身痛、微恶寒，不属于其主要证候。

45.【答案】C

【解析】脾气本虚，经前或经期气血注于冲任，脾气更虚，运化失职，水湿下走大肠，故使泄泻，脘腹胀满；脾主四肢，脾气虚弱，故神疲肢倦；水湿泛溢肌肤，故面浮肢肿；脾气虚失于统摄，冲任不固。故经行量多，色淡质稀；脾虚生湿，湿注下焦，损伤带脉，带脉失约，故带下量多，色白质黏。舌淡胖，苔白腻，脉濡缓，也为脾气虚之征。治宜补脾益气，除湿止泻，方用参苓白术散。经行泄泻脾虚证的代表方为参苓白术散，故选C。

46.【答案】E

【解析】月经先期+脾气虚症状：脾气虚弱，统血无权，冲任不固，故月经提前而至，量多；气虚血失温煦，则经色淡而质稀；脾虚中气不足，故神疲肢倦，气短懒言，小腹空坠；运化失职，则纳少便溏。舌淡红，苔薄白，脉缓弱，也为脾虚之征。本题易被B选项干扰，治宜鉴别。

47.【答案】C

【解析】《妇人大全良方》由宋代陈自明编著，首先提出"妇人以血为基本"的学术观点，指出月经先期的病机为"过于阳则前期而来"，月经后期病机引用王子亨所言"过于阴则后时而至"。

48.【答案】C

【解析】经断复来见于老年妇女，其一生经历了经、孕、产、乳等伤阴血的阶段，年届七七，肾气虚，天癸竭，太冲脉衰少，地道不通，经水断绝。当进入老年期，肾水阴虚逐渐影响他脏，或脾虚肝郁冲任失固或湿热下注、湿毒瘀结损伤冲任以致经断复行。故分为脾虚肝郁证、湿热下注证、血热证、肾阴虚证等。

49.【答案】D

【解析】胎漏分以下几个证型：①肾虚型；②气血亏虚型；③血热型；④血瘀型；⑤湿热型。故选D。

50.【答案】B

【解析】痛经肾气亏损证，治疗法则：补肾填精，养血止痛。方药举例：调肝汤（《傅青主女科》）。

51.【答案】B

【解析】崩漏肾阳虚证代表方为右归丸去肉桂，加补骨脂、淫羊藿。故选B。

52.【答案】C

【解析】经断复来湿毒瘀结证的主要证候：绝经后复见阴道出血，量少，淋漓不断，夹有杂色带下，恶臭，小腹疼痛，低热起伏，神疲，形体消瘦；舌质暗，或有瘀斑，苔白腻，脉细弱。故其经血特点：淋漓不断，夹有杂色带下，恶臭。

53.【答案】B

【解析】崩漏的主要病机是冲任损伤，不能制约经血。

54.【答案】D

【解析】瘀血内停，冲任阻滞，故经行涩少，色紫黑有血块，小腹刺痛拒按；血块下后瘀滞稍通，故使痛减；瘀血阻滞，气机不畅，故胸胁胀痛。舌紫暗，或有瘀斑紫点，脉涩有力，为血瘀之征。治宜活血化瘀，理气调经，用通瘀煎或桃红四物汤。丹栀逍遥散用于肝郁化热型月经先期；血府逐瘀汤：活血化瘀，行气止痛，主治闭经气滞血瘀证；少腹逐瘀汤：活血祛瘀，温经止痛，主治痛经寒凝血瘀证；乌药汤：理气行滞，活血调经，主治气滞型月经后期。

55.【答案】B

【解析】闭经寒凝血瘀型主要证候：经闭数月，小腹冷痛拒按，得热痛缓，形寒肢冷，面色青白，舌紫暗，苔白，脉沉紧。治疗法则：温经散寒，活血调经。方药举例：温经汤。本题容易错选答案E，E选项举元煎功用为益气升提。

56.【答案】A

【解析】生理性闭经包括青春前期闭经（即初潮后尚有一年半载的月经，数月来潮一次，且为无排卵月经，也属正常）、哺乳期闭经（母乳喂养的妇女在任何时候断奶，则常在断奶后2个月恢复月经）、绝经过渡期及绝经后闭经（绝经过渡期可能数月出现一次子宫出血，绝经后生殖器官逐渐萎缩，子宫也缩小）。

57.【答案】A

【解析】患者经期小腹胀痛拒按，诊为痛经，肝郁气滞，瘀滞冲任。气血运行不畅，经前经时，气血下注冲任，胞脉气血更加壅滞，"不通则痛"，故经行小腹胀痛拒按；肝气郁滞，故胸胁、乳房胀痛；冲任气滞血瘀，故经行不畅，经色紫暗有块；血块排出后，胞宫气血运行稍畅，故腹痛减轻。舌紫暗或有瘀点，脉弦或弦涩有力，也为气滞血瘀之征。

58.【答案】E

【解析】肾阴不足，热伏冲任，于经间期，阳气内动，阳气乘阴，迫血妄行，故发生出血；阴虚内热，故出血量少，色鲜红，质稠；肾主骨生髓，肾阴虚，脑髓失养，故头晕耳鸣；肾虚则外府失养，故腰腿酸软；阴虚内热，故手足心热；肾水亏损，不能上济于心，故夜寐不宁。舌红，少苔，脉细数，也为肾阴虚之征。

59.【答案】C

【解析】该题根据主要证候可以辨为月经先期的肝郁血热证，故首选的方剂为丹栀逍遥散。

60.【答案】D

【解析】崩漏的"治崩三法"是指塞流、澄源、复旧。

61.【答案】D

【解析】通过主要证候分析可知此证候为月经后期的肾虚证，故治疗首选的方剂为当归地黄饮。

62.【答案】C

【解析】痛经湿热蕴结型的主要证候：经前或经期小腹灼痛拒按，痛连腰骶，或平时小腹痛，至经前疼痛加剧，经量多或经期长，经色紫红，质稠或有血块，平素带下量多，黄稠臭秽，或伴低热，小便黄赤，舌红，苔黄腻，脉滑数或濡数。治疗法则：清热除湿，化瘀止痛。方药举例：清热调血汤。

63.【答案】C

【解析】痛经气滞血瘀证的主要证候是：经前或经期小腹胀痛拒按，经血量少，行而不畅，血色紫暗有块，块下痛暂减；乳房胀痛，胸闷不舒；舌质紫暗或有瘀点，脉弦。故选C。

64.【答案】E

【解析】月经过多血瘀证的主要证候是经行量多，色紫暗，有血块；经行腹痛，或平时小腹胀痛；舌紫暗或有瘀点，脉涩。气短懒言不属于血瘀证的主要证候。

65.【答案】E

【解析】本患者可辨为闭经痰湿阻滞证，代表方丹溪治湿痰方。故选E。

66.【答案】C

【解析】经间期出血，血色紫暗，夹有血块，小腹疼痛拒按，情志抑郁，舌紫暗或有瘀点，脉涩有力。治宜活血化瘀，理血归经，用逐瘀止血汤。血府逐瘀汤：活血化瘀，行气止痛，主治气滞血瘀证闭经；少腹逐瘀汤：活血祛瘀，温经止痛，主治寒凝血瘀证痛经；桃红四物汤：养血活血，主治血瘀型经期延长；桂枝茯苓丸：活血，化瘀，消癥，主治血瘀型经期延长和血瘀型癥瘕。

67.【答案】C

【解析】根据主要证候的描述，该患者是月经过少的血瘀证，故其治疗方剂为桃红四物汤。

68.【答案】C

【解析】月经过多的三个病因分别为气虚、血热、血瘀，故选项为C。

69.【答案】A

【解析】经间期出血需与月经先期、月经过少、赤带相鉴别。故选A。

70.【答案】D

【解析】月经先期肝郁血热证，主要证候：经期提前，量多或少，经色紫红，质稠有块，经前乳房、胸胁、少腹胀痛，烦躁易怒，口苦咽干，舌红，苔黄，脉弦数。

71.【答案】B

【解析】月经过少血虚证的主要证候是经来血量渐少，或点滴即净，色淡，质稀；或伴小腹空坠，头晕眼花，心悸怔忡，面色萎黄；舌淡红，脉细。选项B腰膝酸软不属于血虚证的主要证候。

72.【答案】E

【解析】根据主要证候的描述，该患者属于经断复来湿毒瘀结证，故其治法是利湿解毒，化瘀散结。

73.【答案】E

【解析】月经后期气滞证舌脉特点：舌质正常或红，苔薄白，脉弦或弦数。

74.【答案】B

【解析】东汉张仲景所著《金匮要略》是现存中医古籍中最早设妇科专篇的医著。

75.【答案】C

【解析】根据主要证候的描述，该患者属于经断复来湿热下注证，故其治疗首选的方剂是易黄汤。

76.【答案】A

【解析】赤带的排出无周期性，持续时间较长，或反复发作，多有接触性出血史；经间期出血的发生有明显的周期性，在2~7天内多能自然停止，在1个月内只发生1次出血，与赤带的反复发生或持续发生不同。

77.【答案】D

【解析】根据主要证候的描述，该患者属于经行情志异常心血不足证，故其治疗方剂是甘麦大枣汤合养心汤。

78.【答案】B

【解析】经期延长之虚热证。主要证候：经行时间延长，量少，色鲜红，质稠；咽干口燥，或见潮热颧红，或手足心热；舌红，少苔，脉细数。治法：养阴清热止血。方药：两地汤合二至丸、四乌贼骨一芦茹丸或固经丸。

79.【答案】A

【解析】《素问·上古天真论》曰："女子七岁，肾气盛，齿更发长；二七而天癸至，任脉通，太冲脉盛，月事以时下，故有子；三七，肾气平均，故真牙生而长极；四七，筋骨坚发长极，身体盛壮；五七，阳明脉衰，面始焦，发始堕；六七，三阳脉衰于上，面皆焦，发始白；七七，任脉虚，太冲脉衰少，天癸竭，地道不通，故形坏而无子也。"

80．【答案】D

【解析】素体虚弱，或劳倦过度，损伤脾气，中气不足，冲任不固，不能制约经血，以致经期延长。治宜补气升提，固冲调经，方用举元煎加阿胶、艾叶、海螵蛸。故 D 项最符。

81．【答案】D

【解析】痰湿内停，阻滞经络，与血相结，使气血运行不畅，血海满盈不足，故经量减少，色淡质黏腻。注意与 A 选项鉴别，A 选项可以是湿热型。B 色淡红，质清稀为血虚型；C 色淡暗，质清稀为肾虚型；E 色暗红，有血块为血瘀型。

82．【答案】B

【解析】素体阳盛，或情志不遂，肝郁化火，或感受热邪，或过食辛辣助阳之品，火热内盛，热伤冲任，迫血妄行，非时而下，遂致崩漏。治宜清热凉血、固冲止血，方用清热固经汤（《简明中医妇科学》）。

83．【答案】C

【解析】月经周期分为四期：行经期（行经第 1～5 天）；经后期（周期的第 6～13 天）；经间期即排卵期，又称"的候""真机""氤氲"之时（周期第 14～15 天）；经前期（周期第 16～30 天）。

84．【答案】E

【解析】虚热型崩漏症状：经来无期，量少淋漓不尽或量多势急，血色鲜红，面色潮红，烦热少寐，咽干口燥，便结，舌红，少苔，脉细数。

85．【答案】B

【解析】血热型月经过多：经行量多，色鲜红或深红，质黏稠，口渴饮冷，心烦多梦，尿黄便结，舌红，苔黄，脉滑数。治宜清热凉血，固冲止血，方用保阴煎加炒地榆、槐花。本题容易被 C 选项干扰，清经散用于阳盛血热证月经先期，本病之血热证，伴有热盛伤津之证如口渴饮冷，尿黄便结，应偏向阴虚血热证，故用保阴煎。

A3 和 A4 型题

说明：为共用题干单选题，考题是以一个共同题干的临床案例出现，请从中选择一个最佳答案。

1．【答案】E

【解析】寒客胞宫，血为寒凝，瘀滞冲任，血行不畅，故经前小腹冷痛；寒得热化，瘀滞暂通，故得热痛减；寒凝血瘀，冲任失畅，可见经色暗有血块；寒邪内盛，阻遏阳气，故畏寒肢冷，面色青白。舌暗，苔白，脉沉紧，均为寒凝血瘀之候。故治宜温经散寒，化瘀止痛，少腹逐瘀汤主治寒凝血瘀证，故选此方治疗。

2．【答案】D

【解析】寒客胞宫，血为寒凝，瘀滞冲任，血行不畅，故经前小腹冷痛；寒得热化，瘀滞暂通，故得热痛减；寒凝血瘀，冲任失畅，可见经色暗有血块；寒邪内盛，阻遏阳气，故畏寒肢冷，面色青白。舌暗，苔白，脉沉紧，均为寒凝血瘀之候。

3．【答案】A

【解析】故治宜温经散寒，化瘀止痛。

4．【答案】D

【解析】少腹逐瘀汤主治寒凝血瘀证，故选此方治疗。

5．【答案】B

【解析】患者因寒凝气闭，则见四肢冰凉，冷汗淋漓，加附子、细辛回阳散寒。

6．【答案】B

【解析】月经周期延长 7 天以上，甚至 3～5 个月一行，连续出现 2 个周期以上，称为月经后期，亦称"经行后期""月经延后"，患者连续 4 个月，月经周期推迟 7 天以上，可以辨病为月经后期，选 B。

7．【答案】C

【解析】阳气不足，阴寒内盛，不能温养脏腑，气血化生不足，冲任不充，血海满溢延迟，故月经推迟、量少；阳虚血失温煦，故经色淡红，质稀；阳虚不能温煦子宫，故小腹隐痛，喜暖喜按；阳虚肾气不足，外府失养，故腰酸无力；阳虚内寒，膀胱失于温煦，则小便清长；大便稀溏、舌淡苔白、脉沉细或细弱，为虚寒之征。故辨证为虚寒证。

8．【答案】C

【解析】虚寒证，治宜温阳散寒，养血调经。

9．【答案】B

【解析】虚寒证，治宜温阳散寒，养血调经，故选用《金匮要略》温经汤。《妇人大全良方》温经汤主治月经后期之实寒证。

10．【答案】C

【解析】本病若治疗不及时或失治，日久病深，常可发展为闭经，故应积极治疗。

11．【答案】C

【解析】根据患者连续 3 个月月经提前，经期正常，伴月经量少，无其他器质性病变，可考虑为月经先期。

12.【答案】A

【解析】阴液亏损，虚热内生，热伏冲任，血海不宁，则见月经先期而下；阴虚内热则见两颧潮红，手足心热，咽干口燥等症，舌红少苔、脉细数均为阴虚之象。故该患者可辨证为阴虚血热证。

13.【答案】E

【解析】治法为养阴清热调经。

14.【答案】B

【解析】两地汤主治月经先期，量少，属火热而水不足者。

15.【答案】D

【解析】患者因热灼血瘀，则见经夹血块，故宜加入茜草祛瘀止血。

二、产后恶露不尽、产后腹痛、产后发热、缺乳、不孕症【掌握】

A1 和 A2 型题

说明：为单选题，5个选项中可能同时有最佳正确答案和非错误答案，请从中选择一个最佳答案。

1.【答案】B

【解析】缺乳的主要病机为乳汁化源不足，无乳可下；或乳汁运行受阻，乳不得下。

2.【答案】C

【解析】产后过劳可导致恶露不绝、缺乳和子宫脱垂。

3.【答案】B

【解析】乳汁自出主要病机为胃气不固，气虚失摄；或肝经郁热，迫乳外溢。故选B。

4.【答案】D

【解析】人体是以五脏为中心的有机整体，脏腑生理功能的紊乱和脏腑气血阴阳的失调，均可导致妇产科疾病，其中关系最密切的是肾、肝、脾三脏。脾失健运：脾气素虚，或饮食不节、劳倦过度伤脾，或木郁侮土，脾虚气弱，健运失常，气血生化不足而脾虚血少，冲任失养，血海不盈，可出现月经后期、月经过少、闭经、胎萎不长、产后缺乳。故选D。

5.【答案】E

【解析】肝郁化热化火，火热之邪下扰冲任血海，迫血妄行，可致月经先期、月经过多、崩漏、胎漏、产后恶露不绝。

6.【答案】B

【解析】产后恶露不绝血瘀证证候：产后胞宫、胞脉空虚，寒邪乘虚而入，血为寒凝，结而成瘀；或七情内伤，气滞而血瘀，瘀阻冲任，血不归经，以致恶露淋漓不尽。故选B。

7.【答案】B

【解析】产后腹痛的基本病机为气血运行不畅，不荣则痛，或不通则痛。故治疗以补血化瘀、调畅气血为主。

A3 和 A4 型题

说明：为共用题干单选题，考题是以一个共同题干的临床案例出现，请从中选择一个最佳答案。

1.【答案】A

【解析】新产血室正开，百脉俱虚，邪毒乘虚内侵，损及胞宫、胞脉，正邪交争，致发热恶寒；邪毒与血相搏，结而成瘀，胞脉阻滞，则小腹疼痛拒按，恶露色紫暗；热迫血行则量多，热与血结则量少；热毒熏蒸，故恶露质如败酱，其气臭秽；热扰心神，则心烦不宁；热为阳邪，灼伤津液，则口渴喜饮，小便短赤，大便燥结。舌红，苔黄而干，脉数有力，为毒热内盛之征。

2.【答案】C

【解析】新产血室正开，百脉俱虚，邪毒乘虚内侵，损及胞宫、胞脉，正邪交争，致令发热恶寒；邪毒与血相搏，结而成瘀，胞脉阻滞，则小腹疼痛拒按，恶露色紫暗；热迫血行则量多，热与血结则量少；热毒熏蒸，故恶露质如败酱，其气臭秽；热扰心神，则心烦不宁；热为阳邪，灼伤津液，则口渴喜饮，小便短赤，大便燥结。舌红，苔黄而干，脉数有力，为毒热内盛之征。故其治法为清热解毒，凉血化瘀。

3.【答案】C

【解析】解毒活血汤具有清热解毒、凉血化瘀的功效。产后发热感染邪毒证主要是因为产后气血骤虚，邪毒乘虚而入，直犯胞宫，正邪交争导致发热。治宜清热解毒、凉血化瘀，首选方剂为解毒活血汤加减，故选 C。

4.【答案】A

【解析】患者因热入气分，耗气伤津，则见高热不退，烦渴多汗，尿少色黄，脉虚大而数，故可配合白虎加人参汤以清热养阴生津。

三、带下病、癥瘕【熟悉】

A1 和 A2 型题

说明：为单选题，5 个选项中可能同时有最佳正确答案和非错误答案，请从中选择一个最佳答案。

1.【答案】C

【解析】癥者，坚硬成块，固定不移，痛有定处，病属血分；瘕者，积块不坚，推之可移，痛无定处，病属气分。本病发病初期以实邪为主，中期以邪实正虚为主，后期以正虚为主，治疗原则是活血化瘀，软坚散结。本病常致女性月经或带下异常，甚至影响生育。

2.【答案】A

【解析】阴疮是指阴户生疮，结块红肿，热痛，或化脓腐烂，黄水淋沥，甚至溃疡如虫蚀，或者肿块位于阴道边侧，如有蚕茧。相当于西医学的外阴溃疡、前庭大腺炎、前庭大腺囊肿。

3.【答案】D

【解析】癥与瘕，两者病变性质有所不同。癥，坚硬成块，固定不移，推揉不散，痛有定处，病属血分。

4.【答案】E

【解析】带下量多色黄或黄绿，质脓性黏稠，有臭气，或如泡沫状，或豆渣状，为湿热下注。故选 E。

5.【答案】C

【解析】癥与瘕，按其病变性质有所不同。癥，坚硬成块，固定不移，推揉不散，痛有定处，病属血分。

6.【答案】A

【解析】肝藏血，主疏泄，性喜条达。抑郁愤怒，使肝气郁结，冲任失畅，导致月经后期、痛经、闭经、不孕等妇科疾病。故选 A。

7.【答案】B

【解析】人体是以五脏为中心的有机整体，脏腑生理功能的紊乱和脏腑气血阴阳的失调，均可导致妇产科疾病，其中关系最密切的是肾、肝、脾三脏。肝经湿热：肝郁乘脾，脾失健运，湿从内生，湿郁化热，湿热之邪下注任、带，使任脉不固，带脉失约，可发生带下病、阴痒。湿热蕴结胞中，或湿热瘀结，阻滞冲任，冲任不畅，发生不孕、盆腔炎、癥瘕等。故选 B。

A3 和 A4 型题

说明：为共用题干单选题，考题是以一个共同题干的临床案例出现，请从中选择一个最佳答案。

1.【答案】D

【解析】质地稀薄，如涕如唾，无臭味提示脾气虚弱运化失司，湿邪下注，损伤任带，使任脉不固，带脉失约，面色萎黄，神疲乏力，少气懒言，倦怠嗜睡，纳少便溏，舌体胖质淡，边有齿痕，苔薄白亦为脾胃虚弱之象，故辨为脾虚。故选 D。

2.【答案】E

【解析】脾虚型带下过多，治法：健脾益气，升阳除湿。

3.【答案】C

【解析】脾虚型带下过多，治法：健脾益气，升阳除湿。方药：完带汤，选 C。

4.【答案】D

【解析】带下过多若脾虚湿蕴化热，带下色黄黏稠，有臭味者，宜健脾除湿，清热止带，方选易黄汤，故选 D。

5.【答案】D

【解析】带下过多若带下日久，滑脱不止者，酌加芡实、龙骨、牡蛎、海螵蛸、金樱子等固涩止带。故选 D。

第四节 中医儿科【掌握】

一、感冒、咳嗽、哮喘、肺炎喘嗽、反复呼吸道感染【掌握】

A1 和 A2 型题
说明：为单选题，5个选项中可能同时有最佳正确答案和非错误答案，请从中选择一个最佳答案。

1.【答案】A
【解析】根据患者咳嗽痰稀，鼻流清涕，舌苔薄白，脉浮紧等可辨证为风寒咳嗽，故治宜疏风散寒，宣肃肺气。

2.【答案】A
【解析】患儿高热烦渴，乳蛾肿大溃烂，颈、腋、腹股沟处浅表淋巴结肿大，证型为痰热流注证，治疗宜清热化痰，通络散瘀。故方选清肝化痰丸。故选A。

3.【答案】D
【解析】暑伤肺胃治法：清暑益气，养阴生津。主方：王氏清暑益气汤加减。

4.【答案】A
【解析】根据题干的内容，患儿可诊断为暑伤肺胃型夏季热，治宜清热解暑，养阴生津。故选王氏清暑益气汤。

5.【答案】D
【解析】肺阴亏虚证证候：形体虚弱，干咳少痰，两颧发红，手足心热，盗汗，舌质偏红，少苔，脉细数无力。治法：养阴润肺。方药：沙参麦冬汤。

6.【答案】A
【解析】暑邪感冒首选新加香薷饮。选A。

7.【答案】E
【解析】哮以声响言，喘以气息言。故选E。

8.【答案】B
【解析】小儿喘嗽病机关键为肺气郁闭。故选B。

9.【答案】A
【解析】由于小儿肺脏娇嫩，感邪之后，失于宣肃，气机不畅，津液输布不利而内生痰液，痰壅气道，则咳嗽加剧，喉间痰鸣，为感冒夹痰。故选A。

10.【答案】A
【解析】患儿面色白，气短懒言，倦怠乏力，自汗怕冷，舌淡苔薄，脉细无力辨为缓解期肺脾气虚证，代表方为人参五味子汤合玉屏风散加减，故选A。

A3 和 A4 型题
说明：为共用题干单选题，考题是以一个共同题干的临床案例出现，请从中选择一个最佳答案。

1.【答案】C
【解析】患者平素嗜食肥甘辛辣，蕴热迫津，故汗多而黏；多汗腠理失密，外邪易侵，热蕴于胃，则口臭口干，口舌易生疮；肺热上行则咽红，下移大肠则便干。故导致本病的主要原因是肺胃实热。

2.【答案】A
【解析】导致本病的主要原因是肺胃实热，故治疗应清泻肺胃，凉膈散可凉膈散热，主治上中二焦邪郁生热证，故首选此方。

3.【答案】A
【解析】患者因风寒犯肺，引动伏痰，痰气交阻，阻塞气道，故见喉间痰鸣，呼吸急促，痰白清稀；风寒犯肺，肺气失宣，则见鼻流清涕，实表无汗，舌淡红苔白，脉浮紧。

4.【答案】B
【解析】寒性哮喘应选小青龙汤解表散寒温肺，三子养亲汤温肺化痰，两方合用共奏温肺散寒、涤痰定喘之功。

5.【答案】A
【解析】寒性哮喘应选小青龙汤解表散寒温肺，三子养亲汤温肺化痰，两方合用共奏温肺散寒、涤痰定喘之功。

6.【答案】C
【解析】西医治疗本病坚持长期、持续、规范、个体化的治疗原则。急性发作期主要以平喘、抗炎为主，常吸入速效β_2受体激动剂。慢性持续期和临床缓解期，可选用气道吸入糖皮质激素等抗炎药物，降低气道高反应性，防止气道重塑。

7.【答案】A

【解析】根据患者发热、咳嗽、气急、鼻煽、痰鸣及肺部听诊见固定的中细湿啰音等可初步诊断为肺炎喘嗽。

8.【答案】C

【解析】因痰热互结，闭阻于肺而见上述诸症，治宜清热涤痰，开肺定喘；五虎汤可清热宣肺，止咳平喘；葶苈大枣泻肺汤可泻肺行水，下气平喘，两方合用共奏清热涤痰、开肺定喘之功。

9.【答案】D

【解析】因痰热互结，闭阻于肺而见上述诸症，治宜清热涤痰，开肺定喘；五虎汤可清热宣肺，止咳平喘；葶苈大枣泻肺汤可泻肺行水，下气平喘，两方合用共奏清热涤痰、开肺定喘之功。故选五虎汤合葶苈大枣泻肺汤治疗本病。

C型题

说明：为案例分析题，考题是以一个共同题干的临床案例出现，其中有一个或多个答案。

1.【答案】D

【解析】患儿无窒息史，可排除吸入性肺炎，查体见三凹征，肺部可闻及湿啰音，考虑肺炎，故选D。

2.【答案】BCDEFGH

【解析】肺炎喘嗽对症治疗如下。氧疗：凡有呼吸困难、喘憋、口唇发绀、面色苍白等低氧血症表现者，应立即给氧。保持呼吸道通畅。及时清除鼻咽分泌物和吸痰，使用祛痰剂，雾化吸入；喘憋严重者选用支气管解痉剂；保证液体摄入量，有利于痰液排出。辅助检查如下。①外周血检查：a.血白细胞检查；b.C反应蛋白检查。②病原学检查：a.细菌培养；b.病毒分离；c.肺炎支原体抗体检测。③影像学检查：a.胸部X线；b.胸部CT。故选BCDEFGH。

3.【答案】C

【解析】发热，咳嗽，咽部红赤，舌红苔黄，指纹紫为痰热之征，故选C。

4.【答案】CF

【解析】肺炎喘嗽痰热闭肺治法：清热涤痰，开肺定喘。主方：五虎汤（《医宗金鉴》）合葶苈大枣泻肺汤（《金匮要略》）加减。故选CF。

5.【答案】C

【解析】患儿夏季发热，病情反复，可辨为夏季热，又见渴喜多饮，夜卧不宁，纳呆，便溏，小便频数，指纹青紫直透气关，舌红，苔白干，脉细数无力，为暑热内伤肺胃之征，故选C。

6.【答案】A

【解析】暑伤肺胃治法：清暑益气，养阴生津。主方：王氏清暑益气汤（《温热经纬》）加减。故选A。

7.【答案】A

【解析】暑伤肺胃治法：清暑益气，养阴生津。主方：王氏清暑益气汤（《温热经纬》）加减。故选A。

8.【答案】C

【解析】起病急骤，高热，头痛，烦躁，神昏，抽搐很容易和高热惊厥混淆，但是后者不会出现脑膜刺激征，故本病可辨为流行性乙型脑炎。壮热持续，剧烈头痛，恶心呕吐，神昏谵语，烦躁项强，四肢抽搐，舌苔黄腻、脉数弦是邪炽气营的典型证候，故选C。

9.【答案】B

【解析】流行性乙型脑炎邪炽气营的治法：清气凉营，涤痰镇惊。主方：清瘟败毒饮（《疫疹一得》）加减。故选B。

10.【答案】BC

【解析】流行性乙型脑炎反复抽搐者，加羚羊角粉、钩藤、地龙；神昏谵语者，加安宫牛黄丸或紫雪丹；喉间痰鸣者，加鲜竹沥，或用礞石滚痰丸；呕吐不止者，加生姜、竹茹或玉枢丹。故选CF。

11.【答案】C

【解析】本病当与小儿哮喘相鉴别，小儿哮喘以咳嗽气喘、喉间痰鸣、呼气延长、反复发作为主症，常不发热。肺部听诊以哮鸣音为主。本患儿持续高热，提示感染，考虑肺炎，症见高热，咳嗽剧烈，喉间痰鸣，口周略发绀。体征：体温39.0℃，呼吸56次/分，烦躁，哭闹不安，气急鼻煽，出现三凹征。既往无喘促发作病史，可辨为肺炎喘嗽病；舌红，苔黄腻，咽充血，指纹紫于风关均为痰热闭肺的辨证要点。故选C。

12.【答案】CE

【解析】肺炎喘嗽治法：清热涤痰，开肺定喘。主方：五虎汤（《医宗金鉴》）合葶苈大枣泻肺汤（《金匮要略》）加减。故选CE。

13.【答案】BD

【解析】肺炎喘嗽痰盛者，加浙贝母、天竺黄、鲜竹沥；热甚者，加黄芩、连翘；热盛便秘，痰壅喘急，加生大黄，或用牛黄夺命散涤痰泻火；面唇青紫者，加丹参、赤芍。备选答案中，可先排除化痰的贝母，泄热通便的大黄，活血凉血的丹参，瓜蒌清热涤痰，宽胸散结，润燥滑肠更偏于化痰，故不选。虎杖利湿退黄，清热解毒，散瘀止痛，化痰止咳；栀子泻火除烦，清热利湿，凉血解毒；用于热盛除烦更为适宜，故选BD。

14. 【答案】C

【解析】起病急骤，高热，头痛，烦躁，神昏，抽搐很容易和高热惊厥混淆，但是后者不会出现脑膜刺激征，故本病可辨为流行性乙型脑炎。壮热持续，剧烈头痛，恶心呕吐，神昏谵语，烦躁项强，四肢抽搐，舌苔黄腻、脉数弦是邪炽气营的典型证候，故选C。

15. 【答案】B

【解析】流行性乙型脑炎邪炽气营的治法：清气凉营，涤痰镇惊。主方：清瘟败毒饮（《疫疹一得》）加减。故选B。

16. 【答案】ACD

【解析】菊花：疏散风热，平抑肝阳，清肝明目，清热解毒。僵蚕：息风止痉，祛风止痛，化痰散结。蔓荆子：疏散风热，清利头目。龙胆：清热燥湿，泻肝胆火。大腹皮：行气宽中，行水消肿。瓜蒌：清热涤痰，宽胸散结，润燥滑肠。患者头痛因气营两燔，故具有清热泻火、清利头目的药物可缓解头痛，故选ACD。

17. 【答案】A

【解析】双侧扁桃体肿大，未见分泌物，可排除化脓性扁桃体炎；喉炎的典型症状是犬吠样咳嗽，亦可排除，患者发热、咽痛，有明确的受寒病史，可辨为感冒，即西医的急性上呼吸道感染。故选A。

18. 【答案】A

【解析】进一步需确定是病毒性感染还是细菌性感染，要进行血常规检查。病毒感染者，白细胞总数正常或偏低；合并细菌感染者，白细胞总数及中性粒细胞增高。故选A。

19. 【答案】B

【解析】患儿发热恶寒，口干口臭，大便干燥，小便黄少。咽充血，双侧扁桃体Ⅱ度肿大，舌红，苔黄厚，脉数。辨为风热感冒，方用银翘散加减。故选B。

二、口疮、呕吐、厌食、泄泻、腹痛【掌握】

A1和A2型题

说明：为单选题，5个选项中可能同时有最佳正确答案和非错误答案，请从中选择一个最佳答案。

1. 【答案】A

【解析】小儿厌食脾失健运证应调和脾胃，运脾开胃。选A。

2. 【答案】D

【解析】患者腹痛见拒按、嗳腐吞酸、痛而欲泻，泻后痛减，可辨为饮食积滞之腹痛。腹痛之饮食积滞证代表方为枳实导滞丸，故选D。

3. 【答案】D

【解析】虚火上炎型口疮的治则是滋阴降火，引火归原。

4. 【答案】B

【解析】该患者因外感风热邪毒，内应脾胃，上熏口舌，发为口疮；热灼肠胃，津液耗伤，故小便赤，大便干。故治宜疏风散火，清热解毒，银翘散可辛凉透表，清热解毒，故选此方。麻黄汤主治外感风寒表实证，泻心导赤散主治心火上炎证，凉膈散主治脾胃炽热证，六味地黄丸主治虚火上浮证。

5. 【答案】A

【解析】口疮，实证者病位多在心脾。

6. 【答案】B

【解析】泄泻应首辨暴泻与久泻，其次辨泻下之物，再辨脏腑定位。

7. 【答案】C

【解析】肾阳虚衰之泄泻表现为黎明前腹部作痛，肠鸣即泻，泻后痛减，完谷不化，腹部喜暖喜按，形寒肢冷，腰膝酸软，舌淡苔白，脉沉细。这种泄泻又称为"五更泻"。故选C。

8. 【答案】B

【解析】泄泻肝气乘脾证，证机概要：肝气不舒，横逆犯脾，脾失健运。治以痛泻要方加减抑肝扶脾。

9. 【答案】E

【解析】凡是以胃脘以下，耻骨毛际以上部位的疼痛为主要表现者，即为腹痛。其疼痛性质各异，若病因外感，突然剧痛，伴发症状明显者，常有明显诱发因素，属于急性腹痛。故选E。

10. 【答案】C

【解析】李中梓在《医宗必读·泄泻》中提出了著名的治泻九法，即淡渗、升提、清凉、疏利、甘缓、酸收、燥脾、温肾、固涩，全面系统地论述了泄泻的治法，是泄泻治疗学上的里程碑。答案选C。

11.【答案】E

【解析】关于腹痛的治疗，医师须密切注意患者的面色、腹痛部位、性质、程度、时间、腹诊情况、二便及其伴随症状，并须观察腹痛与情绪、饮食寒温等因素的关系。如见患者腹痛剧烈、拒按、冷汗淋漓、四肢不温、呕吐不止等症状，须警惕出现厥脱证，须立即处理，以免贻误病情。

12.【答案】D

【解析】腹痛瘀血内停证，证机概要是瘀血内停，气机阻滞，脉络不通。治以活血化瘀，和络止痛。方药选少腹逐瘀汤加减。

13.【答案】B

【解析】厌食多由喂养不当，脾胃运化功能失调所致，以长期食欲不振，厌恶进食为主症，无明显消瘦，精神尚好，一般无脘腹胀满，大便酸臭等症，病在脾胃，很少涉及他脏，预后良好。积滞以不思饮食，食而不化，脘腹胀满，大便酸臭为特征，无明显消瘦、精神烦躁等特征，但积久不消，损伤脾胃，水谷精微化生不足，致形体日渐消瘦，可转化为疳证。疳证由喂养不当或多种疾病影响，导致脾胃受损，气液耗伤，不能濡养脏腑、经脉、筋骨肌肤而形成的一种慢性消耗性疾病，临床以形体消瘦，面色无华，毛发干枯，精神萎靡或烦躁，饮食异常，大便不调为特征。

14.【答案】A

【解析】大便时溏时泻，水谷不化，脘腹胀闷面黄，肢倦乏力为脾虚之象，故用健脾益气之法。

15.【答案】A

【解析】腹痛饮食积滞证代表方为枳实导滞丸，故选A。

A3和A4型题

说明：为共用题干单选题，考题是以一个共同题干的临床案例出现，请从中选择一个最佳答案。

1.【答案】A

【解析】患者因湿热蕴结，下注大肠，传化失职，则见泻下急迫，量多次频；湿热交蒸，壅遏气机，则气味臭秽，伴有黏液。舌红苔黄腻，脉滑数，指纹紫均为湿热蕴结之征，故属湿热泻。

2.【答案】E

【解析】治宜清热利湿，方选葛根芩连汤治疗。

3.【答案】A

【解析】本病轻证治疗得当，预后良好，重证则预后较差，可出现气阴两伤，甚至阴竭阳脱；久泻不止，导致脾虚肝旺而生内风，可成慢惊风。

C型题

说明：为案例分析题，考题是以一个共同题干的临床案例出现，其中有一个或多个答案。

1.【答案】A

【解析】患儿高热，烦躁萎靡，反复惊厥，意识不清，可辨为急惊风，粪便常规示白细胞满视野，粪便隐血试验阳性提示中毒性菌痢可能性大。属于湿热疫毒，故选A。

2.【答案】AD

【解析】患儿目前对症治疗宜清热化湿，解毒息风，通利肠腑。葛根芩连汤，解表清里，临床常用于治疗急性肠炎、细菌性痢疾等属表证未解，里热甚者。白头翁汤具有清热解毒、凉血止痢之功效。主治热毒痢疾。故选AD。

3.【答案】ABCE

【解析】羚羊角平肝息风，清肝明目，清热解毒。钩藤息风定惊，清热平肝。地龙清热定惊，通络，平喘，利尿。木香行气止痛，健脾消食。僵蚕息风止痉，祛风止痛，化痰散结。石菖蒲开窍豁痰，醒神益智，化湿和胃。若抽搐不止，应加用息风定惊药物，故选ABCE。

4.【答案】E

【解析】脐部红肿热痛，流出脓水者称为脐疮，故选E。

5.【答案】AE

【解析】主要是由于断脐后护理不当，感受外邪所致。故选AE。

6.【答案】CF

【解析】脐疮治法：清热解毒，佐以外治。主方：犀角消毒饮（《医宗金鉴》）加减。故选CF。

7.【答案】E

【解析】脐疮治法：清热解毒，佐以外治。主方：犀角消毒饮（《医宗金鉴》）加减。故选E。

8.【答案】ABCDEF

【解析】脐疮常用药：金银花、水牛角、甘草、防风、荆芥、牛蒡子、黄连、连翘、蒲公英。各选项中的药物均符合上述用药思路，故全选。

9.【答案】A

【解析】以呕吐为主诉，故辨为呕吐病。选A。

10.【答案】B

【解析】朝食暮吐，暮食朝吐是脾胃虚寒的典型证候，见此可辨脾胃虚寒，故选B。

11.【答案】E

【解析】呕吐病脾胃虚寒证治法：温中散寒，和胃降逆。主方：丁萸理中汤（《医宗金鉴》）加减。故选E。

12.【答案】B

【解析】呕吐病脾胃虚寒证治法：温中散寒，和胃降逆。主方：丁萸理中汤（《医宗金鉴》）加减。故选B。

13.【答案】A

【解析】患儿依偎母怀、蜷缩而卧，鼻流清涕，提示感受表寒，故选A。

14.【答案】A

【解析】此为指纹观察方法 指纹的辨证纲要，可以归纳为"浮沉分表里，红紫辨寒热，淡滞定虚实，三关测轻重"。红紫辨寒热：纹色鲜红浮露，多为外感风寒；纹色紫红，多为邪热郁滞；纹色淡红，多为内有虚寒；纹色青紫，多为瘀热内结；纹色深紫，多为瘀滞络闭，病情深重。淡滞定虚实：指纹色淡，推之流畅，主气血亏虚；指纹色紫，推之滞涩，复盈缓慢，主实邪内滞，如瘀热、痰湿、积滞等。患儿目前为外感风寒而发热，指纹当为鲜红色。故选A。

15.【答案】E

【解析】患儿恶寒重发热轻，见咳嗽，可辨为风寒咳嗽，本证型首选方为杏苏散。故选E。

16.【答案】C

【解析】临床表现以反复发作的脐周疼痛，时作时止，饮食异常，面色苍黄，大便下虫为主要特征的一类疾病为蛔虫病。根据题干中患儿的表现，可辨为蛔虫病。故选C。

17.【答案】C

【解析】患儿肚腹膨隆，腹痛时可扪及条索状物，为虫聚成瘕的证候，故选C。

18.【答案】DE

【解析】蛔虫病需做彩超结合粪虫卵检查确诊，故选DE。

19.【答案】D

【解析】患儿目前主诉腹泻，故辨为泄泻，选D。

20.【答案】AF

【解析】排蛋花水样便，8～10次/日，每次量较多，肠鸣音亢进，肛周潮红，舌红，苔黄而干，为湿热征象，纳呆口渴，小便少，精神疲乏，皮肤弹性较差，前囟已闭，双眼眶稍凹陷，哭时少泪为气阴两伤证候，故选AF。

21.【答案】BG

【解析】湿热证用葛根黄芩黄连汤（《伤寒论》）加减，气阴两虚用人参乌梅汤。选BG。

22.【答案】C

【解析】患儿有明确的神经损伤的症状，又有腹痛、腹泻、脓血便、里急后重等消化道症状，可辨为湿热疫毒型急惊风，即西医学的中毒性菌痢。

23.【答案】ABCDEF

【解析】急惊风病必要时可行血常规、大便常规、大便培养、脑脊液、脑电图、脑CT等检查协助诊断。故全选。

24.【答案】D

【解析】急惊风病湿热疫毒证治法：清热化湿，解毒息风。主方：黄连解毒汤（《肘后备急方》）合白头翁汤（《伤寒论》）加减。故选D。

三、汗证、遗尿、手足口病、紫癜、注意缺陷多动障碍【掌握】

A1和A2型题

说明：为单选题，5个选项中可能同时有最佳正确答案和非错误答案，请从中选择一个最佳答案。

1.【答案】C

【解析】过敏性紫癜皮损常呈对称分布，免疫性血小板减少症皮损多为不对称分布。

2.【答案】E

【解析】手足口病主要表现为口腔及手足部发生疱疹，在口腔疱疹出现后1～2天可见皮肤斑丘疹，呈离心性分布，以手足部多见，质地较硬，多不破溃，内有混浊液体。疱疹一般7～10天消退，疹退后无瘢痕及色素沉着。

3.【答案】D

【解析】根据患者临床表现诊断为手足口病之邪犯肺脾证，治法为宣肺解表，清热化湿。手足口病主要表现为口腔及手足部发生疱疹、斑丘疹，伴发热等。患儿伴咳嗽、便溏，舌质红，苔薄黄略腻，脉浮数，符合邪犯肺脾之证，故以宣肺解表，清热化湿。

4.【答案】A

【解析】紫癜的治疗，实证以清热凉血为主，随证配用祛风通络、缓急和中药；虚证以益气摄血、滋阴降火为主。故选A。

5.【答案】B

【解析】小儿紫癜为中医病名。亦称紫斑，以血液溢于皮肤、黏膜之下，出现瘀点瘀斑，压之不褪色为其临床特征，是小儿常见的出血性疾病之一。常伴鼻衄、齿衄，甚则呕血、便血、尿血。中医学认为本病的病因是脏腑之血不足所致，主要病位在心、脾、肾、肝。故选B。

6.【答案】C

【解析】气不摄血型紫癜，治以补心益脾，纳气固摄，方用归脾汤。

7.【答案】A

【解析】手足口病的病位在肺脾两经，故选A。

8.【答案】D

【解析】手足口病之邪犯肺脾可选用甘露消毒丹以宣肺解表，清热化湿。

9.【答案】E

【解析】手足口病，急性起病，发热、口痛、厌食，口腔黏膜出现散在疱疹或溃疡，位于舌、颊黏膜及硬腭等处为多，也可波及软腭、牙龈、扁桃体和咽部。手、足、臀部、臂部、腿部出现斑丘疹，后转为疱疹，疱疹周围可有炎性红晕，疱内液体较少。手足部较多，掌背面均有。皮疹数少则几个多则几十个。

消退后不留痕迹，无色素沉着。部分病例仅表现为皮疹或疱疹性咽峡炎。多在一周内痊愈，预后良好。部分病例皮疹表现不典型，如单一部位或仅表现为斑丘疹。

10.【答案】D

【解析】汗证湿热迫蒸证，由于脾胃湿热蕴积，热迫津液外泄，故自汗或盗汗；头为诸阳之会，脾主四肢，故头部或四肢汗多；湿热郁蒸，故口臭、口渴不欲饮；小便色黄，舌质红，苔黄腻，脉滑数，均为湿热之象。所以汗证湿热迫蒸证的治疗原则是清热泻脾。本题选D。

11.【答案】A

【解析】气阴亏虚型汗证的临床表现是以盗汗为主，也常伴自汗，形体消瘦，汗出较多，神萎不振，心烦少寐，寐后汗多，或伴低热，口干，手足心灼热，哭声无力，口唇淡红，舌淡，苔少或见剥苔，脉细弱或细数。

12.【答案】A

【解析】根据题干中的表现，患儿可诊断为阴虚火炎型紫癜，治宜滋阴降火，凉血止血。故选大补阴丸。

13.【答案】C

【解析】汗出恶风，易于感冒为表虚失固，体倦乏力，面色少华，舌苔薄白，脉弱为气虚，治以益气固表为法，方用玉屏风散。

14.【答案】C

【解析】气不摄血型紫癜，治以补心益脾、纳气固摄，方用归脾汤。

A3和A4型题

说明：为共用题干单选题，考题是以一个共同题干的临床案例出现，请从中选择一个最佳答案。

1.【答案】D

【解析】手足口病是由感受手足口病时邪引起的急性发疹性传染病，以手掌、足趾、口腔及臀等部位斑丘疹、疱疹或伴发热为特征。根据该患者的临床表现及检查，可初步诊断为手足口病。

2.【答案】A

【解析】患者因湿热邪毒从口鼻入侵，致肺气失宣，故见发热咳嗽、流涕、呕吐，邪毒从肌表透发则见口腔等部位疱疹，为邪犯肺脾，正盛邪轻，证属风热外侵证。

3.【答案】C

【解析】治宜宣肺解表，清热化湿。

4.【答案】A

【解析】治宜宣肺解表，清热化湿，甘露消毒丹可利湿化浊、清热解毒，故选此方治疗。

C型题

说明：为案例分析题，考题是以一个共同题干的临床案例出现，其中有一个或多个答案。

1.【答案】C

【解析】临床以发热，皮肤黏膜分批出现红色斑丘疹、疱疹、结痂，且同时存在为主要特征的一类疾病称为水痘。故选C。

2.【答案】B

【解析】壮热烦躁，皮疹分布密集、疹色紫暗，疱浆混浊，疹点密布是邪炽气营的辨证要点。治法：清气凉营，解毒化湿。主方：清胃解毒汤（《痘疹传心录》）加减。故选 B。

3. 【答案】B

【解析】邪炽气营证。治法：清气凉营，解毒化湿。主方：清胃解毒汤（《痘疹传心录》）加减。故选 B。

4. 【答案】E

【解析】同第 3 题【解析】。

5. 【答案】BE

【解析】以手掌、足跖、口腔及臀等部位出现斑丘疹、疱疹，或伴发热为特征，可辨为手足口病。口腔疼痛，口臭、流涎，小便黄，大便秘结。查体：咽部、口腔黏膜可见散在疱疹、溃疡，手足心部及臀部见红色疱疹，色泽紫暗，疱液混浊，舌红绛，苔黄厚腻，脉滑数。一派湿热之证，辨为湿热蒸盛证。故选 BE。

6. 【答案】B

【解析】手足口病湿热蒸盛证治法：清热凉营，解毒祛湿。主方：清瘟败毒饮（《疫疹一得》）加减。故选 B。

7. 【答案】AB

【解析】手足口病应与水痘及疱疹性咽峡炎相鉴别。故选 AB。

8. 【答案】C

【解析】患儿可辨为注意缺陷多动障碍。多动少静，动作不剧烈，脾气略急，寐少，属心气虚，面色不华，纳差，形体较瘦属脾虚之征，故辨为心脾两虚。选 C。

9. 【答案】A

【解析】注意缺陷多动障碍心脾两虚证治法：养心安神，健脾益气。主方：归脾汤（《正体类要》）合甘草小麦大枣汤（《金匮要略》）加减。故选 A。

10. 【答案】BC

【解析】注意缺陷多动障碍心脾两虚证治法：养心安神，健脾益气。主方：归脾汤（《正体类要》）合甘草小麦大枣汤（《金匮要略》）加减。故选 BC。

11. 【答案】BD

【解析】注意缺陷多动障碍心脾两虚证治疗时：思想不集中者，加益智仁、龙骨；睡眠不熟者，加五味子、首乌藤；记忆力差，动作笨拙，苔厚腻者，加半夏、陈皮、石菖蒲。结合患者，可选 BD。

12. 【答案】BCF

【解析】患者总属气虚，待好转后尚需健脾益气，故选 BCF。

13. 【答案】ABCDE

【解析】预防调护措施如下。①孕妇应保持心情愉快，精神安宁，营养均衡，禁烟酒，慎用药物，避免早产、难产及新生儿窒息。②注意防止小儿脑外伤、中毒及中枢神经系统感染。③保证儿童有规律的生活，培养良好的生活习惯。④注意早期发现小儿的异常表现，及早进行疏导及治疗，防止攻击性、破坏性及危险性行为发生。⑤关心体谅患儿，对其行为及学习进行耐心的帮助与训练，要循序渐进，不责骂不体罚，稍有进步即给予表扬和鼓励。⑥保证患儿营养，补充蛋白质、水果及新鲜蔬菜，避免食用有兴奋性和刺激性的饮料和食物。故选 ABCDE。

14. 【答案】C

【解析】患儿白天小便次数较多，夜间尿床为主诉，可辨为遗尿，有明确的外感伤肺病史，并见纳呆便溏，舌淡红，苔薄白，脉沉无力，为肺脾气虚之征，故辨为遗尿之肺脾气虚，选 C。

15. 【答案】AD

【解析】遗尿病肺脾气虚证治法：补肺健脾，固摄小便。主方：补中益气汤（《脾胃论》）合缩泉丸（《魏氏家藏方》）加减。故选 AD。

16. 【答案】A

【解析】遗尿病辅助检查：尿常规、尿细菌培养均无异常，泌尿系统 B 超或可见膀胱容量小，腰骶部 X 线或磁共振成像检查或可见隐性脊柱裂。故选 A。

第五节　中医骨伤科【掌握】

颈椎病、急性腰扭伤、腰椎间盘突出症、肩周炎、股骨头缺血性坏死、骨关节炎、骨质疏松症【掌握】

A1 和 A2 型题

说明：为单选题，5 个选项中可能同时有最佳正确答案和非错误答案，请从中选择一个最佳答案。

1. 【答案】E

【解析】颈椎病常见的基本类型包括：神经根

型颈椎病、脊髓型颈椎病、交感神经型颈椎病、椎动脉型颈椎病。

2.【答案】B

【解析】严重腰部扭伤者应绝对卧硬板床 2～3 周，原则上不少于 7 天，然后腰围固定 3～4 周；中度者可采用硬板床休息，以减轻疼痛，缓解肌肉痉挛，防止进一步损伤；轻度者可休息数天后，用腰围保护起床活动。

3.【答案】A

【解析】股骨头、颈部的血运主要来自 3 个途径。①关节囊的小动脉：来源于旋内动脉、旋股外侧动脉、臀下动脉和闭孔动脉的吻合部到关节囊附着部，分为骺外动脉、上干骺端和下干骺端动脉，进入股骨颈，供应股骨颈和大部分股骨头的血运。②股骨干滋养动脉仅达股骨颈支基底部，小部分与关节囊的小动脉有吻合支。③圆韧带的小动脉：较细，仅供应股骨头内下部分的血运，与关节囊小动脉有吻合支。股骨头的血液供应主要依靠关节囊与圆韧带的血管。

4.【答案】B

【解析】腰部扭伤多因突然遭受间接暴力致腰肌筋膜、韧带损伤和小关节错缝。

5.【答案】E

【解析】骨盆牵引，适用于初次发作或反复发作的急性期腰椎间盘突出症患者。

6.【答案】C

【解析】腰椎间盘突出症多见于青壮年，起病较急，反复发作病史，腰痛和放射性腿痛，体征上多有脊柱侧弯、平腰畸形，下腰部棘突旁压痛并向一侧下肢放射，直腿抬高试验及加强试验阳性。腰椎椎管狭窄症多见于 40 岁以上中年人，起病缓慢，与中央型椎间盘突出症的突然发病不同，主要症状是腰腿痛和间歇性跛行，腰部后伸受限，并引起小腿疼痛，其症状和体征往往不一致。

7.【答案】E

【解析】腰椎间盘突出症的体征：腰部畸形、腰部压痛及叩痛、腰部活动受限、皮肤感觉障碍、肌力减退或肌萎缩、腱反射消失或减弱，特殊检查（直腿抬高试验阳性、加强试验阳性、屈颈试验阳性、仰卧挺腹试验与颈静脉压迫试验阳性，股神经牵拉试验阳性）。

8.【答案】A

【解析】腰椎间盘退变是引起腰椎间盘突出症的主要内在原因。随着年龄的增长、长期的劳损及不良姿势等因素的影响，椎间盘的髓核含水量逐渐减少，纤维环的韧性也会下降。

9.【答案】C

【解析】第 3、4 腰椎椎间盘突出，压迫腰 4 神经根，可引起大腿前侧、小腿前内侧皮肤感觉异常。第 4、5 腰椎椎间盘突出，压迫腰 5 神经根，可引起小腿前外侧、足背前内侧及足底皮肤感觉异常。第 5 腰椎、第 1 骶椎椎间盘突出，压迫骶 1 神经根，引起小腿后外侧、足背外侧皮肤感觉异常。

10.【答案】E

【解析】股骨头缺血性坏死与创伤、慢性劳损、较长时间或大量使用激素、长期过量饮酒、接触放射线等原因有关，另外，减压病、戈谢病、镰状细胞病等也与股骨头缺血性坏死的发病有关。

11.【答案】E

【解析】肩周炎是以肩痛、肩关节活动障碍为主要特征的筋伤，根据该患者肩痛、活动受限等表现及检查可见肩关节外展试验阳性等，均可考虑为肩周炎。

12.【答案】C

【解析】反射性交感神经营养不良患者的患肢 X 线片示骨质疏松。

A3 和 A4 型题

说明：为共用题干单选题，考题是以一个共同题干的临床案例出现，请从中选择一个最佳答案。

1.【答案】D

【解析】肩周炎肌肉萎缩期由于粘连日久，关节功能障碍出现失用性肌萎缩，尤以三角肌、冈上肌萎缩明显，萎缩的程度与病程时间的长短有关。故选 D。

2.【答案】A

【解析】肩周炎临床上以肩关节周围疼痛、活动功能障碍为主要特征。患者右肩部疼痛 2 月，近一周疼痛加重。关节功能明显障碍，梳头和穿衣等动作受限，肩关节周围有多处压痛点，符合其定义描述，故选 A。

3.【答案】D

【解析】本病好发于中老年人（50 岁左右），女性发病率高于男性，故有"五十肩""漏肩风""肩凝症""冻结肩"之称。本病属中医学"肩痹"范畴。故选 D。

4.【答案】D

【解析】腰痛主要分为寒湿腰痛、湿热腰痛、瘀血腰痛、肾虚腰痛。寒湿腰痛：腰部冷痛，酸胀重着，转侧不利，静卧痛势不减，寒冷、阴雨天发作或加重；湿热腰痛：腰部疼痛，重着而灼热，暑湿阴雨天加重，活动后可减轻，身体困重，小便短赤；血瘀腰痛：腰痛如刺，痛有定处，痛处拒按，日轻夜重，舌暗或有瘀斑。故选 D。

5.【答案】C

【解析】该病辨证为湿热腰痛，方用四妙丸清热利湿，舒筋止痛。

6.【答案】D

【解析】该病辨证为湿热腰痛，方用四妙丸清热利湿，舒筋止痛。

7.【答案】D

【解析】湿热耗阴，口咽干燥，手足心热，可与二至丸合用补益肝肾。

C 型题

说明：为案例分析题，考题是以一个共同题干的临床案例出现，其中有一个或多个答案。

1.【答案】E

【解析】起病急骤，持续高热在 39℃ 以上，寒战，穿刺抽得少许脓液，可辨为急性化脓性骨髓炎。故选 E。

2.【答案】ABC

【解析】急性化脓性骨髓炎，热毒注骨或创口红肿而脓未成者，以消法为主，治疗原则为清热解毒，活血通络。可选用仙方活命饮、黄连解毒汤、五味消毒饮等加减。故选 ABC。

3.【答案】ABCF

【解析】化脓性骨髓炎预防调护要抬高患肢，以利减轻肿胀；限制患肢活动，必要时用石膏托固定患肢，防止发生病理性骨折。故选 ABCF。

4.【答案】E

【解析】窦道、稀薄脓液流出，结合 X 线示死骨，可辨为慢性化脓性骨髓炎，故选 E。

5.【答案】DEF

【解析】急性骨髓炎脓已溃或已转入慢性期者，治疗原则以气血双补为主，可选用八珍汤、十全大补汤。故选 DEF。

6.【答案】ABC

【解析】化脓性骨髓炎手术治疗：对已形成骨膜下脓肿或穿破骨膜致软组织脓肿者，应及时做切开排脓引流手术。有死骨形成时，需手术凿开骨皮质摘除死骨。脓液流注进入关者应早期手术切开排脓。对经久不愈的窦道可采用窦道搔刮术促进其愈合。故选 ABC。

7.【答案】B

【解析】伤口局部瘀肿疼痛较重者，以活血化瘀，消肿止痛为原则，采用复元活血汤或活血止痛汤加减治疗。

8.【答案】DF

【解析】伤口局部瘀肿疼痛较重者，以活血化瘀，消肿止痛为原则。初期宜活血祛瘀，消肿止痛，内服可选用桃红四物汤、活血止痛汤、肢伤一方加减，外敷消瘀止痛药膏、双柏散；此为通用治法。故选 DF。

9.【答案】AD

【解析】各种软组织损伤初期宜活血祛瘀，消肿止痛，可内服活血止痛汤或肢伤一方加减，外敷消瘀止痛膏或双柏散。此为通用治法。故选 AD。

10.【答案】A

【解析】患者有明确的骨折病史，兼大便不通，尿少黄赤，舌红，有瘀斑，苔黄，脉洪大而数。应活血化瘀兼通腑泄热，故选 A。

11.【答案】AC

【解析】骨伤内治法中攻下逐瘀法适用于损伤早期蓄瘀，大便不通，腹胀拒按，舌苔黄，脉洪大而数的体实患者。临床多应用于胸、腰、腹部损伤蓄瘀而致的阳明腑实证，常用方剂有大成汤、桃核承气汤、鸡鸣散加减等。故选 AC。

12.【答案】BC

【解析】骨折后以接骨续筋类药膏为主，如接骨续筋药膏、外敷接骨散、驳骨散、碎骨丹等。故选 BC。

13.【答案】D

【解析】骨伤内治法中开窍活血法属"开法"，是用辛香开窍、活血化瘀、镇心安神的药物，以治疗跌仆损伤后气血逆乱、气滞血瘀、瘀血攻心、神昏窍闭等危重症的一种急救方法。适用于头部损伤或跌打致重症神志昏迷者。故选 D。

14.【答案】F

【解析】骨伤内治法中开窍活血法常用方剂有苏合香丸、复苏汤、羚角钩藤汤、镇肝息风汤等。若热毒蕴结筋脉而致神昏谵语、高热抽搐者，宜用紫雪丹合清营凉血之剂。故选 F。

15.【答案】BC

【解析】各种软组织损伤初期宜活血祛瘀，消肿止痛，可内服活血止痛汤或肢伤一方加减，外敷消瘀止痛膏或双柏散。此为通用治法。故选 BC。

16.【答案】E

【解析】患者病程已过三周，未见明显器质性损伤并未诉明显脏腑不适，故选 E。骨伤内治法中和营止痛法属"和法"，适用于损伤后，虽经消、下等法治疗，但仍气滞瘀凝，肿痛尚未尽除，而继续运用攻下之法又恐伤正气。常用方剂有和营止痛汤、橘术四物汤、定痛和血汤、和营通气散等。

17.【答案】DE

【解析】骨伤内治法之祛邪通络法属"和法"，适用于损伤后，虽经消、下等法治疗，但仍气滞瘀凝，肿痛尚未尽除，而继续运用攻下之法又恐伤正气。常用方剂有和营止痛汤、橘术四物汤、定痛和血汤、和营通气散等。故选 DE。

18.【答案】BCD

【解析】筋伤急性期治疗以舒筋活血、通络止痛为主，内服舒筋活血汤加减，外敷消瘀止痛膏或三色敷药、活血散或消肿止痛膏。舒筋活络药膏有舒筋活血、消肿止痛的功效，适用于跌打损伤、肿痛、筋脉拘挛等情况，对于髌下脂肪垫损伤引起的肿痛、活动受限等症状有较好的缓解作用。故选 BCD。

19.【答案】E

【解析】骨伤内治法中，补益肝肾法又称强壮筋骨法，凡骨折、脱位、筋伤的后期，年老体虚、筋骨痿弱、肢体关节屈伸不利、骨折迟缓愈合、骨质疏松等肝肾亏虚者，均可使用本法加强肝肾功能，加速骨折愈合，增强机体抗病能力，以利损伤的修复。常用方剂有壮筋养血汤、生血补髓汤；肾阴虚用六味地黄汤或左归丸；肾阳虚用金匮肾气丸或右归丸；筋骨痿软、疲乏衰弱者用健步虎潜丸、壮筋续骨丹等。在补益肝肾法中加补气养血药，可增强养肝益肾的功效，加速损伤筋骨的康复。故选 E。

20.【答案】CDF

【解析】骨伤内治法中，补益肝肾法又称强壮筋骨法，凡骨折、脱位、筋伤的后期，年老体虚、筋骨痿弱、肢体关节屈伸不利、骨折迟缓愈合、骨质疏松等肝肾亏虚者，均可使用本法加强肝肾功能，加速骨折愈合，增强机体抗病能力，以利损伤的修复。常用方剂有壮筋养血汤、生血补髓汤；肾阴虚用六味地黄汤或左归丸；肾阳虚用金匮肾气丸或右归丸；筋骨痿软、疲乏衰弱者用健步虎潜丸、壮筋续骨丹等。在补益肝肾法中加补气养血药，可增强养肝益肾的功效，加速损伤筋骨的康复。故选 CDF。

21.【答案】F

【解析】胫骨骨折治疗的练功活动，整复固定后，即做踝、足部关节屈伸活动及股四头肌锻炼。稳定性骨折从第2周开始进行抬腿及屈膝关节活动，在第4周开始扶双拐做不负重步行锻炼。不稳定性骨折，解除牵引后仍需在床上继续功能锻炼5～7天，才可扶双拐做不负重步行锻炼。8～10周后根据 X 线片及临床检查的结果，达到临床愈合标准即可去除外固定。故选 F。

22.【答案】DE

【解析】患者病程已过三周，未见骨折及脏腑不适，但仍有明显筋伤症状，故选 DE。骨伤内治法和营止痛法属"和法"，适用于损伤后，虽经消、下等法治疗，但肿痛尚未尽除，而继续运用攻下之法又恐伤正气。常用方剂有和营止痛汤、橘术四物汤、定痛和血汤、和营通气散等。接骨续筋法属"续法"，适用于损伤中期，筋骨已有连接但未坚实者。瘀血不去则新血不生，新血不生则骨不能合，筋不能续，所以使用接骨续筋药，佐活血祛瘀之药，以活血化瘀，接骨续筋。常用方剂有续骨活血汤、新伤续断汤、接骨丹、接骨紫金丹等。

23.【答案】DE

【解析】骨伤内治法中和营止痛法属"和法"，适用于损伤后，虽经消、下等法治疗，但仍气滞瘀凝，肿痛尚未尽除，而继续运用攻下之法又恐伤正气。常用方剂有和营止痛汤、橘术四物汤、定痛和血汤、和营通气散等。接骨续筋法属"续法"，适用于损伤中期，筋骨已有连接但未坚实者。瘀血不去则新血不生，新血不生则骨不能合，筋不能续，所以使用接骨续筋药，佐活血祛瘀之药，以活血化瘀，接骨续筋。常用方剂有续骨活血汤、新伤续断汤、接骨丹、接骨紫金丹等。故选 DE。

24.【答案】CDE

【解析】同第18题【解析】。

25.【答案】E

【解析】患者语音低，头晕，目眩，脱发，面色苍白，爪甲不华，肌肤干燥枯裂，形体消瘦，神疲肢倦，舌淡，苔薄白，脉细为典型气血亏虚之征，故宜用补气养血法，选 E。

26.【答案】CF

【解析】骨伤内治法中补气养血法是使用补养气血药物，使气血旺盛以濡养筋骨的治疗方法。凡外伤筋骨，内伤气血及长期卧床，出现气血亏损、筋骨痿弱等证候，均可应用本法。损伤气虚为主，用四君子汤；损伤血虚为主，用四物汤；气血双补用八珍汤或十全大补汤。故选 CF。

27.【答案】ABF

【解析】病程已久，应加强营养调护，外用中药熏洗配合功能训练，石膏固定与下肢牵引用于骨折初期和中期。故选 ABF。

28.【答案】D

【解析】病程日久，且见头晕、目干、容易疲劳、口燥咽干、失眠多梦等阴虚之征，故选用补益肝肾法，选 D。

29．【答案】AD

【解析】骨伤内治法中补益肝肾法常用方剂有壮筋养血汤、生血补髓汤；肾阴虚用六味地黄汤或左归丸；肾阳虚用金匮肾气丸或右归丸；筋骨痿软、疲乏衰弱者用健步虎潜丸、壮筋续骨丹等。故选 AD。

30．【答案】ABF

【解析】病程已久，应加强营养调护，外用中药熏洗配合功能训练，手术治疗与下肢牵引用于骨折初期和中期。故选 ABF。

31．【答案】CD

【解析】老年患者，腰背疼痛，且见腹胀满，食后为甚，不思饮食，大便溏薄，精神不振，形体消瘦，肢体倦怠，少气懒言，面色萎黄，舌淡，苔白脉缓弱无力等一派脾胃虚弱之象，故选 CD。

32．【答案】ADEF

【解析】骨伤内治法中补益肝肾法：常用方剂有壮筋养血汤、生血补髓汤；肾阴虚用六味地黄汤或左归丸；肾阳虚用金匮肾气丸或右归丸；筋骨痿软、疲乏衰弱者用健步虎潜丸、壮筋续骨丹等。在补益肝肾法中加补气养血药，可增强养肝益肾的功效，加速损伤筋骨的康复。补养脾胃法适用于损伤后期，耗伤正气，或长期卧床缺少活动，而导致饮食不消，四肢疲乏无力，肌肉萎缩等脾胃气虚者。补益脾胃可促进气血生化，充养四肢百骸，本法即通过助生化之源而加速损伤筋骨的修复，为损伤后期常用之调理方法。常用方剂有补中益气汤、参苓白术散、归脾汤、健脾养胃汤等。故选 ADEF。

33．【答案】AF

【解析】患者年老，应加强营养调护，配合适当功能训练，故选 AF。

34．【答案】F

【解析】患者病久，且见每逢天气变化或劳累后右肩酸痛不适。舒筋活络法最宜。骨伤内治法中舒筋活络法属"舒法"，适用于损伤后期，气血运行不畅，瘀血未尽，腠理空虚，复感外邪，以致风寒湿邪入络，遇气候变化则局部症状加重的陈伤旧疾的治疗。故选 F。

35．【答案】CF

【解析】如陈伤旧患寒湿入络者用小活络丹、大活络丹、麻桂温经汤；肢节瘀痛者，用蠲痹汤、舒筋汤、舒筋活血汤；腰痹痛者，用独活寄生汤、三痹汤。祛风寒湿药，药性多辛燥，易损伤阴血，故阴虚者慎用，或配合养血滋阴药同用。故选 CF。

36．【答案】CE

【解析】患者治疗宜舒经活络、温经散寒，故选 CE。

37．【答案】CE

【解析】多关节疼痛，关节僵硬、肿胀、畸形、关节病变呈对称性，可考虑类风湿性关节炎，即中医尪痹，故选 CE。

38．【答案】CD

【解析】病变活动期红细胞沉降率增快，类风湿因子检查阳性，故选 CD。

39．【答案】D

【解析】尪痹系风寒湿邪客于关节气血痹阻所致的骨关节疾病，以小关节疼痛、肿胀及晨僵为特点，多见于中老年人。治疗宜补肾祛寒、通经活络，选 D。

40．【答案】D

【解析】尪痹的代表方补肾祛寒治尪汤，故选 D。

41．【答案】B

【解析】双膝关节的关节间隙狭窄明显是人工全膝关节置换术的手术指征之一，结合患者年老且患有类风湿性关节炎，故选 B。

42．【答案】B

【解析】患者膝痛反复发作，劳累后加重，行走困难为典型筋伤，心烦失眠，口燥咽干五心烦热，舌红苔少，脉细数，属肝肾阴虚指征，故治法宜补益肝肾、通络镇痛，选 B。

43．【答案】AC

【解析】左归丸滋阴补肾，填精益髓。因筋骨损伤导致的气血虚损、肝肾不足为主要病机，应养气血、补肝肾、壮筋骨，内服可选用补肾壮筋汤、虎潜丸等。故选 AC。

44．【答案】CF

【解析】患者病程较长，为慢性起病过程。X线显示胫骨平台边缘骨赘形成、髁间隆突高尖、内侧关节间隙变窄等表现，这些都是膝关节骨关节炎的典型影像学特征。骨关节炎主要的病理变化是关节软骨退变（C对）。患者X线片显示胫骨平台边缘骨赘形成，髁间隆突高尖，这是继发性骨质增生的表现。在关节软骨退变的基础上，由于关节力学环境的改变等因素，会导致骨质增生（F对）。其余选项题干中没有提示。故本题选CF。

第六节 中医五官科【掌握】

一、脓耳、耳胀耳闭、耳鸣、耳聋【掌握】

A1 和 A2 型题
说明：为单选题，5 个选项中可能同时有最佳正确答案和非错误答案，请从中选择一个最佳答案。

1. 【答案】A
【解析】脓耳听力检查多为传导性聋。传导性聋，骨导时间延长；感音神经性聋，骨导时间缩短。故选 A。

2. 【答案】B
【解析】患者因情志恼怒则肝气郁结，气机阻滞，升降失调，浊气上干清窍，故见耳鸣、头痛、眩晕；肝郁气滞，气机不利，则胸胁胀痛；肝郁化火则见口苦咽干。故治疗应疏肝解郁、行气通窍，逍遥散可疏肝解郁、养血健脾，故选此方治疗。

3. 【答案】E
【解析】患者因劳倦过度，致脾胃虚弱，清阳不升，气血生化之源不足，而致气血亏虚，不能上奉于耳，耳窍经脉空虚，导致耳聋。

4. 【答案】D
【解析】根据患者耳内胀闷堵塞感、听力下降，出现液平面，鼓膜穿刺出积液等均符合耳胀诊断要点，且外耳道检查无异物可排除 A、B 选项；鼻咽部未见肿块排除 C；耳内无流脓，鼓膜无穿孔、耳痛等脓耳表现，排除 E；故该患者最有可能的诊断为耳胀。

5. 【答案】B
【解析】耳聋多分为传导性聋、感音神经性聋、混合性聋。因遗传、先天因素、年龄等所致的耳聋多属于感音神经性聋或混合性聋；因耵耳、耳异物、耳胀、脓耳等病出现的耳聋多为传导性耳聋。

6. 【答案】B
【解析】耳胀是以耳内胀闷、堵塞感为主要特征的疾病。常表现为单耳或双侧耳内胀闷、堵塞感，听力可下降，也可正常。耳闭以耳内胀闷不适，或闭气阻塞感为主要症状，伴有听力下降，或有低音调耳鸣，部分患者有耳痛。脓耳是以鼓膜穿孔、耳内流脓、听力下降为主要特征的疾病。在主诉上，二者听力异常更为显著，故选 B。

7. 【答案】E
【解析】脓耳早期主要症状为耳痛，可伴有发热，听力下降，随后鼓膜紧张部穿孔，有脓液自穿孔处流出，耳痛渐缓解，而听力下降加重。

8. 【答案】E
【解析】患者鼓膜充血有小穿孔流脓，说明已化脓，考虑急性化脓性中耳炎。故最佳答案为 E。

9. 【答案】A
【解析】吹药法适用于鼓膜穿孔较大者，若鼓膜穿孔较小或引流不畅，使用吹药法可能导致药粉堆积于耳道，加重病情，故不宜使用此法外治。

A3 和 A4 型题
说明：为共用题干单选题，考题是以一个共同题干的临床案例出现，请从中选择一个最佳答案。

1. 【答案】B
【解析】该患者基本临床表现耳痛、流脓、听力下降及鼓膜穿孔均符合脓耳的诊断要点，故可诊断为脓耳。

2. 【答案】D
【解析】患者因风热外侵，上犯耳窍，与气血搏结，气血壅滞化火，则耳内疼痛、耳聋；火热壅盛，灼伤鼓膜，腐蚀血热，故见鼓膜穿孔流脓；风热外侵，正邪相争，故见发热、恶风寒等症。

3. 【答案】A
【解析】治法是疏风清热，解毒消肿，故选用蔓荆子散以疏风清热为主，兼以利水祛湿而排脓，凉血清热祛火。

4. 【答案】D
【解析】耳"脓"多而黄稠或带红色，症状典型，鼓膜红赤可支持诊断，故辨为脓耳。旋耳疮是指发生于耳根部的湿疮类疾病；发生于耳前或耳后的瘘管，称为耳瘘；耳疖是以耳窍疼痛较剧，耳郭拒按，耳道红肿为主要表现的疮疡类疾病，选 D。

5.【答案】C

【解析】全身发热，口苦咽干，小便黄赤，大便秘结。舌质红，苔黄腻，脉弦数有力为肝胆湿热之象，故辨为肝胆湿热证，选 C。

6.【答案】E

【解析】肝胆湿热型脓耳，治法为清肝泄热，祛湿排脓，方药：龙胆泻肝汤加减，故选 E。

7.【答案】A

【解析】肝胆湿热型脓耳，治法为清肝泄热，祛湿排脓，方药：龙胆泻肝汤加减，故选 A。

8.【答案】B

【解析】若患者火热炽盛，流脓不畅，重在清热解毒，消肿排脓，可选用仙方活命饮加减，故选 B。

二、鼻窒、鼻鼽、鼻渊、鼻疳、喉痹、喉瘖、乳蛾【掌握】

A1 和 A2 型题

说明：为单选题，5 个选项中可能同时有最佳正确答案和非错误答案，请从中选择一个最佳答案。

1.【答案】C

【解析】患者阵发性和反复发作鼻痒、打喷嚏、流清涕等症状符合鼻鼽的诊断要点，患者无恶寒发热等表证表现，可排除伤风鼻塞；无间歇性、交替性鼻塞可排除鼻窒；无鼻前孔附近灼热疼痛等排除鼻疳；鼻渊以鼻流浊涕，量多不止为主要症状，故排除鼻渊；则该患者可诊断为鼻鼽。

2.【答案】C

【解析】鼻渊主要表现为单侧或双侧鼻流浊涕，且量较多，可流向鼻前孔，也可向后流入咽部，常伴有鼻塞及嗅觉减退，部分患者可伴有明显的头痛，头痛的部位常局限于前额、鼻根部或颌面、头顶部等，并有一定的规律性。病程可长可短。检查：鼻黏膜红肿，尤以中鼻甲及中鼻道为甚；或为淡红色，中鼻甲肥大或呈息肉样变，中鼻道、嗅沟、下鼻道或后鼻孔可见脓涕。

3.【答案】B

【解析】鼻窒是以经常性鼻塞为主要特征的疾病，流涕较少，无明显全身症状。

4.【答案】C

【解析】急喉瘖诊断要点如下。病史：多有外感史；症状：发病较急，声音不扬，甚至嘶哑失音，兼有其他外感症状；检查：声带淡红或鲜红肿胀，声门闭合不全。

5.【答案】B

【解析】乳蛾与喉痹症状相似，但乳蛾病位在喉核，故见喉核红肿，表面有脓点，相当于西医学的急慢性扁桃体炎。喉痹病位在咽部，可见喉底有颗粒状突起，喉核一般无明显红肿及脓点，相当于西医学的急慢性咽炎。

A3 和 A4 型题

说明：为共用题干单选题，考题是以一个共同题干的临床案例出现，请从中选择一个最佳答案。

1.【答案】C

【解析】以阵发性和反复发作的鼻痒、打喷嚏、流清涕为主要特征的疾病可辨为鼻鼽，患者近 3 年来经常打喷嚏、流清涕、鼻塞，符合描述，故选 C。

2.【答案】A

【解析】患者每遇风冷即发，平素畏风自汗，易感冒，气怯声低，舌淡苔白，脉虚弱，为肺气虚弱、卫表不固、风寒乘虚而入之肺失宣降、水湿停聚鼻窍所致，故选 A。

3.【答案】A

【解析】患者辨证为肺气虚弱，治宜温补肺脏，祛散风寒，故选 A。

4.【答案】A

【解析】此证型的代表方为温肺止流丹加减。故选 A。

5.【答案】B

【解析】双侧交替性鼻塞半年余，以鼻塞为主症，故辨为鼻窒。选 B。

6.【答案】D

【解析】本病病因病机为肺气虚弱，邪滞鼻窍。肺卫不足，或久病体弱，肺气耗伤，肺失清肃，邪毒留滞鼻窍。或饮食劳倦，病久失养，损伤脾胃，水湿失运，浊邪滞留鼻窍而为病。

7.【答案】A

【解析】头痛剧烈属胆热、鼻涕浓稠黄浊而量多属湿热、鼻甲红肿属风热、颧部叩击痛明显属胆热，故选 A。

8.【答案】C

【解析】以鼻流浊涕不止为主诉，考虑鼻渊。以阵发性和反复发作的鼻痒、打喷嚏、流清涕为主要特征的疾病可辨为鼻鼽；鼻窒是以经常性鼻塞为主要特征的疾病，多呈间歇性或交替性鼻塞，鼻疳是以鼻前孔及其附近皮肤红肿痛痒、糜烂渗液或粗糙皲裂为主要特征的疾病。故选 C。

9.【答案】B

【解析】患者声音嘶哑 3 天，咽喉不适，咳嗽，可能为喉瘖或喉咳，但患者双声带红肿，闭合不全，此为喉瘖体征，故辨为喉瘖，即西医学的急慢性喉炎，患者起病 3 日，故辨为急喉瘖、急性喉炎。

10.【答案】A

【解析】同第 9 题【解析】。

11.【答案】D

【解析】发热，恶寒，舌边微红，脉浮数为风热表征之象，辨为风热侵袭，故选 D。

12.【答案】D

【解析】对证治疗宜疏风清热，利喉开音，故选 D。

13.【答案】A

【解析】本型的代表方为疏风清热汤。

三、针眼、胞生痰核、睑弦赤烂、流泪症、天行赤眼、暴风客热、胬肉攀睛、青风内障、圆翳内障【掌握】

A1 和 A2 型题

说明：为单选题，5 个选项中可能同时有最佳正确答案和非错误答案，请从中选择一个最佳答案。

1.【答案】E

【解析】胞生痰核与针眼的病位虽不同，但病位较近，因此肿物有无压痛成为最重要的鉴别点。

2.【答案】D

【解析】天行赤眼是指外感疫疠之气，白睛暴发红赤、点片状溢血，常累及双眼，能迅速传染并引起广泛流行的眼病。传染性极强，潜伏期短，多于 24 小时内双眼同时或先后而发，起病急剧，刺激症状重，常呈暴发流行，但预后良好。本病类似于西医学的流行性出血性结膜炎，属于病毒性结膜炎。

3.【答案】A

【解析】早期睑腺炎应给予局部热敷，每次 10~15 分钟，每日 3~4 次，以便促进眼睑血液循环，缓解症状，促进炎症消退。每日滴用抗生素滴眼剂 4~6 次，反复发作及伴有全身反应者，可口服抗生素类药物，以便控制感染。当脓肿形成后，应切开排脓。外睑腺炎的切口应在皮肤面，切口与睑缘平行。内睑腺炎的切口常在睑结膜面，切口与睑缘垂直。如脓肿较大，放置引流条引流。当脓肿尚未形成时不宜切开，不能挤压排脓，否则会使感染扩散，导致眼睑蜂窝织炎，甚至海绵窦脓毒血栓或败血症而危及生命，发生这种情况应尽早全身使用足量的以抑制金黄色葡萄球菌为主的广谱抗生素。

4.【答案】D

【解析】胞生痰核是指胞睑内生硬核，触之不痛，皮色如常的眼病。又名疣病、睥生痰核。

5.【答案】C

【解析】眼丹与针眼皆为风热邪毒客于胞睑所致。但针眼病位在皮脂腺和睑板腺，病灶相对局限；眼丹病位在眼睑结缔组织，病灶弥散于整个胞睑，病势笃重，若失治误治，病易传变而危及生命。

6.【答案】A

【解析】天行赤眼洗眼、耳尖放血、针灸、熏洗都是对症治疗方式，故选 A。

7.【答案】D

【解析】暴风热赤眼内治以祛风清热为基本治则，外治则应滴用清热解毒滴眼液或抗生素滴眼液。其他治疗也未提到湿热敷，故选 D。

8.【答案】D

【解析】湿热敷是用药液或热水浸湿纱布趁热敷眼以治疗眼病的一种方法。亦可用湿毛巾包热水袋外敷。热敷时注意温度适宜。主要用于眼睑疔肿（包括：偷针、胞生痰核）、黑睛生翳、火疳（包括：白睛溢血、血灌瞳神）、瞳神紧小、眼外伤 48 小时后的胞睑及白睛瘀血等。故选 D。

9.【答案】C

【解析】暴风客热，热重于风者，用泻肺饮，选 C。

10.【答案】E

【解析】睑弦赤烂是以睑弦红赤、溃烂、刺痒为临床特征的眼病，又名风弦赤眼、沿眶赤烂、风沿烂眼、迎风赤烂等。病变发生在眦部者，称眦帷赤烂，又名眦赤烂；婴幼儿患此病者，称胎风赤烂。

11. 【答案】C

【解析】风热赤眼病分为三个证型：热重于风、风重于热、风热并重，防风通圣散是风热并重的代表方，选C。

12. 【答案】E

【解析】针眼内治法、外治法和其他治疗方法都没有提到按摩，故选E。

13. 【答案】E

【解析】病因病机如下。①风热之邪客于胞睑，滞留局部脉络，气血不畅，发为本病。②喜食辛辣炙煿，脾胃积热，火热毒邪上攻，致胞睑局部酿脓溃破。③余邪未清或脾气虚弱，卫外不固，复感风热之邪，引起本病反复发作。非因痰湿，故选E。

14. 【答案】A

【解析】漏睛与流泪症均有流泪，但流泪症按压内眦部或冲洗泪道时，无黏液或脓液流出；而漏睛按压内眦部或冲洗泪道时，有黏液或脓液自泪窍溢出。

15. 【答案】E

【解析】青风内障是指起病隐伏，自觉症状不明显，或时有轻度眼胀及视物昏蒙，视野渐窄，终致失明的慢性内障眼病。青风内障类似于西医学之原发性开角型青光眼（急性闭角型青光眼临床前期不在此讨论），正常眼压性青光眼可参考本病治疗。故选E。

16. 【答案】A

【解析】圆翳内障是指随年龄增长而晶珠逐渐混浊，视力缓慢下降，终致失明的眼病。故选A。

A3和A4型题

说明：为共用题干单选题，考题是以一个共同题干的临床案例出现，请从中选择一个最佳答案。

1. 【答案】A

【解析】根据患者胞睑局部红肿疼痛、胞睑边缘扪及麦粒样硬结，疼痛拒按的主要症状，符合针眼的诊断要点，故可诊断为针眼。

2. 【答案】A

【解析】因风热之邪客于胞睑，气血不畅，故胞睑肿胀；风邪作祟，故痒甚；舌脉均为风热外袭之候。

3. 【答案】B

【解析】患者辨证为风热外袭证，故治宜疏风清热，消肿散结；银翘散可辛凉解表，疏风解毒，故选此方治疗。

4. 【答案】B

【解析】风热赤眼是指外感风热而猝然发病，以白睛红赤、眵多黏稠、痒痛交作为主要特征的眼病。本病多发于春、夏、秋三季，常以手帕毛巾、水、手为传染媒介，易在公共场所蔓延，故选B。

5. 【答案】E

【解析】天行赤眼是指外感疫疠之气，白睛暴发红赤、点片状溢血，常累及双眼，能迅速传染并引起广泛流行的眼病。故选E。

第三篇 基本技能

第一章 基本急救技能

第一节 突发公共卫生事件的判断与处置【掌握】

A1 和 A2 型题

说明：为单选题，5个选项中可能同时有最佳正确答案和非错误答案，请从中选择一个最佳答案。

1.【答案】C
【解析】突发公共卫生事件分为特别重大（Ⅰ级）、重大（Ⅱ级）、较大（Ⅲ级）、一般（Ⅳ级）四级。

2.【答案】A
【解析】突发公共事件等级可分为：特别重大、重大、较大、一般。

3.【答案】D
【解析】本题考查的是公共卫生。发生突发公共卫生事件时，医疗机构的应急反应措施是开展患者接诊、收治和转运工作。

4.【答案】D
【解析】突发公共卫生事件是指突然发生、造成或可能造成社会公众健康严重损害的重大传染病疫情、群体性不明原因疾病、重大食物和职业中毒，以及其他影响公众健康的事件。

5.【答案】C
【解析】亚硝酸盐食物中毒发病快，表现为口唇和指甲青紫。

A3 和 A4 型题

说明：为共用题干单选题，考题是以一个共同题干的临床案例出现，请从中选择一个最佳答案。

1.【答案】A
【解析】清晨被家属发现昏迷不醒，嘴唇呈樱桃红色（一氧化碳中毒典型体征）。考虑诊断为一氧化碳中毒。

2.【答案】B
【解析】高压氧舱治疗能增加血液中溶解氧，提高动脉血氧分压，使毛细血管内的氧容易向细胞内弥散，可迅速纠正组织缺氧。

第二节 常用急救药物的应用【掌握】

A1 和 A2 型题

说明：为单选题，5个选项中可能同时有最佳正确答案和非错误答案，请从中选择一个最佳答案。

1.【答案】C
【解析】抢救过敏性休克首选药物为肾上腺素。所以最佳答案为C。

2.【答案】D
【解析】撞伤后患者血压偏低，右上腹剧痛，可能有出血，此时诊断不明，使用吗啡容易掩盖病情。

3.【答案】E
【解析】腹部闭合性损伤且原因不明，患者有休克症状，此时应补充血容量，抗休克，然后积极治疗原发病，手术探查，找出出血部位，禁止用吗啡止痛。

4. 【答案】D

【解析】心脏停搏的首选药物是肾上腺素。

5. 【答案】E

【解析】肾上腺素兼具有α和β受体兴奋的作用，但在心肺复苏中，其增加心、脑血供的作用主要是通过兴奋α受体产生作用。

第三节　生命体征的观察及临床意义、院前急救流程、患者的运转及准备【掌握】

A1和A2型题

说明：为单选题，5个选项中可能同时有最佳正确答案和非错误答案，请从中选择一个最佳答案。

1. 【答案】B

【解析】患者突然哮喘发作，端坐呼吸，大汗淋漓，话语不连贯，考虑为哮喘急性发作，哮鸣音减弱甚至消失提示为危重。

2. 【答案】B

【解析】一个行人突然晕倒在地上，作为路过的社区中医全科医师，你此刻应采取的措施是评估患者生命体征，判断患者有无意识丧失。

3. 【答案】A

【解析】患者面部青紫，呛咳不止，吸气呈三凹征，右胸叩诊鼓音，考虑为张力性气胸，张力性气胸是可迅速致死的危急重症，故首要的紧急处理是处理气胸。所以最佳答案选A。

4. 【答案】A

【解析】识别心搏骤停：首先需要判断患者反应，快速检查是否没有呼吸或不能正常呼吸（停止、过缓或喘息）并同时判断有无脉搏（5～10秒内完成）。所以最佳答案为A。

5. 【答案】A

【解析】患者出现心搏骤停时应立即进行初级心肺复苏，包括胸外心脏按压、开放气道和人工呼吸，气管插管为开放气道的医院内常用措施。所以最佳答案为A。

6. 【答案】B

【解析】烧伤现场急救时，首先应迅速脱离热源，如附近有凉水，可以冲淋或浸泡局部降低温度。剪去伤处衣、袜，盖上清洁被单，不要强力剥脱，避免再损伤局部。为使伤员情绪稳定，减轻疼痛，可酌情使用镇静止痛药物。如发现有大出血、气胸、骨折等复合伤时，应先施行相应的急救处理。在有呼吸道烧伤的伤者，要注意保持呼吸道的通畅，及时行气管切开，不应等呼吸严重困难时才施行。所以最佳答案为B。

A3和A4型题

说明：为共用题干单选题，考题是以一个共同题干的临床案例出现，请从中选择一个最佳答案。

1. 【答案】A

【解析】作为急救人员，进入现场急救前，需做好个人防护，可增加急救处理的效率。所以最佳答案为A。

2. 【答案】C

【解析】发现呼吸心跳停止的伤者需立即行心肺复苏，为最优先急救，其次为反应淡漠贫血貌但仅有腹痛无明显外出血部位的患者和右上肢外伤活动性出血的伤者。所以最佳答案为C。

3. 【答案】B

【解析】在创伤急救原则中有个"白金10分钟"和"黄金1小时"，白金10分钟即伤后10分钟是发现、判断、处理和转运的关键10分钟。黄金1小时是伤后1小时为抢救的关键时间。所以选10分钟内。所以最佳答案为B。

4. 【答案】E

【解析】患者怀疑为腹部内出血患者，当出现意识进一步恶化时，首先考虑失血性休克，所以优先查血压。所以最佳答案为E。

第一章　基本急救技能　105

第四节　徒手心肺复苏技术【掌握】

A1 和 A2 型题

说明：为单选题，5个选项中可能同时有最佳正确答案和非错误答案，请从中选择一个最佳答案。

1. 【答案】E
【解析】CPR 的操作程序：胸外心脏按压—开放气道—人工呼吸。
2. 【答案】A
【解析】胸外按压部位：两乳头连线中点（胸骨中下 1/3 处）。
3. 【答案】A
【解析】心肺复苏时的给药途径有：中心静脉给药、周围静脉给药、气管内给药、骨髓内给药。既往使用的心内给药途径由于对心脏损害大、操作困难，已不主张使用。
4. 【答案】A
【解析】心搏骤停后由于患者意识丧失，会厌部肌肉松弛常致舌后坠或呼吸道分泌物、呕吐物、异物等阻塞气道，不能保证有效通气，即使有微弱自主呼吸者也可由于吸气时气道内呈负压将舌、会厌或两者同时吸附到咽喉壁造成气道阻塞。因此，开放气道是心肺复苏的先决条件，首先要清除患者口中异物并保持呼吸道通畅。
5. 【答案】C
【解析】心肺复苏的有效指标：瞳孔的变化，瞳孔由大变小，对光反射恢复；面色及口唇的改变，由发绀转红润；脑组织开始恢复（其迹象如下：①患者手脚开始抽动、挣扎是脑组织活动恢复的早期表现，②肌张力增加，③吞咽动作出现，④自主呼吸恢复）；心电图变化：心电图出现交界性、房性或窦性心律，即使是心房扑动或心房颤动都是心脏复苏的迹象。
6. 【答案】D
【解析】无论是单人还是双人进行心肺复苏时胸外心脏按压与呼吸的比例均为 30∶2。
7. 【答案】A
【解析】人工心肺复苏开放气道的最常用方式为仰头举颏法。
8. 【答案】A
【解析】心肺复苏胸外心脏按压与人工呼吸的交替比例为 30∶2。
9. 【答案】D
【解析】心肺复苏按压的频率为 120 次/分。最新指南推荐 100～120 次/分。
10. 【答案】E
【解析】患者男，50 岁。散步时突然倒地。查体：意识丧失，大动脉搏动消失，发生了心搏骤停。心搏骤停是指心脏射血功能突然终止，10 秒左右患者即可出现意识丧失，心搏骤停刚发生时脑中尚存少量含氧的血液，可暂时刺激呼吸中枢，出现呼吸断续，抽泣样，随后呼吸停止。心搏骤停抢救成功的关键是尽早进行心肺复苏（胸外按压）。舌下含服硝酸甘油是心绞痛发作时的治疗方法。开放气道和人工呼吸是心搏骤停的处理措施，但不是首要措施。
11. 【答案】A
【解析】根据最新国际心肺复苏指南胸外心脏按压与人工呼吸频率为 30∶2。
12. 【答案】D
【解析】心搏骤停是指各种原因所导致心脏射血功能突然停止，患者随即出现意识丧失、脉搏消失、呼吸停止。心肺复苏是指采用徒手和（或）辅助设备来维持呼吸、心搏骤停患者人工循环和呼吸最基本的抢救方法。复苏顺序推荐胸外按压—开放气道—人工呼吸。所以最佳答案为 D。
13. 【答案】D
【解析】心搏骤停时最常见的心律失常是心室颤动，心搏骤停的处理分为初级心肺复苏（胸外按压—开通气道—人工呼吸）和高级心肺复苏（通气供氧、电除颤等），心室颤动用电除颤是最佳治疗方法，因患者在院外抢救，院外抢救现场基本没有除颤仪，所以都推荐使用初级心肺复苏来争取抢救时间，为患者争取高级心肺复苏（电除颤）的机会。所以最佳答案为 D。
14. 【答案】E
【解析】无论是单人还是双人胸外按压和人工呼吸的频率之比均为 30∶2，所以最佳答案为 E。
15. 【答案】A
【解析】成人胸外心脏按压的最佳频率是 100～120 次/分，所以最佳答案为 A。

A3和A4型题

说明：为共用题干单选题，考题是以一个共同题干的临床案例出现，请从中选择一个最佳答案。

1. 【答案】A
   【解析】在现场复苏时，最早几分钟的复苏对于复苏效果来讲都是至关重要的，应就地争分夺秒地进行复苏救治。

2. 【答案】D
   【解析】对于专业或非专业的救护人员，进行循环状况的评估时，应首先强调大动脉搏动的触诊，对于成人来讲，主要是指颈动脉搏动的触诊；对于婴幼儿来讲，主要是指肱动脉搏动的触诊。而绝不应该过于强调心音听诊，因为这极有可能耽误复苏的时机。

3. 【答案】E
   【解析】其余选项均是心搏骤停的处理方法。

4. 【答案】E
   【解析】当发现患者意识障碍、呼吸骤停、心跳停止时，就要进行心肺复苏。其有效指征包括：大动脉搏动恢复（主要是颈动脉、股动脉）、收缩压达到60mmHg、末梢循环改善（口唇、颜面、皮肤、指端由苍白、发绀转为红润）、散大的瞳孔缩小并恢复对光反射、自主呼吸恢复、由昏迷变为出现躁动、生理反射出现等。

第五节　洗胃术和创伤的止血、包扎、固定【掌握】

A1和A2型题

说明：为单选题，5个选项中可能同时有最佳正确答案和非错误答案，请从中选择一个最佳答案。

1. 【答案】D
   【解析】当遇到肠管脱出体外时，不能直接还纳，最恰当的处理是以钟形器皿（如碗）盖住后包扎。立即送入腹腔、包扎伤口、缝线缝扎固定肠管于腹壁再行包扎、直接用急救包覆盖包扎固定、以生理盐水冲洗后常规包扎保护均会污染整个腹腔，均不宜采用。

2. 【答案】A
   【解析】在服毒后6小时内洗胃有效。

3. 【答案】D
   【解析】洗胃适应证：口服毒物1小时内者；吸收缓慢的毒物、胃蠕动功能减弱或消失者，可延长至4~6小时；对无特效解毒治疗的急性重度中毒，患者就诊时已超过6小时，仍可酌情考虑洗胃。禁忌证：吞服强腐蚀性毒物、食管静脉曲张、惊厥或昏迷等患者，不宜进行洗胃。洗胃应反复灌洗，直至洗出液清亮为止。所以最佳答案为D。

4. 【答案】B
   【解析】骨折现场固定目的如下：①避免骨折端在搬运过程中对周围重要组织造成再次损伤，如血管神经内脏的损伤（D对）。②减少骨折端的活动，减轻患者的疼痛（C、E对）。③便于运送（A对）。固定可用特制的夹板，或就地取材选用木板木棍、树枝。若无任何可利用的材料，上肢骨折可将病肢固定于胸前部，下肢骨折可将病肢与对侧健肢捆绑固定。脊柱骨折，采用爬滚，或是搬动，并俯卧位搬运。协助止血是包扎的目的。所以最佳答案为B。

5. 【答案】C
   【解析】遇到有外露的骨折端或腹内脏器，不可轻易还纳，因外露的骨折端或腹内脏器可能有污染，未经严格处理送回伤口会导致感染扩散并影响预后。所以最佳答案为C。

6. 【答案】D
   【解析】患者从高处摔下，不能站立，腰部疼痛无力。双下肢不能自主活动，双腹股沟以下感觉消失，考虑有脊柱损伤，正确的搬运方法是三人用手平直托起，保持躯体平直。

7. 【答案】C
   【解析】指压止血法是指较大的动脉出血后，用拇指压住出血的血管上方（近心端），使血管被压闭住，中断血液。加压包扎法，适用于小动脉及静脉或毛细血管的出血。填塞止血法，适用于腹股沟、腋窝、肩部等处伤口的止血。缝合止血法一般用于外科手术。

8. 【答案】A
   【解析】患儿有进食"花生"，突发心慌、气促，吸气极度困难，有明显三凹征，属于急性上呼吸道梗阻的典型体征，而气管异物是急性上呼吸道阻塞的原因之一。

9. 【答案】C
   【解析】吸入性窒息主要是由血液、分泌物或呕吐物等吸入气管、支气管等引起，只有气管切开，才可有效吸出之而解除窒息。

第二章 全科专业基本技能

第一节 本专业相关临床基本技能【掌握】

一、物理诊断技能、临床常用检验结果解读【掌握】

A1 和 A2 型题

说明：为单选题，5个选项中可能同时有最佳正确答案和非错误答案，请从中选择一个最佳答案。

1. 【答案】C

【解析】题中所示心电图心率绝对不齐，无正常 P 波，可见锯齿状 F 波，是心房颤动的表现。

2. 【答案】D

【解析】高血钾时，T 波高耸、QRS 波增宽、PR 间期和 QT 间期延长（D 错），P 波波幅减小和 S 波波幅增加，宽大的 QRS 波可与 T 波融合，所以最佳答案为 D。

3. 【答案】A

【解析】心电图可见 PR 间期进行性延长直至 QRS 脱落，为二度 I 型房室传导阻滞。电解质紊乱易诱发二度 I 型房室传导阻滞，也符合该患者临床特点。

4. 【答案】C

【解析】二度 II 型房室传导阻滞的特点为 PR 间期恒定（正常或延长），部分 P 波后无 QRS 波群。该患者心电图 PR 间期恒定延长，存在 2∶1 脱落，考虑为二度 II 型房室传导阻滞。

5. 【答案】A

【解析】心电图可见提前出现的宽大畸形 QRS 波，为室性早搏，上面 2 个导联的主波方向相反，宽大畸形的 QRS 波形态一致，所以为单源性室性早搏，最佳答案为 A。

6. 【答案】A

【解析】本例心电图显示心率快而规则，心率在 170 次/分左右，QRS 波形态正常，窦性 P 波消失，符合阵发性室上性心动过速的诊断。故选 A。房扑是指窦性 P 波消失，代之以振幅、间距相同的有规律的锯齿状扑动波（F 波）。房颤在心电图上表现为 P 波消失，代之以大小不等、形状各异的房颤波（F 波），房颤波的频率一般为 350～600 次/分，RR 绝对不齐。窦性心动过速节律整齐，窦性 P 波正常。

7. 【答案】A

【解析】本例心率正常，节律规整，P 波、QRS 波、T 波形状及间期均在正常范围内，为正常心电图，正确答案为 A。一度房室传导阻滞是指 PR 间期大于 0.20 秒。故 C 不正确。只有 I 导联、aVL 导联 QRS 波群振幅（正向波与负向波振幅的绝对值相加）小于 0.5mV，其他肢体导联 QRS 波群振幅大于 0.5mV，故不能诊断为肢体导联低电压。故 D 不正确。本例心率整齐，PP 间期差异均在 0.12 秒以内，故不能诊断为窦性心律不齐。故 E 不正确。异常心电图在本题为干扰设计。

8. 【答案】D

【解析】本例患者为中年女性，有高血压病史，突发胸痛 3 小时，心电图提示 V_1~V_6 导联的 ST 段弓背向上抬高，符合急性心肌梗死的心电图表现，V_1~V_6 导联可定位为广泛前壁。故选 D。本病应与急性肺栓塞鉴别，急性肺栓塞也会出现胸痛表现，但心电图可鉴别出来。

9. 【答案】B

【解析】本例为青年女性，近 1 月有阵发性心悸。心电图提示节律快而规则，心率在 170 次/分左右，QRS 波形态正常，符合阵发性室上性心动过速的心电图特点，故选 B。

10. 【答案】A

【解析】本例心电图可见提前出现的 QRS-T 波，其前无窦性 P 波，提前出现的 QRS 波形态宽大畸形，时限大于 0.12 秒，且 T 波方向多与 QRS 的主波方向相反。2 个窦性心搏后出现 1 个宽大畸形的 QRS 波，为室性早搏呈三联律。

11. 【答案】A

【解析】本例心电图可见 P 波规律地出现，P-R 间期逐渐延长，直至 P 波不能下传，脱落一个 QRS 波群，漏搏后房室阻滞得到一定改善，P-R 间期缩短，之后又复逐渐延长，如此周而复始地出现，称为文氏现象，符合二度 I 型房室传导阻滞的特点。本题选 A。二度 II 型房室传导阻滞表现为 P-R 间期恒定（正常或延长），部分 P 波后无 QRS 波群。二度 I 型窦房传导阻滞是指窦房传导逐渐延长，直至一次窦性激动不能传入心房，心电图表现为 PP 间距逐渐缩短，出现漏搏后 PP 间距又突然延长呈文氏现象。若在规律的窦性 PP 间距中突然出现一个长间歇，这一长间歇刚好等于正常窦性 PP 间距的倍数，此称二度 II 型窦房传导阻滞。三度房室传导阻滞时，心房与心室分别由两个不同的起搏点激动，各保持自身的节律，心电图上表现为 P 波与 QRS 波毫无关系（P-R 间期不固定），心房率快于心室率。

12. 【答案】A

【解析】本例心电图可见 P-R 间期恒定（正常或延长），部分 P 波后无 QRS 波群。每 2 个 P 波中有一个未下传，QRS 波群脱落，符合 II 度房室传导阻滞 2∶1 传导的心电图表现，故选 A。III 度房室传导阻滞时，心房与心室分别由两个不同的起搏点激动，各保持自身的节律，心电图上表现为 P 波与 QRS 波毫无关系（P-R 间期不固定），心房率快于心室率。I 度房室传导阻滞心电图主要表现为 P-R 间期延长，成年人 P-R 间期大于 0.2 秒（老年人大于 0.22 秒）。

13. 【答案】A

【解析】本例心电图可见 $R_{V_5}>2.5mV$，$R_{V_5}+S_{V_1}>4.0mV$，符合左心室肥大的心电图特点。左心室肥大的心电图表现，胸导联：R_{V_5} 或 $R_{V_6}>2.5mV$，$R_{V_5}+S_{V_1}>4.0mV$（男性）或 $>3.5mV$（女性）；肢体导联：$R_I>1.5mV$，$R_{aVL}>1.2mV$，$R_{aVF}>2.0mV$，$R_I+S_{III}>2.5mV$。V_4～V_6 导联可见 ST 段压低大于 0.1mV。故本题选 A。

14. 【答案】C

【解析】本例心电图可见 PR 间期恒定（正常或延长），部分 P 波后无 QRS 波群。每 2 个 P 波中有一个未下传，QRS 波群脱落，符合二度 II 型房室传导阻滞心电图表现，故选 C。

二、影像诊断技能、临床操作技能【掌握】

A1 和 A2 型题

说明：为单选题，5 个选项中可能同时有最佳正确答案和非错误答案，请从中选择一个最佳答案。

1. 【答案】D

【解析】肝脓肿为炎症性病变，可引起腹痛。CT 平扫表现为团块状低密度影，可呈单个或多个，通常单个多见。炎症性病变病灶周围出现一圈水肿，平扫对比剂增强后可见脓肿壁的强化，而脓肿内低密度坏死组织无强化，因此脓肿强化成环形。动脉期脓肿壁周围存在散发片状充血带强化，此外，因脓肿壁炎性纤维性病灶内为一层坏死组织，外为一层水肿，可见脓肿壁为低、高、低三层结构的环形靶增量的典型强化。所以最佳答案为 D。

2. 【答案】E

【解析】患者为中老年男性，有胸闷、气急症状，结合胸片心胸比增大，心影呈"靴形心"，靴形心多为主动脉瓣狭窄导致，会有胸闷、气急症状，符合诊断。左心室增大虽然影像学符合，但与胸闷、气急症状不太贴切，没有靴形心诊断精准。所以最佳答案为 E。

3. 【答案】A

【解析】结合患者病史，为石矿工人，因"干咳 1 年"就诊，胸片可见肺纹理增多，伴肺纤维化，考虑为硅肺可能性最大。所以最佳答案为 A。

4. 【答案】C

【解析】图中箭头所示为龛影，位于胃轮廓之外，是消化性溃疡上消化道钡餐造影的直接表现，图中位于胃小弯，故为胃小弯溃疡。所以最佳答案为 C。

5. 【答案】E

【解析】患者为中老年男性，大便次数增多伴稀便 3 个月，腹痛便秘 1 周。影像学检查如图所示为，钡剂肠道造影提示降结肠内管腔狭窄、钡剂受阻、充盈缺损。结合临床表现和影像学特点，考虑诊断为结肠癌，所以最佳答案为 E。

6. 【答案】E

【解析】该患者腹部立位平片可见右侧膈下新月状游离气体影，结合患者剧烈上腹痛，查体：腹部叩诊鼓音，肝浊音界消失，全腹压痛伴反跳痛，考虑为胃肠道穿孔可能性大。所以最佳答案为 E。

7. 【答案】D

【解析】患者为老年男性，因"左下腹痛伴便血 2 月"入院，肠镜提示距肛 20cm 处见一新生物，占据肠腔 1 周，内镜不能通过，根据图中所示考虑为结肠癌可能性大。所以最佳答案为 D。

8. 【答案】E

【解析】该患者胸部 CT 可见右肺有一肿块，边缘毛糙，结合患者为老年男性、咳嗽、消瘦 2 月，既往有吸烟史，考虑为肺癌可能性大。所以最佳答案为 E。

9. 【答案】A

【解析】根据题中所示考虑患者为短暂性脑缺血发作或脑梗死，患者头颅 CT 右侧基底节可见低密度灶，考虑为脑梗死。所以最佳答案为 A。

10. 【答案】D

【解析】图中所示头颅 CT 左侧大脑半球可见低密度影，考虑为左侧大脑半球脑梗死。所以最佳答案为 D。

11. 【答案】C

【解析】急性脑 CT 平扫可准确识别绝大多数颅内出血，并帮助鉴别非血管性病变（如脑肿瘤），是疑似脑卒中患者首选的影像学检查，脑梗死在头颅 CT 显示低密度梗死灶，A、B、D 均为出血性疾病，在头颅 CT 表现为高密度灶，脑肿瘤发病缓慢，根据题中所示考虑为脑梗死。所以最佳答案为 C。

12. 【答案】E

【解析】患者为中年男性，表现为反复上腹痛，空腹时明显，结合影像学：龛影位于胃轮廓之外，考虑最可能的诊断为十二指肠溃疡。所以最佳答案为 E。

13. 【答案】E

【解析】胸导联具体安放位置：V_1 位于胸骨右缘第 4 肋间；V_2 位于胸骨左缘第 4 肋间；V_3 位于 V_2 与 V_4 两点连线的中点；V_4 位于左锁骨中线与第 5 肋间的相交点；V_5 位于左腋前线与 V_4 同一水平处；V_6 位于左腋中线与 V_4 同一水平处。所以最佳答案为 E。

14. 【答案】B

【解析】胸导联具体安放位置：V_1 位于胸骨右缘第 4 肋间；V_2 位于胸骨左缘第 4 肋间；V_3 位于 V_2 与 V_4 两点连线的中点；V_4 位左锁骨中线与第 5 肋间的相交点；V_5 位于左腋前线与 V_4 同一水平处；V_6 位于左腋中线与 V_4 同一水平处。所以最佳答案为 B。

15. 【答案】B

【解析】患者为青年女性，轻微咳嗽 3 天，查体：胸部 X 线双肺纹理清晰，未见明显病变，考虑为正常胸片。

16. 【答案】C

【解析】B 超的适用范围和局限性这两个考点，历年考过 2 次，此处进行总结如下：

适用范围：①检查实质或空腔脏器的大小、形态。②鉴定脏器内占位病变的有无与数目，并判定肿块的大小与形态，确定肿块有无包膜，边界是否光滑。③判定脏器或肿物与周围器官的毗邻关系，了解有无压迫、移位、浸润或粘连，提供可否手术切除的信息。④检测心血管系统血流动力学状态。⑤测定脏器功能。⑥检查胸腔、腹腔、心包腔、脑室腔和睾丸鞘膜积液的存在（ABDE 选项），判定积液量。对于结石和妊娠的检出等也有很高的敏感性。⑦介入性超声诊断和治疗。在超声引导下，行细针定位、穿刺、活检或引导导管置入引流、注药，并进行各种介入性手术治疗。

局限性：①对肺、胃肠道等含气丰富的器官以及骨骼等特别致密的组织（C 选项），由于受超声物理性质的限制，无法形成清晰的图像。②超声图像容易受到气体和皮下脂肪的干扰，影响图像质量。③伪像较多，图像显示范围小，不易同时显示多个器官或结构的整体关系。所以最佳答案选 C。

17. 【答案】E

【解析】肺、骨骼适于进行 X 线、CT、MRI 等检查，皮下脂肪一般不需要做影像学检查，胃肠道行影像学检查均看不清，适于胃镜、肠镜检查。子宫适于进行超声检查。所以最佳答案为 E。

18. 【答案】B

【解析】在超声下无回声主要用来描述呈液态的组织或病变回声情况，例如水、血液、胆汁、囊液以及漏出液和渗出液等。在超声诊断中，最常见的无回声有各种囊性的病理改变，例如肝囊肿、肾囊肿、肝囊肿、脾囊肿等病理变化。而最常见的无回声区有结核性胸膜炎出现的胸腔积液、心包积液，肝硬化晚期出现的腹水，再有就是正常的液态组织，如脑脊液、血液、尿液、孕妇的羊水等。所以最佳答案为 B。

19. 【答案】C

【解析】患者右上胸痛半个月，深呼吸、咳嗽时加重，右上肺叩诊实音，在所有选项中 C 最佳，胸腔包裹性积液胸膜炎时，脏壁层胸膜产生的粘连会导致积液被局限在胸腔内的某一个部位，形成包裹性积液。多被包裹在腋缘或者是靠后侧胸壁。当转动患者到切线位置时，片中可显示从胸壁向胸内凸出的浓密影，呈现半圆形或纺锤形，密度均匀，边缘较清晰锐利。所以最佳答案为 C。

20. 【答案】B

【解析】根据题干描述，患者皮温不高，故排除化脓性病变，故排除 A、D。图像中右侧肱骨头可见囊变区，患者是年轻男性，无肿瘤病史，故不先考虑转移瘤，排除 C 选项。滑膜肉瘤属于软组织肿瘤，故排除 E。

21. 【答案】A

110 —— 第三篇 基本技能

【解析】首先根据图示,此为左侧膝关节 X 线图,故排除 C、D,图中,胫骨近端骨质不连续,看见多发透亮骨折线影,故选 A。

22.【答案】A

【解析】图像可见左侧肩部肱骨外科颈有透亮线影,骨皮质欠连续,断段对位欠佳。即做出肱骨近端骨折的诊断,故选 A。

23.【答案】C

【解析】诊断必须要结合病史和腹部平片的特点,腹部平片可见气液平面,也有位置比较低的气液平面,结合患者呕吐粪臭味,混有粪渣,有阑尾切除术史,考虑为低位肠梗阻,低位肠梗阻是梗阻部位发生在回肠、结肠或直肠,综合病史和腹部平片考虑为结肠梗阻。如果题干没有呕吐粪臭味和阑尾切除术史,小肠梗阻也是可以选。所以诊断必须要结合临床,小肠梗阻与结肠梗阻鉴别的关键在于梗阻位置高低不同,而导致气液平面位置和症状不同。

24.【答案】B

【解析】钡剂灌肠提示升结肠内管腔狭窄、钡剂受阻、管壁僵硬、肠腔内不规则龛影,符合升结肠癌的影像学特点,题干临床表现也支持该诊断。

25.【答案】B

【解析】左肺尖部(锁骨上下区)有斑片云雾状阴影,内有空洞,结合既往有肺结核病史 10 年、2 年前有痰血史,考虑诊断为慢性肺结核空洞。患者血常规结果不高、不发热,排除肺脓肿。

26.【答案】B

【解析】左肾可见团块高密度影考虑为左肾结石,肾影增大、肾实质密度降低考虑存在肾积水,所以最佳答案为 B。

27.【答案】A

【解析】胸部正侧位片可见左下肺片状影,结合患者淋雨后出现发热、咳嗽、咳痰症状,考虑为大叶性肺炎。

28.【答案】B

【解析】X 线图像显示,左侧锁骨远端骨质不连续,断段轻度移位,对位欠佳。故选 B。

29.【答案】A

【解析】图中示患者肠道明显扩张,且有多个液气平面,是急性肠梗阻的典型 X 线表现。所以最佳答案为 A。

30.【答案】C

【解析】根据图像显示胃小弯处龛影形成,而胃溃疡直接征象是龛影,故本题选 C。

31.【答案】C

【解析】胸片可见右下肺有片状影,结合患者胸痛伴发热、咳嗽 4 天,考虑患者为右下肺炎。

32.【答案】B

【解析】骨盆 X 线平片,示膀胱内高密度的结石影(箭头所示)。膀胱结石多为阳性结石,平片即可显示,表现为耻骨联合上方圆形、横置椭圆或多角状致密影,单发或多发,大小不等,边缘光滑或毛糙,密度均匀、不均或分层。结石常随体位改变有一定活动度,而膀胱憩室内结石偏于一侧且位置固定。膀胱造影检查可进一步确定膀胱和膀胱憩室内结石,并可发现阴性结石,后者表现为可随体位变化而移动的充盈缺损。

33.【答案】A

【解析】根据题干患者哮喘频繁发作,剧咳后突感胸痛、气急,考虑气胸的可能,结合胸片右侧肺纹理消失,符合右侧气胸特点。

34.【答案】D

【解析】腹部小肠扩张,积气、积液,可见多个气液平面,呈阶梯状排列。典型腹部平片表现可概括为梗阻以上肠腔扩大积气积液,立位或水平侧位可见气液平面,梗阻以下肠腔萎陷无气或仅见少量气体。

35.【答案】B

【解析】右侧肺纹理消失,结合右侧突发胸痛、胸闷,考虑为右侧气胸。

36.【答案】D

【解析】上消化道钡餐造影检查示,患者十二指肠球部呈三叶状变形,考虑十二指肠球部溃疡。故选 D。十二指肠球部溃疡 X 线直接征象:球部因痉挛和瘢痕收缩而变形,是球部溃疡常见而重要的征象,常为球部一侧壁的切迹样凹陷,以大弯侧多见;也可为山字形、三叶形或葫芦形等畸变。

37.【答案】D

【解析】根据图像显示:结肠降段管腔狭窄,狭窄较局限,结合临床表现考虑患者是降结肠癌合并梗阻,故选 D。

38.【答案】B

【解析】根据胸部 X 线片,可见右上肺片状阴影,结合临床表现为右上肺炎。

39.【答案】D

【解析】双肺肺尖部(锁骨上下区)有斑片云雾状阴影符合肺结核影像学特点,结合患者咳嗽、消瘦,所以最佳答案为 D。

40.【答案】C

【解析】根据侧位片,可见中叶片状阴影,结合临床表现为右肺中叶肺炎。

第二节 全科医疗服务技能【掌握】

A1 和 A2 型题

说明：为单选题，5 个选项中可能同时有最佳正确答案和非错误答案，请从中选择一个最佳答案。

1. 【答案】B

   【解析】可增强遵医行为的因素包括：①患者的知识（误解）；②患者健康信念（动力）；③处方的特性（用药）；④经济因素和人际支持；⑤医患关系和医疗照顾方式。所以最佳答案为 B。

2. 【答案】B

   【解析】健康教育的特点如下。①健康教育是有计划、有组织和系统的传播与教育活动（D 错），通过社区诊断，提出周密的计划，制定预期目标、确定相应的策略与方法。②目标是行为改变（E 错）。核心是帮助人们树立健康意识，建立健康行为。③健康教育的基本策略是信息传播、行为干预（C 错）。行为转变的基础是正确的信息。实现健康教育目标的手段是行为干预。④健康教育的场所遍及社区、医院、学校、工厂、公共场所等，不同的场所有不同的目标人群、教育内容和教育方式（B 对）。⑤注重效果评价，全面的、完整的健康教育项目应该从科学的设计开始（A 错）。所以最佳答案为 B。

3. 【答案】E

   【解析】患者想要进行体育锻炼，说明其已经知道体育锻炼的积极作用和锻炼目标（BCD 不恰当），患者平日很少进行体育锻炼，近期体检提示肥胖、血压高、血脂高，作为医师需要考虑其在这些疾病状态下的锻炼方式（选择合适的运动项目）和锻炼时间（根据病情运动不宜过长或过短）的合理性，所以最佳答案是 E，A 选项内容表述是对的，但相对于 E 过于内容过于局限。所以最佳答案为 E。

4. 【答案】D

   【解析】十二指肠溃疡重点随访项目 D 选项应该是胃镜，随着胃镜的普及，钡餐用得越来越少了，钡餐多用于了解胃的运动情况、胃镜禁忌者等。

5. 【答案】A

   【解析】全科医师采用的 SOAP 是门诊病历记录的标准模式，特别适用于首诊。S 是主观资料，O 是客观资料，A 是评估，P 是计划。

6. 【答案】B

   【解析】昏迷患者确实存在气道阻塞的风险，应首先评估气道，清除口腔异物，头偏向一侧，必要时可采用喉罩或气管插管。该患者应评估后再确定是否需要立即气管插管保护气道。

7. 【答案】E

   【解析】患者为首次发现血压高，一次血压高尚不能确诊高血压，需反复监测，即使确诊为高血压，高血压病 2 级以下的不需要药物干预，需先行治疗性生活方式干预。

第三章 中医适宜技能

第一节 针刺【掌握】

一、80个常用腧穴的定位、主治与刺法【掌握】

A1和A2型题

说明：为单选题，5个选项中可能同时有最佳正确答案和非错误答案，请从中选择一个最佳答案。

1.【答案】A
【解析】孕妇针刺合谷可引起子宫收缩，故孕妇不宜针。
2.【答案】E
【解析】大敦穴定位：大趾末节外侧，趾甲根角侧后方0.1寸（指寸）。故选E
3.【答案】E
【解析】尺泽为手太阴肺经之合穴，主治咳嗽、气喘、咯血、咽喉肿痛等肺系实热性病证；肘臂挛痛；急性吐泻、中暑、小儿惊风等急症。
4.【答案】A
【解析】手少阳三焦经的主治特点是侧头、胁肋病。
5.【答案】C
【解析】足阳明胃经的主治特点是前头、口、齿、咽喉、胃肠病。
6.【答案】D
【解析】足三阴经主治相同的是前阴病、腹部病。
7.【答案】A
【解析】崩漏的病因较为复杂，但可概括为热、虚、瘀3个方面。其主要发病机制是劳伤血气，脏腑损伤，血海蓄溢失常，冲任二脉不能约制经血，以致经血非时而下。故选A。
8.【答案】B
【解析】脾经循行夹咽，连舌本，散舌下。
9.【答案】C
【解析】手太阳小肠经却入耳中；足少阳胆经其支者，从耳后入耳中，出走耳前；手少阳经 其支者……系耳后，直上出耳上角；手少阴心经\其直者，复从心系却上肺；足厥阴肝经其支者，复从肝别贯膈，上注肺；足少阴肾经其直者……入肺中，循喉咙。
10.【答案】A
【解析】血海位于股前区，髌底内侧端上2寸，股内侧肌隆起处。
11.【答案】B
【解析】手厥阴心包经穴位主治心、胃病。
12.【答案】A
【解析】手阳明经穴位主治前头、鼻、口齿病。
13.【答案】A
【解析】手三阳经主治相同的是目病、咽喉病、热病。
14.【答案】E
【解析】督脉之络穴为长强，位于尾骶部。
15.【答案】C
【解析】足三阳经主治相同的是神志病、热病。
16.【答案】B
【解析】手太阴肺经的主治特点是肺、喉病。
17.【答案】A
【解析】任脉的主治特点是回阳固脱，有强壮作用，主治中风脱证虚寒、下焦病。
18.【答案】E
【解析】三棱针针刺方法包括点刺法、挑刺法、散刺法、刺络法。
19.【答案】A
【解析】眼部针刺遇到阻力不可强行进针。
20.【答案】E
【解析】昆仑穴、至阴穴主要用于难产。
21.【答案】C
【解析】绝骨穴即悬钟穴，主治：①痴呆、中风等髓海不足的疾患；②颈项强痛，胸胁满痛，下肢痿痹。故选 C。

22. 【答案】C

【解析】督脉的穴位主治中风、昏迷、热病、头面病。

23. 【答案】B

【解析】合谷穴属于手阳明大肠经穴位，它可以治疗头面五官疾病，如头痛、牙痛、咽喉肿痛等。手阳明大肠经从手走头，合谷穴通过经络的传导，能够对远端部位（头面、五官）的病症发挥治疗作用，这是腧穴远治作用的典型例子。至阴穴矫正胎位属于腧穴的特殊治疗作用。至阴穴是足太阳膀胱经的井穴，它矫正胎位主要是通过其特殊的治疗效果实现的。故选 B。

24. 【答案】A

【解析】略。

25. 【答案】B

【解析】略。

26. 【答案】B

【解析】针刺哑门穴需要正坐位，头微前倾，项部放松，向下颌方向缓慢刺入 0.5～1 寸；不可向上深刺，以免刺入枕骨大孔，伤及延髓。

27. 【答案】B

【解析】膈俞为背俞穴，针刺时宜取俯卧位。

28. 【答案】D

【解析】D 选项为尚未得气的感觉。

29. 【答案】E

【解析】足太阳膀胱经，从巅顶入络脑。

30. 【答案】D

【解析】眉间至前发际正中为 3 寸，前发际正中至后发际正中为 12 寸。所以眉间至后发际正中为 15 寸。

31. 【答案】C

【解析】治疗由风、火、痰、瘀扰乱清窍所致的眩晕，应以平肝息风、化痰祛瘀、清利头目为原则。风池穴为足少阳胆经与阳维脉的交会穴，能平肝息风、清利头目；百会穴位于巅顶，可升阳举陷、息风醒脑；内关穴为手厥阴心包经穴位，可宽胸理气、和胃化痰；太冲穴为足厥阴肝经穴位，能平肝潜阳、清肝泻火。四穴合用，可以平肝息风、化痰祛瘀、清利头目，对于风、火、痰、瘀扰乱清空所致的眩晕有较好的治疗作用。故选 C。

32. 【答案】E

【解析】癫病痰气郁结证主要是由于情志不畅，肝郁气滞，痰气互结，蒙蔽心神所致。治疗应以理气解郁、化痰醒神为主。中脘穴可健脾和胃、化痰祛湿，阴陵泉是脾经合穴，能健脾利湿。两穴合用，可增强化痰祛湿的作用，通过调理脾胃，有助于运化水湿、消除痰气郁结，符合癫病痰气郁结证型的治疗需求。

33. 【答案】A

【解析】痴呆主要是由于髓海不足、神机失用所致。其病因包括年老肾虚、气血亏虚、痰浊蒙窍、瘀血阻滞等多种因素。从根本上来说，与脑髓失养、神明失用有关。所以治疗应以调神益智、补肾通络为主。

34. 【答案】D

【解析】膻中是气会之穴，能宽胸理气、活血通络、清肺止喘、舒畅心胸；血海则是脾经所生之血的聚集之处，具有活血化瘀、补血养血、引血归经的功效。这两个穴位组合起来，能够较好地调理气血，对于气血瘀滞型狂证有直接的治疗作用。

35. 【答案】A

【解析】呕吐主要是由于胃失和降，胃气上逆所致。治疗应以和胃降逆为主要原则。胃俞是胃的背俞穴，能调节胃的功能，可起到和胃降逆的作用；中脘是胃之募穴，为八会穴之腑会，是治疗胃脘疾病的重要穴位，能够调理脾胃气机，和胃止呕；内关是手厥阴心包经穴位，同时又与阴维脉相通，可宽胸理气、和胃降逆，对于各种原因引起的呕吐都有较好的调节作用；足三里是足阳明胃经合穴，能健脾和胃、降逆止呕，是治疗胃肠疾病的常用穴位。这四个穴位组合在一起，通过调节胃的功能、理气和胃等多种方式达到治疗呕吐的目的。

36. 【答案】B

【解析】太白穴在跖区，第 1 跖趾关节近端赤白肉际凹陷中。

37. 【答案】B

【解析】小针刀治疗的四步规程为定点、定向、加压分离、刺入。

38. 【答案】B

【解析】膏肓主治病症：羸瘦、虚劳；健忘、遗精；咳嗽、气喘、盗汗、肺痨。

39. 【答案】B

【解析】痴呆是以呆傻愚笨、智能低下、善忘等为主症的病证。其病位在脑，与心、肝、脾、肾功能失调有关，基本病机为髓海不足，神机失用。针灸基本治法是通督调神，补肾益髓。主穴为百会、神庭、印堂、太溪、悬钟、四神聪。瘀血阻络者配内关、膈俞，故选 B。

40. 【答案】C

【解析】颤证是以头部或肢体摇动、颤动为主症的病证。本病老年人发生较多，男性多于女性，并呈进行性加重。其发生与肾精亏耗，脑髓不足，气血亏虚，阳气虚衰，痰热内盛等有关。本病病位在脑，病变脏腑主要在肝，涉及脾肾。头针法：顶中线、顶颞后斜线、顶旁1线、顶旁2线。将2寸毫针刺入帽状腱膜下，快速行针，使局部有热感，或加用电针，留针30~40分钟。本题排除法，故选C。

41.【答案】B

【解析】面瘫是以口角向一侧歪斜、眼睑闭合不全为主症的病证。其发生常与劳作过度、正气不足、风寒或风热乘虚而入等有关。主症：本病常急性发作，出现一侧面部肌肉板滞、麻木、瘫痪，额纹消失，眼裂变大，露睛流泪，鼻唇沟变浅，口角下垂歪向健侧，病侧不能皱眉、蹙额、闭目、露齿、鼓颊；部分患者初起时有耳后疼痛，还可出现患侧舌前2/3味觉减退或消失、听觉过敏等症。部分患者病程日久，可因瘫痪肌肉出现挛缩，口角反牵向患侧，甚则出现面肌痉挛，形成"倒错"现象，为面神经麻痹后遗症，疗效较差。面瘫中后期可在面部接通电针，以面部肌肉微见跳动而患者可以耐受为度。选项B表述有误，故选B。

42.【答案】C

【解析】足太阴脾经起于大指之端。

43.【答案】C

【解析】背俞穴是脏腑之气输注于背腰部的腧穴。

44.【答案】B

【解析】针下得气后，捻转角度小，用力轻，频率慢，操作时间短者为补法。捻转角度大，用力重，频率快，操作时间长者为泻法。故选B。

45.【答案】B

【解析】足太阴脾经与足厥阴肝经在内踝上8寸处相交叉。

46.【答案】B

【解析】腧穴的主治特点如下。近治作用：腧穴所在，主治所在。远治作用：经脉所过，主治所及。特殊作用：双向调节和相对特异的治疗作用。合谷穴不仅可以治疗局部病证，还能治疗本经所过疾病，体现了腧穴的远治作用。

47.【答案】D

【解析】前头、颜面和颈前等部位的腧穴适于仰靠坐位针刺。

48.【答案】B

【解析】肾经中涌泉为井穴，然谷为荥穴，太溪为输穴、原穴，复溜为经穴；阴谷为合穴。

49.【答案】C

【解析】腋前、后纹头至肘横纹为9寸。

50.【答案】B

【解析】浮白：耳后乳突的后上方，从天冲至完骨的弧形连线（其弧度与耳郭弧度相应）的上1/3与下2/3交点处。头窍阴：耳后乳突的后上方，从天冲到完骨的弧形连线（其弧度与耳郭弧度相应）的上2/3与下1/3交点处。故选B。

51.【答案】B

【解析】青灵、小海可治疗尺神经麻痹。

52.【答案】A

【解析】中指中节横纹属于横指同身寸法量，即中指近侧指间关节横纹水平。

53.【答案】B

【解析】合穴为五输穴，分布于肘膝关节附近。

54.【答案】D

【解析】原络穴搭配是指本经原穴与其表里经的络穴相配合，用以治疗本脏本腑有关疾病的方法。神门为手少阴心经的原穴，支正为手太阳小肠经的络穴，所以，神门、支正符合原络配穴定义。

55.【答案】A

【解析】操作皮肤针时使用的是腕力。

56.【答案】A

【解析】头临泣：前发际上0.5寸，瞳孔直上；曲差：前发际正中直上0.5寸，旁开1.5寸；眉冲：额切迹直上入发际0.5寸；头维：额角发际直上0.5寸，头正中线旁开4.5寸。选A。

57.【答案】B

【解析】头面部由于皮肤浅薄，不适应用皮肤针重刺。

58.【答案】C

【解析】鱼际与少商分别为荥穴和井穴，用于治疗热病，常用来点刺放血，一般是不灸的。经渠穴，因为它在桡动脉处，动脉处禁止瘢痕灸。所以最佳答案为C。

59.【答案】B

【解析】扶突位于胸锁乳突肌区，横平喉结，胸锁乳突肌前、后缘中间。主治咽喉肿痛等咽喉病证；瘿气、瘰疬；咳嗽、气喘；颈部针麻用穴。合谷也可用于颈部手术针麻。

60.【答案】A

【解析】额旁1线，头针刺激区。别名胸腔区。位于头前部，额中线外两旁直对目内眦角，发际上下各0.5寸，即从膀胱经眉冲穴向前引一条长1寸的线。布有滑车上神经和眶上神经。主治冠心病、支气管哮喘、支气管炎、失眠、鼻病等。沿头皮平刺。故选A。

61.【答案】A

【解析】针刺颈部哑门、风府穴时一般向下斜刺。

62.【答案】C

【解析】募穴与背俞穴配合使用为"俞募配穴法"。此题考点为俞募配穴法的概念和应用。根据十二募穴歌：天枢大肠中府肺，关元小肠巨阙心，中极膀胱京门肾，日月胆肝期门寻，脾募章门胃中脘，气化三焦石门针，心包募何处取，胸前腹中觅浅深。因此膀胱俞应配中极，故选C。

63.【答案】E

【解析】穴位注射操作时,刺入后检查无回血才可将药液注入。

64.【答案】B

【解析】三棱针疗法具有开窍泄热、活血祛瘀、疏经通络,治疗顽固性痹证的作用,既适用于实证和热证,也可用于寒实证。目前较常用于某些急症和慢性病如昏厥、高热、中暑、中风闭证、急性咽喉肿痛、目赤红肿、顽癣、疮痈初起、扭挫伤、疟疾、痔疾、久痹、头痛、丹毒、指（趾）麻木等。

65.【答案】A

【解析】针灸治疗作用如下。①疏通经络。调理经气,使瘀阻的经络通畅而发挥其正常生理功能。②调和阴阳。使机体从阴阳的失衡状态向平衡状态转化。③扶正祛邪。扶助正气而祛除病邪。故选A。

66.【答案】E

【解析】手太阴穴起中府,在拇指末节桡侧少商穴处止,故选E。

67.【答案】C

【解析】承泣穴位于眼球与眶下缘之间,瞳孔直下;操作:用左手拇指向上轻推眼球,紧靠眶缘缓慢直刺0.5～1.5寸,不宜提插,以防刺破血管引起血肿,出针时按压针孔片刻,以防出血。

68.【答案】A

【解析】条口:犊鼻下8寸,犊鼻与解溪连线上;比较容易记混的是丰隆:外踝尖上8寸,胫骨前肌的外缘。故选A。

69.【答案】D

【解析】基本手法有提插法、捻转法。行针又名运针,是指将针刺入腧穴后,为了使之得气、调节针感和进行补泻而施行的各种针刺手法。得气是指将针刺入腧穴后所产生的经气感应,又名针感。针刺必须得气,得气与否直接影响治疗效果。

70.【答案】A

【解析】足太阴脾经,起于足大趾末端,沿着大趾内侧赤白肉际,经过大趾本节后的第一跖趾关节后面,上行至内踝前面,再沿小腿内侧胫骨后缘上行,至内踝上8寸处交于足厥阴经之前,再沿膝股部内侧前缘上行,进入腹部,属脾,联络胃;再经过横膈上行,夹咽部两旁,连系舌根,分散于舌下。其支脉,从胃上膈,注心中。

71.【答案】C

【解析】平补平泻法用于不盛不虚证。

72.【答案】C

【解析】前后配穴又称俞募配穴法,期门穴为肝的募穴,外关为络穴。

73.【答案】E

【解析】顶中线,头针刺激区。位于头顶部正中线上,百会穴至前顶穴之间的连线,属督脉。布有滑车上神经、眶上神经和枕大神经等。主治腰腿足病,如瘫痪、麻木、疼痛,以及皮层性多尿、脱肛、小儿遗尿、高血压、头顶痛等。沿头皮斜刺。故选E。

74.【答案】E

【解析】脐水平线上,距脐中2寸的腧穴是天枢,旁开4寸是大横,故选E。

75.【答案】A

【解析】地仓位于口角旁开0.4寸;颊车位于下颌角前上一横指,闭口咬紧牙关时咬肌隆起,放松时按之有凹陷处;下关位于颧弓下缘中央与下颌切迹之间凹陷中;四白位于眶下孔处;巨髎位于横平鼻翼下缘,瞳孔直下。

76.【答案】A

【解析】足阳明胃经的起止穴分别为承泣、厉兑,共45穴。选A。

77.【答案】B

【解析】根据骨度折量定位法两乳头之间为8寸。

78.【答案】C

【解析】原络配六法为针灸配六法之一。即以本经原穴与其表里经的络穴相配合,用以治疗本脏本腑有关疾病的方法。如肺经有病取本经的原穴太渊,配以大肠经的络穴偏历等。因本法以取本经的原穴为主,表里经的络穴为配（客）,故又称"主客配穴法"。

79.【答案】A

【解析】厉兑位于:第2趾末节外侧,趾甲根角侧后方0.1寸（指寸）。故选A。

80.【答案】D

【解析】选穴原则为近部取穴、远部取穴和随证取穴。配穴方法为本经配穴、表里经配穴、上下配穴、前后配穴和左右配穴。

81.【答案】C

【解析】震颤法为针刺入一定深度后,手持针柄,用小幅度、快频率的提插、捻转手法,使针身轻微震颤。

82.【答案】D

【解析】命门位于第2腰椎棘突下凹陷中,后正中线上。

83.【答案】B

【解析】进针时徐徐刺入,少捻转,疾速出针者为徐进疾出补法。

84.【答案】E

【解析】足阳明胃经主治胃肠病、神志病、头面五官病、热病、下肢痿痹、转筋等。

85.【答案】D

【解析】上关、阳白属足少阳经;和髎属手少阳经;睛明属足太阳经。故选D。

二、落枕、扭伤（急性腰扭伤）、漏肩风（肩关节周围炎）、痹证、腰痛、肱骨外上髁炎、中风（脑梗死、脑出血后遗症）、头痛（偏头痛）眩晕（高血压）、不寐、面瘫（面痛）、胃痛、呃逆、呕吐、便秘、蛇串疮（带状疱疹）、月经不调、痛经（子宫内膜异位症）、绝经前后诸证、小儿遗尿、近视、耳鸣耳聋等【掌握】

A1 和 A2 型题

说明：为单选题，5个选项中可能同时有最佳正确答案和非错误答案，请从中选择一个最佳答案。

---

1. 【答案】B
【解析】近视取眼区局部穴位为主，故选B。

2. 【答案】D
【解析】呃逆以气逆上冲，喉间呃呃连声，声短而频，不能自止为主症，其呃声或高或低，或疏或密，间歇时间不定。常伴有胸膈痞闷，脘中不适，情绪不安等症状。多有受凉、饮食、情志等诱发因素，起病多较急。胃失和降、气逆动膈是呃逆的主要病机。呃逆不能自我控制，故选D。

3. 【答案】E
【解析】该患者可辨证为风寒感冒，治疗以祛风解表为主，主穴可选列缺、合谷、大椎、风池、太阳，配穴选风门、肺俞；风热宜选曲池、外关。

4. 【答案】C
【解析】见气血不足，需补脾益胃，需配脾俞、足三里，故选C。

5. 【答案】A
【解析】哮喘多因痰伏于肺，病位在肺；手太阴肺经属肺，主治肺系疾病，故治疗哮喘应首选肺经腧穴。

6. 【答案】A
【解析】中脘主治胃痛，腹胀，腹中积聚，泄泻，便秘，呕吐，食欲不振，呕吐，黄疸，无论胃病虚实，皆可采用。故选A。

7. 【答案】C
【解析】患者可辨为饮食伤胃，主以胃的募穴及下合穴配穴下脘、梁门。故选C。

8. 【答案】A
【解析】风寒证配风门、肺俞，主穴列缺、合谷、风池、大椎、外关，故A项错。

9. 【答案】E
【解析】上述穴位为癃闭病的主穴，故选E。

10. 【答案】E
【解析】患者患病一日，属面瘫急性期，在急性期，面部穴位手法不宜过重，故选E。

11. 【答案】E
【解析】患者昏昏欲睡，辨为嗜睡病，兼见神疲乏力，耳鸣目眩，健忘，腰膝酸软，腰骶部发凉，小便频数，舌淡苔白，脉沉细或弱者，提示肾阳衰微、肾精不足，治宜温阳固肾补精，取关元、肾俞，故选E。

12. 【答案】B
【解析】厥阴俞为心包之背俞穴，膻中为心包之募穴，故二者相配治疗心悸胸痹，属俞募配穴法。

13. 【答案】D
【解析】头痛主穴：百会、太阳、阿是穴、风池、合谷。阳明头痛者，加印堂、内庭；少阳头痛者，加率谷、外关、足临泣；太阳头痛者，加天柱、后溪、昆仑；厥阴头痛者，加四神聪、太冲、内关。风寒头痛者，加风门、列缺；风热头痛者，加曲池、大椎；风湿头痛者，加阴陵泉、头维。

14. 【答案】E
【解析】湿热腰痛：腰部疼痛，重着而热，暑湿阴雨天气加重，活动后可减轻，身体困重，小便短赤，舌红，苔黄腻，脉濡数或弦数。故选E。

15. 【答案】D
【解析】患者年迈，根据其腰部酸痛，缠绵不愈可诊断为腰痛。由于肾阳不足，不能温煦筋脉，导致腰痛喜温喜按，遇劳更甚，卧则减轻，肢冷畏寒，舌质淡，脉沉细无力，符合肾阳虚的表现。治以补肾壮阳，温煦经脉。代表方：右归丸加减。

16. 【答案】B
【解析】患者系落枕，治法为调气活血，舒筋通络，治疗以局部阿是穴为主，配合远端取穴。天柱、阿是穴可疏导颈项部气血，外劳宫是治疗本病的经验穴，局部与远端穴位相配，舒筋通络止痛。

17. 【答案】D
【解析】伤寒太阳病而见头痛，兼见恶风、脉浮紧，针灸选用太阳经脉循行部位，除主穴外可配合天柱、后溪、昆仑等散寒止痛。

18. 【答案】B
【解析】照海穴热则点刺出血，寒则补之灸之。虚证失眠，宜用毫针补法。不寐泻申脉，补照海故选B。

19.【答案】D

【解析】面痛之下颌部疼痛配承浆、颊车，故D项最符。

20.【答案】C

【解析】患者腰部隐隐作痛，可诊断为腰痛。由于肾阴不足，不能濡养腰脊，故出现酸软无力，缠绵不愈，手足心热，舌红少苔，脉弦细数的临床表现，诊断为肾阴虚腰痛。治以滋补肾阴，濡养筋脉。代表方：左归丸加减。

21.【答案】B

【解析】水分穴可健脾利水，是治疗水液代谢失常疾病的重要穴位。阴陵泉是脾经的合穴，能够健脾利湿。两穴合用，能增强化气行水的作用，使水饮得以运化，减轻水饮上凌于心的症状，对水气凌心型心悸有较好的治疗效果。

22.【答案】C

【解析】外感咳嗽治法：取手太阴、阳明经穴为主。风寒咳嗽针灸并用；风热证只针不灸，以宣肺解表。处方：列缺、合谷、肺俞。随症配穴：咳嗽伴咽喉肿痛用少商；发热恶寒用大椎、外关。

23.【答案】C

【解析】癃闭肝郁气滞证的临床表现为小便不通或通而不爽，情志抑郁，或多烦善怒，胁腹胀满，舌红，苔薄黄，脉弦。C选项为淋证临床表现，故错误。

24.【答案】C

【解析】急性泄泻主要是由于感受外邪、饮食不节等因素导致脾胃运化失常、大肠传导失司，使得水谷精微混杂而下。治疗应以调整胃肠功能、运化水湿为主。天枢是大肠募穴，上巨虚是大肠下合穴，二者配合能调整大肠的传导功能，是治疗泄泻的重要穴位组合。阴陵泉是脾经合穴，能健脾利湿，运化水湿。水分穴有利水作用，对于泄泻时水湿下迫有直接的治疗作用。这组穴位通过调节大肠功能和运化水湿来治疗急性泄泻，针对性很强，故C项最符。

25.【答案】B

【解析】气血不足，配穴宜选足三里、气海以健脾益气，故选B。

26.【答案】E

【解析】阳痿是指成年男子在性生活时，由于阴茎痿软不举，或举而不坚，或坚而不久，无法进行正常性生活的病证。针灸治疗阳痿时，主穴除肾俞、命门、三阴交等背穴外，还应选取任脉、足少阴经穴，如关元、气海、太溪、复溜等穴，以起到补肾壮阳的作用。

27.【答案】E

【解析】患者主要为肩前区疼痛，后伸加剧，辨证为手阳明经证，故配穴可选合谷。手少阳经证以肩外侧疼痛为主，外展时加剧，配穴外关；手太阳经证以肩后侧疼痛为主，肩内收时加剧，配后溪；手太阴经证以肩前近腋部疼痛为主且压痛明显，配列缺。

28.【答案】B

【解析】便秘针刺大肠俞、天枢、支沟等穴。实秘用泻法；虚秘用补法；冷秘可加艾灸；热秘可加针刺合谷、曲池；气滞秘加针刺中脘、行间；气血虚弱加针脾俞、胃俞；冷秘可加灸神阙、气海。

29.【答案】B

【解析】癫痫的发病主要治则是理气化痰，调神开窍。脑为元神之府，督脉入络脑，后溪通督脉，故百会、水沟、后溪可调神开窍；涌泉穴补肾，调节身体阴阳。

30.【答案】A

【解析】根据患者症状体征，辨为急性泄泻，治则为除湿导滞，通调腑气。以足阳明、足太阴经穴为主。主穴：天枢、上巨虚、阴陵泉、中脘。配穴：寒湿者，加神阙；湿热者，加内庭、曲池；食滞者，加中脘、梁门。操作：毫针泻法。神阙用隔姜灸法。

31.【答案】E

【解析】痰浊头痛可见头痛时作，昏蒙沉重，胸脘满闷，呕吐痰涎；舌苔白腻，脉滑，穴取百会、印堂、头维、丰隆、合谷。针宜泻法。呕吐者加内关、中脘；便溏者加天枢。留针20～30分钟，每日1次。血虚头痛配三阴交、足三里，故E项最符。

32.【答案】C

【解析】肺热津伤型痿证主要是由于外感温热毒邪，灼伤肺津，或因久病肺虚，津液输布失常，筋脉失于濡养而导致肢体痿软无力。治疗应以清热润燥、养肺生津为主，同时配合疏通经络的穴位来改善肢体痿软症状。尺泽是肺经的合穴，能够清泄肺热、调理肺气。大椎是督脉与诸阳经的交会穴，有清热解表、振奋阳气的作用。在肺热津伤型痿证中，通过尺泽清泄肺热，大椎辅助清热，可有效针对肺热进行治疗，有助于改善病情。故选C。

33.【答案】E

【解析】患者两天前有腰扭伤史，现症为腰痛如刺，可诊断为腰痛。根据腰痛如刺，痛有定处，痛处拒按，腰不能转侧，舌暗紫，脉涩等临床表现，可诊断为瘀血腰痛。证机为瘀血阻滞，经脉痹阻，不通则痛。治以活血化瘀，通络止痛。代表方：身痛逐瘀汤加减。

34.【答案】B

【解析】支沟通三焦，通腹气；大肠俞可补大肠之气；上巨虚为大肠下合穴，理大肠之气，三穴合用可通腹气，治便秘。

35.【答案】B

【解析】攒竹在面部，眉头凹陷中，额切迹处。

主治：头痛、眉棱骨痛；眼睑瞤动、眼睑下垂、口眼歪斜、目视不明、流泪、目赤肿痛等眼部病证；呃逆。

36. 【答案】C
【解析】寒湿腰痛主症为腰部冷痛重着，转侧不利，逐渐加重，静卧病痛不减，寒冷和阴雨天则加重。舌淡，苔白腻，脉沉而迟缓。故选项C错误。

37. 【答案】C
【解析】急性泄泻主穴为天枢、上巨虚、阴陵泉、水分。配穴：寒湿内盛配神阙；肠腑湿热配内庭、曲池；食滞肠胃配中脘。泻下脓血配曲池、三阴交、内庭。

38. 【答案】A
【解析】照海穴热则点刺出血，寒则补之灸之。虚证失眠，宜用毫针补法。

39. 【答案】A
【解析】该患者疼痛以腰骶椎正中线为著，此为督脉循行路线，故可辨证为督脉证。疼痛以脊柱两侧足太阳膀胱经循行线上为主，则为足太阳经证。疼痛以脊旁为主，为手阳明经筋证。

40. 【答案】B
【解析】肾虚腰痛可分为肾阴虚证和肾阳虚证。肾阴虚证方用左归丸加减。肾阳虚证方用右归丸加减。如无明显阴阳偏盛者，可服用青娥丸，补肾治腰痛；故选B。房劳过度而致肾虚腰痛者，可用血肉有情之品调理，如河车大造丸、补髓丹等。四妙丸主治湿热腰痛；D选项为干扰项。

41. 【答案】A
【解析】患者关节疼痛，屈伸不利，痛处游走不定，此为痹证中的行痹，所以治疗除取阿是穴及局部经穴外，还应选用的是膈俞、血海以活血，是取"治风先治血，血行风自灭"之意。

42. 【答案】E
【解析】合谷穴不具备放松肩颈部的作用。

43. 【答案】B
【解析】综合分析患者属于不寐心脾两虚证，心俞、脾俞合用补心健脾。

44. 【答案】D
【解析】患者可辨为蛇串疮初期，初期以清热利湿为主，宜泄热除湿，故取毫针泻法。选D。

45. 【答案】D
【解析】综合分析患者属于不寐肾阴虚证，太溪、肾俞可补肾阴。

46. 【答案】C
【解析】照海通于阴跷脉，申脉通于阳跷脉，针刺二者可以调和阴阳治疗不寐。

47. 【答案】A
【解析】患者属肾精亏虚之眩晕，眩晕虚证治疗当补益气血、益髓填精，主穴为风池、百会、肾俞、肝俞、足三里，肾精亏虚配悬钟、太溪。

48. 【答案】B
【解析】行痹是由风邪偏盛而引起的肌肉关节游走性疼痛，遵"治风先治血，血行风自灭"之义，取膈俞、血海以活血祛风。

49. 【答案】B
【解析】关元穴在脐下三寸，皮肤松弛，宜舒张进针法。故选B。

50. 【答案】A
【解析】眩晕实证：眩晕耳鸣，头痛头胀，遇劳、恼怒加重，肢麻震颤，失眠多梦，急躁易怒，舌红苔黄，脉弦。取穴：风池、百会、内关、太冲等，针用泻法。

51. 【答案】E
【解析】治疗蛇串疮可在皮损局部围刺、浅刺；三棱针点刺疱疹及周围，拔火罐，令每罐出血3~5mL；可在夹脊穴行电针治疗；有较大的脓疱或血疱，可用粗火针点刺，刺后用无菌脱脂棉球挤净疱液；艾灸疱疹患处阿是穴；或用灯心草蘸麻油点燃后对准水疱中央点灼，发出清脆"啪"声即可。

52. 【答案】C
【解析】根据患者症状体征，考虑为中焦受阻，应用足阳明、手少阳经穴。

53. 【答案】A
【解析】患者属于外感风热，大椎穴刺络拔罐可泻热。

54. 【答案】C
【解析】呕吐主要是由胃失和降、气逆于上而致，治疗宜和胃降逆，理气止呕为主，故以胃的俞募穴和下合穴为主。

55. 【答案】C
【解析】根据患者症状体征，可选内关、水沟、气海、关元、神阙穴强刺激以醒神开窍。

56. 【答案】D
【解析】根据患者症状体征，可配合水沟透邪外出。

57. 【答案】C
【解析】手足阳明经穴均可治疗头面五官病，本病病位在面部故与手足阳明经有关。

58. 【答案】D
【解析】患者属于消渴病中消证，治则为清热润燥，选取内庭、地机。

59. 【答案】B
【解析】行痹治宜补益气血、宣痹止痛，针灸选用膈俞、血海。

60. 【答案】A
【解析】地仓与颊车均为足阳明胃经腧穴，地仓主治口角歪斜、流涎、面痛等局部病证；颊车主治齿痛、牙关不利、颊肿、口角㖞斜等局部病证。地仓穴向颊车穴透刺，可用于治疗口角㖞斜等病证。

61.【答案】E

【解析】患者属于心脾气血证，心俞、脾俞、足三里补心气，健脾益气。

62.【答案】C

【解析】灸法用于中风脱证，故选 C。

63.【答案】B

【解析】腰部冷痛重着，拘挛不可俯仰，舌淡，苔白，脉紧，为寒盛，命门、腰阳关可补一身元阴元阳。

64.【答案】C

【解析】治疗腰痛之肾虚者，除主穴外，可加用肾俞、太溪补益肾气。

65.【答案】A

【解析】按照教材，肝阳头痛配行间、太溪 A 较符合；风池为少阳头痛，中脘、丰隆为痰浊头痛，血海为瘀血头痛、三阴交为血虚头痛。故选 A。

66.【答案】E

【解析】下腹部腧穴，应斜刺。

A3 和 A4 型题

说明：为共用题干单选题，考题是以一个共同题干的临床案例出现，请从中选择一个最佳答案。

1.【答案】E

【解析】原穴为胃之冲阳，络穴为脾之公孙。

2.【答案】C

【解析】阳经郄穴主治痛症。

3.【答案】B

【解析】阳经郄穴主治痛症。

4.【答案】C

【解析】胃脘痛，故诊为胃痛，胃痛拒按，痛有定处，如针刺、舌有瘀斑为辨证要点，故选 C。

5.【答案】B

【解析】治以胃之下合穴、募穴为主。

6.【答案】B

【解析】胃痛主穴为内关、中脘、足三里，气滞血瘀配膻中、膈俞，故选 B。

7.【答案】E

【解析】中风是以半身不遂、肌肤不仁、口舌㖞斜、言语不利，甚则突然昏仆，不省人事为主证的病证。中风的发生主要因内伤积损、情志过极、饮食不节、体态肥盛等，引起虚气留滞，或肝阳暴亢，或痰热内生，或气虚痰湿，引起内风旋动，气血逆乱，横窜经络，直冲犯脑导致血瘀脑脉或血溢脉外。该患者未见神志异常，为中风中经络，进一步辨证，患者为肝阳暴亢型。故选 E。

8.【答案】C

【解析】中风基本治法为调神导气，疏通经络，以督脉、手厥阴及足太阴经穴为主，主穴为水沟、内关、三阴交、极泉、尺泽、委中，该患者辨证为肝阳暴亢型，配太冲、太溪。故选 C。

9.【答案】D

【解析】同第 8 题【解析】。

10.【答案】E

【解析】同第 8 题【解析】。

11.【答案】D

【解析】中风中经络和中脏腑的主要区别在于病情的轻重、病位的深浅以及有无神志异常的变化。中经络病情较轻、病位较浅、一般不会出现神志异常的表现。临床主要表现为突然昏仆、口舌㖞斜、肌肤麻木不仁等。中脏腑症状比中经络严重，会出现神志异常的表现，且病位较深。临床表现为突然昏仆，不省人事，神志恍惚、半身不遂、言语不利、偏身麻木等症状，且大部分会留下后遗症。故选 D。

12.【答案】C

【解析】哮喘是以反复发作的呼吸急促，喉间哮鸣，甚则张口抬肩，不能平卧为主症的病证。本病可发生于任何年龄和季节，尤以寒冷季节和气候骤变时多发。该患者辨证为实证哮喘，风寒外袭型。治法为祛邪肃肺，化痰平喘，以手太阴经穴及相应背俞穴为主，主穴为列缺、尺泽、肺俞、中府、定喘。风寒外袭型配风门、合谷。故本题选 C。

13.【答案】B

【解析】同第 12 题【解析】。

14.【答案】B

【解析】同第 12 题【解析】。

15.【答案】C

【解析】同第 12 题【解析】。

16.【答案】A

【解析】哮喘是以反复发作的呼吸急促，喉间哮鸣，甚则张口抬肩，不能平卧为主症的病证。针刺治法为祛邪肃肺，化痰平喘，以手太阴经穴及相应背俞穴为主，主穴为列缺、尺泽、肺俞、中府、定喘，操作上采用毫针泻法，风寒者可加灸。穴位埋线法，可选膻中、定喘、肺俞、脾俞等。穴位贴敷法，可在肺俞、膏肓、肾俞、膻中、定喘，用炒白芥子、甘遂、细辛共为细末，用生姜汁粉调成糊状，敷于穴位上。综上，本题选 A。

17. 【答案】B

【解析】手太阳经证见颈项部不舒，压痛明显，疼痛可沿前臂尺侧放散，第 4~5 指麻木，配小海、少泽。颈夹脊、阿是穴、天柱为局部选穴，可疏调颈部气血，舒筋骨、通经络；后溪、申脉均为八脉交会穴，两穴相配，功在疏导颈项、肩胛部气血。督脉、足太阳经证见颈项、后枕部疼痛，颈部僵紧不舒，配风府、昆仑。手阳明经证见颈、肩、上臂的外侧和前臂桡发生放射性疼痛、麻木，可伴有拇指、食指和中指麻木，配肩髃、曲池、合谷。

18. 【答案】A

【解析】同第 17 题【解析】。

19. 【答案】A

【解析】同第 17 题【解析】。

20. 【答案】D

【解析】耳前三穴指耳屏前三个穴，从下至上分别是听会（耳屏间切迹与下颌骨髁突之间的凹陷）、听宫（耳屏正中与下颌骨髁突之间的凹陷中）、耳门（耳屏上切迹与下颌骨髁状突之间的凹陷中）。故选 D。

21. 【答案】E

【解析】从上至下三穴分别属于三焦经、小肠经、胆经，故选 E。

22. 【答案】C

【解析】阴经郄穴多治血证，阳经郄穴多治急性疼痛。故选 C。

23. 【答案】E

【解析】经郄穴多治血证，如孔最治咳血，中都治崩漏等。阳经郄穴多治急性疼痛，如颈项痛取外丘，胃脘痛取梁丘等。故选 E。

24. 【答案】E

【解析】胃痛虚证，治则补益脾胃，选足太阴脾经原穴及足阳明胃经络穴，太白为足太阴脾经原穴，丰隆为足阳明胃经络穴，故选 E。

第二节　艾灸【掌握】

A1 和 A2 型题

说明：为单选题，5 个选项中可能同时有最佳正确答案和非错误答案，请从中选择一个最佳答案。

1. 【答案】E

【解析】雀啄灸是指施灸时，艾条点燃的一端与灸部位皮肤的距离并不固定，而是如鸟雀啄食一样上下活动至皮肤红晕为度。

2. 【答案】A

【解析】灸法可以分为艾灸和其他灸法。艾灸包括艾炷灸和艾条灸、温针灸，艾条灸包括悬起灸和实按灸，实按灸又分为太乙针灸和雷火针灸。

3. 【答案】B

【解析】神阙为局部选穴，用灸法既可温阳散寒除湿，又可清利湿热，为治疗泄泻的要穴，神阙穴用隔盐灸或用隔姜灸。

4. 【答案】E

【解析】灸法可以分为艾灸和其他灸法。艾灸包括艾炷灸和艾条灸、温针灸，艾条灸包括悬起灸和实按灸，实按灸又分为太乙针灸和雷火针灸。白芥子灸属于其他灸法中天灸的一种灸法。

5. 【答案】C

【解析】温通经络，祛散寒邪；补虚培本，回阳固脱；行气活血，消肿散结；预防保健，益寿延年是艾灸的主要作用，故选 C。

6. 【答案】A

【解析】灸法的主要作用是温经散寒、扶阳固脱、消瘀散结、防病保健。

7. 【答案】D

【解析】常用灸法包括艾灸法（艾炷灸、艾条灸、温针灸、温灸器灸）和非艾灸法（灯火灸、天灸）。

8. 【答案】E

【解析】间接灸也称隔物灸、间隔灸，是将艾炷与皮肤之间衬隔某种物品而施灸的一种方法。本法根据所隔物品的不同，可分为数十种。所隔物品大多为药物，既可用单味药物，也可用复方药物，药物性能不同，临床应用的范围也有所异。临床常用的有隔姜灸、隔盐灸、隔蒜灸、隔附子饼灸等。故选 E。

9. 【答案】B

【解析】艾卷灸，即艾条灸，操作可分为悬起灸和实按灸两种，而温针灸是针刺与艾灸结合的一种方法，故选 B。

第三节 推拿【掌握】

一、成人常用操作手法及常见疾病【掌握】

A1 和 A2 型题
说明：为单选题，5个选项中可能同时有最佳正确答案和非错误答案，请从中选择一个最佳答案。

1.【答案】A
【解析】眩晕患者应慎用颈部摇法，以防加重患者病情。

2.【答案】A
【解析】抹法即用单手或双手拇指螺纹面紧贴皮肤，做上下或左右往返移动。

3.【答案】B
【解析】摩法有和中理气、消积导滞、温肾壮阳、行气散血、散瘀消肿等作用，故选 B。

4.【答案】D
【解析】捻法适用于指、趾及耳部，因此捻法适用于四肢小关节，故选 D。

5.【答案】C
【解析】抹法有镇惊安神、提神醒脑的作用，治疗头痛、失眠及眼周疾病等，故选 C。

6.【答案】E
【解析】腱鞘囊肿是常见的良性肿物，少数囊肿可以自行消失，多数囊肿持续存在或有增大，小的囊肿可选择保守治疗，一般治疗用按压或敲击法使其破裂吸收，较大的囊肿则需手术治疗。

7.【答案】C
【解析】临床运用推拿疗法治疗骨伤科疾患，应建立"筋骨并重"的理论指导思想，不应单纯坚持骨关节主导论。故选 C。

8.【答案】B
【解析】颈部侧扳法：医师站于患者健侧，以右肘压住患者健侧肩部，左手置于其头侧，逐步使患者头向患侧屈至最大限度后，然后瞬间用力，加大侧屈 5°～10°，随即松手。

9.【答案】D
【解析】医师以指端或关节突起部点按治疗部位，称之为点法。主要包括指点法、屈指法、肘法。亦可借助器械进行操作，如用点穴棒。点有着力点小、刺激强、操作省力的特点。本法具有类似针刺的效应，也称为"指针"。以指或掌着力于体表，逐渐用力下压，称为按法。按法刺激强而舒适，常与揉法结合运用，组成"按揉"复合手法。分为指按法和掌按法两种。根据描述，可选 D。

10.【答案】C
【解析】推拿学中摩法是用示、中、无名指或大鱼际肌腹或手掌面着力于一定治疗部位，通过肩关节在前外方向的小幅度环转，使着力面在治疗部位做有节奏的环形平移摩擦的手法，适用部位有胸腹部、胸肋部、颜面部。

11.【答案】A
【解析】顺时针摩腹为泻，应用泻法治疗伤食、腹胀、便秘等，故选 A。

12.【答案】E
【解析】摩法常用于治疗脘腹疼痛、食积腹胀、泄泻、便秘、遗精、阳痿、外伤肿痛等病症，并非治疗胆绞痛，故选 E。

13.【答案】A
【解析】肘部摇法可恢复前臂旋转运动功能，用于治疗前臂旋转功能受限，如前臂骨折引起的前臂旋转功能受限、肱骨外上髁炎等。

14.【答案】C
【解析】推法是单向、直线；而抹法则是或上或下，或左或右，或直线往来，或曲线运转，可根据不同的部位灵活变化运用。

15.【答案】A
【解析】拍法的动作要领：应虚掌拍打患者体表，腕关节要自由摆动，且肘关节也要自由屈伸。动作要平稳，使整个掌、指周边同时接触体表，声音清脆而无疼痛；拍击力量不可偏移，以皮肤轻度充血发红为度。

16.【答案】C
【解析】腰部摇法幅度宜大，速度宜慢。

17.【答案】E
【解析】抖法作用缓和，通常为上、下肢治疗的结束手法，在选项手法中抖法最常用于上肢，故选 E。

18.【答案】B
【解析】患者症状当属腕管综合征，腕管综合征治疗手法为一指禅推、按、揉、摇、擦及捏腕法，故选B。

19.【答案】B

【解析】胃部疼痛剧烈时应选用重刺激背部胃俞穴附近的压痛点起到缓解疼痛的作用，故选B。

20.【答案】A

【解析】癃闭的基本病机为膀胱气化失司，因此手法治疗此病总的原则为疏利气机，通利小便，故选A。

21.【答案】C

【解析】擦法操作时不宜拖动、碾动、跳动和摆动。

22.【答案】D

【解析】腰椎间盘突出症患者多可见直腿抬高及加强试验阳性。

23.【答案】D

【解析】摇法使关节做被动的环转运动，本法可恢复关节正常运动范围。具有滑利关节，舒筋通络，预防和解除粘连，改善关节运动功能等作用。

24.【答案】D

【解析】椎动脉型颈椎病：以单侧颈枕部或枕顶部发作性头痛，伴眩晕、视力减弱、耳鸣、听力下降为主。颈型颈椎病：以颈部酸、痛、胀、颈部广泛性压痛，颈部活动受限为主。神经根型颈椎病：颈部局限性疼痛，可向肩、上臂乃至手指放射，且有麻木感。脊髓型颈椎病：以缓慢进行性双下肢麻木、冷痛为主。交感神经型颈椎病：偏头痛，伴恶心、呕吐，头颈转动时症状加重，颈椎失稳所致。

25.【答案】E

【解析】声门闭合不全通常作用于咽喉局部，应以舒筋通络、清咽利喉为治疗原则进行手法操作，故选E。

A3和A4型题

说明：为共用题干单选题，考题是以一个共同题干的临床案例出现，请从中选择一个最佳答案。

1.【答案】C

【解析】该患者因情绪失调，化火伤阴，而致肝肾阴亏、阴不制阳，阳亢于上所致头痛目眩，故辨证为肝阳头痛，治疗可选肝俞、阳陵泉、太冲、行间按揉，在太阳、头维穴区行一指禅推法，以较重力量按揉风池穴3～5分钟。

2.【答案】C

【解析】同第1题【解析】。

3.【答案】B

【解析】该患者经椎间孔挤压试验和臂丛神经牵拉试验结果为阴性，颈部肌肉痉挛疼痛，广泛压痛，可初步考虑为颈椎病；颈椎X线可明确诊断。

4.【答案】A

【解析】根据患者临床表现，患者最有可能的诊断为颈型颈椎病。

5.【答案】A

【解析】该患者经椎间孔挤压试验和臂丛神经牵拉试验结果为阴性，颈部肌肉痉挛疼痛，广泛压痛，可初步考虑为颈椎病；颈椎X线可明确诊断，可见颈椎生理曲度变直、反弓或成角，有轻度的骨质增生，推拿时应注意轻巧适度，切忌暴力以免发生意外。

二、小儿常用操作手法及常见疾病【掌握】

A1和A2型题

说明：为单选题，5个选项中可能同时有最佳正确答案和非错误答案，请从中选择一个最佳答案。

1.【答案】E

【解析】捣法要有节律性，频率适中，一般以60次/分为宜。

2.【答案】A

【解析】揉法需要术手吸定在操作部位上带动着力处皮肤一起做回旋运动，不能在皮肤表面摩擦或滑动。

3.【答案】D

【解析】推三关主治小儿一切虚、寒病症，故选D。

4.【答案】A

【解析】小儿推拿中摩法的频率每分钟120～160次，故选A。

5.【答案】E

【解析】以拇指螺纹面或示、中指的螺纹面在患儿体表做环形或弧形移动，称为运法，故选项E不正确。

6. 【答案】C

【解析】补肾经手法：术者用拇指自小指根推向指尖；清肾经手法：术者用拇指自小指尖推向指根。

7. 【答案】A

【解析】小天心位于大小鱼际交接处凹陷中，呈点状。揉小天心，用于治疗心经有热而致目赤肿痛，口舌生疮，惊惕不安，小便短赤等，掐、捣小天心用于惊风抽搐、夜啼等。

8. 【答案】A

【解析】运水入土：用拇指螺纹面沿手掌边缘在患儿小指根和拇指根间进行运法操作；健脾助运，润燥通便，主治久病，虚证。

9. 【答案】A

【解析】按揉肾俞、丹田、龟尾、三阴交等穴位，可有效治疗小儿遗尿症，又可治疗尿潴留。故选 A。

10. 【答案】E

【解析】直推法常适用于小儿推拿特定穴中的线状穴位和五经穴，多用于上肢部、脊柱部；旋推法常用于手部五经穴；分推法常用于头面部、胸腹部、腕掌部及肩胛部等；合推法常用于腕掌部大横纹。故选 E。

11. 【答案】A

【解析】捏脊疗法是两手沿着脊柱的两侧，用捏法把皮捏起来，边提捏边向前推进，由尾骶部捏到枕项部。常用于治疗儿童疳积、感冒、发热等证。捏脊的穴位是指夹脊穴，位于腰背部，当第 1 胸椎至第 5 腰椎棘突下两侧，后正中线旁 0.5 寸，一侧 17 穴，左右共 34 穴。

12. 【答案】C

【解析】运法是指以拇指或中指的螺纹面在一定穴位上做环形或弧形推动。操作时，医者着力部分要轻贴体表，用力宜轻不宜重，操作频率宜缓不宜急。

13. 【答案】A

【解析】总筋的定位：掌后腕横纹中点。作用：清心经热，散结止痉，通调周身气机。

14. 【答案】B

【解析】山根穴位于两眼内眦连线中点与印堂之间的斜坡上。故选 B。

15. 【答案】D

【解析】小儿四诊中只有"望"诊不受种种条件限制，反映病情比较可靠，应予重视。故选 D。

A3 和 A4 型题

说明：为共用题干单选题，考题是以一个共同题干的临床案例出现，请从中选择一个最佳答案。

1. 【答案】E

【解析】该患儿因饮食不节，以致肠胃积热耗伤津液，腑气不通，大肠传导失司所致实秘，故治宜顺气行滞、清热通便。

2. 【答案】D

【解析】处方：清大肠以荡涤肠腑邪热积滞，运内八卦以疏肝理气、顺气行滞，退六腑以通便清热。

第四章　中医适宜技术

拔罐、刮痧、足疗、耳穴、贴敷、食疗、导引、情志调摄【掌握】

A1 和 A2 型题

说明：为单选题，5 个选项中可能同时有最佳正确答案和非错误答案，请从中选择一个最佳答案。

1. 【答案】B
   【解析】小儿肺炎湿啰音久不消退者，可取双侧肩胛下部拔火罐治疗，以散寒祛湿。

2. 【答案】D
   【解析】使用投火法时罐内燃烧物易坠落烫伤皮肤，故多用于身体侧部。

3. 【答案】C
   【解析】留罐法是将罐吸附在体表后，留置于施术部位 5~15 分钟。

4. 【答案】B
   【解析】拔罐的主要作用包括通经活络、行气活血、消肿止痛、扶正固本、祛风散寒等。拔罐也可以起到扶正固本的作用，拔罐对皮肤产生的负压刺激，可以调节人体的经络气血，使气血通畅，增强机体的正气。

5. 【答案】D
   【解析】西医学认为拔罐后通过六大体内生物学效应发挥其独特作用：促进血液循环、促进新陈代谢、提高免疫能力、缓解肌肉疼痛、调节大脑功能、调节肌肉功能。

6. 【答案】A
   【解析】捏脊疗法具有调理阴阳、理气血、和脏腑、通经络的作用，可提高患儿免疫力，增强体质，防治反复呼吸道感染。

7. 【答案】D
   【解析】拔罐法也称吸筒疗法，又称角法。

8. 【答案】A
   【解析】拔罐可治疗内、外、妇、儿等多个系统的疾病，但是对于有精神类疾病以及中度或重度皮肤肿胀、水肿的患者不适宜。

9. 【答案】C
   【解析】拔罐的禁忌证包括：①急性严重疾病、慢性全身虚弱性疾病及接触性传染病；②皮肤过敏、传染性皮肤病及皮肤肿瘤部、皮肤溃烂部；③血小板减少性紫癜、白血病及血友病等出血性疾病；④孕妇腹部及腰骶部；⑤心尖区体表大动脉搏动部及静脉曲张部；⑥精神分裂症、抽搐、高度神经质及不合作者；⑦急性外伤骨折、中度和重度水肿部位；⑧瘰疬、疝气处及活动性肺结核。

10. 【答案】B
    【解析】若拔罐后出现小水泡无须处理，仅敷以消毒纱布防止擦破；若出现大水泡可用消毒针将水放出，涂以甲紫药水、用消毒纱布包裹，以防感染；如水泡面积过大或数量过多，需及时到外科或烧伤科就诊。

11. 【答案】C
    【解析】拔罐需要依据患者的病情与耐受程度选择合适的体位及留罐时间等。

12. 【答案】D
    【解析】临床上神经肌肉疼痛一般选择多罐法。

13. 【答案】A
    【解析】一般使用 95%乙醇棉球点燃后在罐内旋转数圈后抽出，迅速将罐扣于应拔部位。

14. 【答案】D
    【解析】留针罐法不宜用于胸背部，因罐内负压易加深针刺深度，从而引起气胸。

15. 【答案】D
    【解析】火罐法包括闪火法、投火法、滴酒法、贴棉法、架火法。

16. 【答案】A
    【解析】缘中位于对耳屏 2、3、4 区交点处；皮质下位于对耳屏边缘下 1/3 的内侧面中点处，即对耳屏 4 区；枕位于对耳屏外侧面的后部，即对耳屏 3 区；耳甲 18 区为内分泌；脑干位于对耳屏与轮屏切迹之中点处，即对耳屏 3、4 区（内侧面）之间。故选 A。

17. 【答案】C
    【解析】耳穴在耳郭的分布犹如一个倒置在子

宫内的胎儿，其分布规律是：与面颊相应的穴位在耳垂，与上肢相应的穴位在耳舟，与躯干和下肢相应的穴位在对耳轮体部和对耳轮上、下脚，与内脏相应的穴位集中在耳甲。

18. 【答案】C

【解析】哮喘：耳穴主穴为肺、肾上腺、交感；配穴为神门、内分泌、气管、肾、大肠。

19. 【答案】E

【解析】内生殖器位于三角窝 2 区；角窝上位于三角窝 1 区；神门位于三角窝 4 区；盆腔位于三角窝 5 区，故选 E。

20. 【答案】C

【解析】上耳根位于耳颞部、耳郭上方根部之中点；下耳根位于耳根最下部；耳迷根位于耳背与乳突交界的耳根部，与耳轮脚对应处；耳背沟位于对耳轮沟和对耳轮上、下脚沟处；耳背心位于上耳背穴与下耳背穴连线的中点，故选 C。

21. 【答案】E

【解析】耳穴压丸法是使用丸状物贴压耳穴以防治疾病的方法，此法能持续刺激穴位，疼痛轻微，无副作用，是目前最常用的方法。

22. 【答案】D

【解析】耳甲 17 区为三焦，耳屏 2 区下缘为屏间前，耳屏 1 区、2 区、3 区之交点为对屏尖，耳甲 18 区为内分泌，耳屏内侧面下 1/2 处为内鼻，故选 D。

23. 【答案】A

【解析】医疗器械根据其风险程度分为三类。第一类医疗器械是风险程度低，实行常规管理可以保证其安全、有效的医疗器械。第二类医疗器械是具有中度风险，需要严格控制管理以保证其安全、有效的医疗器械。第三类医疗器械是具有较高风险，需要采取特别措施严格控制管理以保证其安全、有效的医疗器械。刮痧板主要是通过在体表进行刮拭操作来达到疏通经络、活血化瘀等保健和治疗目的。其结构相对简单，在正常使用过程中，只要遵循正确的操作方法，对人体造成伤害的风险较低。所以中医用刮痧板属于第一类医疗器械。

24. 【答案】E

【解析】刮痧的作用：疏通经络、活血化瘀、开窍泻热、通达阳气、泻下秽浊、排除毒素等。临床应用范围广不仅可用于内、外、妇、儿、五官科等病症，还可用于强身健体、减肥、美容等。故选 E。

25. 【答案】D

【解析】消渴病预防调护：调节脾胃、保护胃气对消渴的预防十分重要，平日应注意饮食，节制饮酒，少食肥甘，并适当多食健脾利湿的食物。日常生活中注意情志的舒畅，保持精神乐观。对于中年肥胖之人，加强运动，改善痰湿体质，对消渴的预防也具有积极的意义。故选 D。

A3 和 A4 型题

说明：为共用题干单选题，考题是以一个共同题干的临床案例出现，请从中选择一个最佳答案。

1. 【答案】A

【解析】闪火法适用于人体各部位，可拔留罐、闪罐、走罐等，临床最为常用。故选 A。

2. 【答案】D

【解析】正确描述为反复推拉。故选 D。

3. 【答案】C

【解析】闪罐适用于肌肉较松弛，吸拔不紧或留罐有困难之处，以及局部皮肤麻木或功能减退的虚证患者。故选 C。

4. 【答案】E

【解析】针罐法有三种，即留针拔罐、出针拔罐、刺络拔罐。留针拔罐是在毫针针刺留针时，以针为中心拔罐，留置规定时间后，起罐再起针。故选 E。

附录　模拟试题

模拟试题一

A1型

答题说明：单选题，每一道考题下面有A、B、C、D、E五个备选答案。请从中选择一个最佳答案。（这部分的题目能退回上一题和修改答案，当跳至第二部分题目后不能再返回第一部分，考试时电脑会弹出对话框提醒）

1. 【答案】C

   【解析】本题考查医师在执业活动中享受的权利，其余选项均为医师应该履行的义务。根据《医师法》规定，执业医师法规定医师可享有以下权利：①在注册的执业范围内，进行医学诊查、疾病调查、医学处置、出具相应的医学证明文件，选择合理的医疗、预防、保健方案；②按照国务院卫生行政部门规定的标准，获得与本人执业活动相当的医疗设备基本条件；③从事学术研究、学术交流，参加专业学术团体；④参加专业培训，接受继续医学教育；⑤在执业活动中，人格尊严、人身安全不受侵犯；⑥获取工资报酬和津贴，享受国家规定的福利待遇；⑦对所在机构的医疗、预防、保健工作和卫生行政部门的工作提出意见和建议，依法参与所在机构的民主管理。所以最佳答案为C。

2. 【答案】C

   【解析】根据《中华人民共和国药品管理法》第九十条，药品的生产企业、经营企业的负责人、采购人员等有关人员在药品购销中收受其他生产企业、经营企业或者其代理人给予的财物或者其他利益的，依法给予处分，没收违法所得；构成犯罪的，依法追究刑事责任。医疗机构的负责人、药品采购人员、医师等有关人员收受药品生产企业、药品经营企业或者其代理人给予的财物或者其他利益的，由卫生行政部门或者本单位给予处分，没收违法所得；对违法行为情节严重的执业医师，由卫生行政部门吊销其《医师执业证书》；构成犯罪的，依法追究刑事责任。所以最佳答案为C。

3. 【答案】E

   【解析】《医疗事故处理条例》第十四条规定，发生医疗事故的医疗机构应当按照规定向所在地卫生行政部门报告。发生下列重大医疗过失行为的，医疗机构应当在12小时内向所在地卫生行政部门报告：①导致患者死亡或者可能为二级以上的医疗事故；②导致3人以上人身损害后果；③国务院卫生行政部门和省、自治区、直辖市人民政府卫生行政部门规定的其他情形。所以最佳答案为E。

4. 【答案】B

   【解析】《中华人民共和国传染病防治法》第二十八条规定，在国家确认的自然疫源地计划兴建水利、交通、旅游、能源等大型建设项目的，应当事先由省级以上疾病预防控制机构对施工环境进行卫生调查。所以最佳答案选B。

5. 【答案】B

   【解析】《中华人民共和国传染病防治法》第三条规定，国务院卫生行政部门根据传染病暴发、流行情况和危害程度，可以决定增加、减少或者调整乙类、丙类传染病病种并予以公布。所以最佳答案为B。

6. 【答案】D

   【解析】《中华人民共和国传染病防治法》第四十二条规定，传染病暴发、流行时，县级以上人民政府应当立即组织力量，按照预防、控制预案进行防治，切断传染病的传播途径，必要时，报经上一级人民政府决定，可以采取下列紧急措施并予以公告：①限制或者停止集市、影剧院演出或者其他人群聚集的活动；②停工、停业、停课；③封闭或者封存被传染病病原体污染的公共饮用水源、食品以及相关物品；④控制或者捕杀染疫野生动物、家畜家禽；⑤封闭可能造成传染病扩散的场所。所以最佳答案为D。

7. 【答案】B

   【解析】根据《中华人民共和国药品管理法》第七十六条规定，医疗机构配制的制剂，应当是本单位临床需要而市场上没有供应的品种，并应当经所在地省、自治区、直辖市人民政府药品监督管理部门批准。但是，法律对配制中药制剂另有规定的除外。医疗机构配制的制剂应当按照规定进行质量检验；合格的，凭医师处方在本单位使用。经国务院药品监督管理部门或者省、自治区、直辖市人民政府药品监督管理部门批准，医疗机构配制的制剂可以在指定的医疗机构之间调剂使用。医疗机构配制的制剂不得在市场销售。所以最佳答案为 B。

8.【答案】B

【解析】国家建立突发事件应急报告制度。国务院卫生行政主管部门制定突发事件应急报告规范，建立重大、紧急疫情信息报告系统。突发事件监测机构、医疗卫生机构和有关单位发现有下列情形之一的，应当在 2 小时内向所在地县级人民政府卫生行政主管部门报告；接到报告的卫生行政主管部门应当在 2 小时内向本级人民政府报告，并同时向上级人民政府卫生行政主管部门和国务院卫生行政主管部门报告。县级人民政府应当在接到报告后 2 小时内向设区的市级人民政府或者上一级人民政府报告；设区的市级人民政府应当在接到报告后 2 小时内向省、自治区、直辖市人民政府报告。省、自治区、直辖市人民政府应当在接到报告 1 小时内，向国务院卫生行政主管部门报告，国务院卫生行政主管部门对可能造成重大社会影响的突发事件，应当立即向国务院报告：①发生或者可能发生传染病暴发、流行的；②发生或者发现不明原因的群体性疾病的；③发生传染病菌种、毒种丢失的；④发生或者可能发生重大食物和职业中毒事件的。所以最佳答案为 B。

9.【答案】C

【解析】师承教育是指采用师承的方式进行教育。根据教育部和国家中医药管理局联合发布《关于医教协同深化中医药教育改革与发展的指导意见》（以下简称《意见》），计划到 2020 年，基本建成院校教育、毕业后教育、继续教育三阶段有机衔接，师承教育贯穿始终，符合中医药事业发展要求和学科特色的中医药人才培养体系。

10.【答案】D

【解析】《中华人民共和国人口与计划生育法》第二十条规定育龄夫妻自主选择计划生育避孕节育措施，预防和减少非意愿妊娠。

11.【答案】A

【解析】指导-合作型的要点是医师告诉患者做什么，患者缺乏较多的主动性和能力；也相当于父母与儿童式的关系。在主动-被动型的医患关系中患者的主动性和能力则更低。故医师帮助患者自疗的医患关系属共同参与型。所以最佳答案为 A。

12.【答案】C

【解析】非语言沟通是指不以自然语言为载体进行信息传递，而是以人的仪表、服饰、动作、神情等非语言信息作为沟通媒介进行的信息传递。所以最佳答案为 C。

13.【答案】A

【解析】医学道德评价标准有疗效标准、社会标准、科学标准。所以最佳答案为 A。

14.【答案】A

【解析】规范行医要求医师在医疗活动中严格遵循临床诊疗和技术规范，使用适宜诊疗技术和药物，不过度医疗。这体现了医疗行为的合理性和规范性，避免了不必要的检查、治疗和用药等过度医疗行为，确保医疗活动在合理的范围内进行，保障患者的权益和医疗质量。

15.【答案】E

【解析】委托配制中药制剂，应当向委托方所在地省、自治区、直辖市人民政府药品监督管理部门备案。医疗机构配制的中药制剂品种，应当依法取得制剂批准文号。但是，仅应用传统工艺配制的中药制剂品种，向医疗机构所在地省、自治区、直辖市人民政府药品监督管理部门备案后即可配制，不需要取得制剂批准文号。对市场上没有供应的中药饮片，医疗机构可以根据本医疗机构医师处方的需要，在本医疗机构内炮制、使用。医疗机构应当遵守中药饮片炮制的有关规定，对其炮制的中药饮片的质量负责，保证药品安全。医疗机构炮制中药饮片，应当向所在地设区的市级人民政府药品监督管理部门备案。

16.【答案】B

【解析】《突发公共卫生事件应急条例》第五条规定，突发事件应急工作，应当遵循预防为主、常备不懈的方针，贯彻统一领导、分级负责、反应及时、措施果断、依靠科学、加强合作的原则。所以最佳答案为 B。

17.【答案】A

【解析】门诊处方一般上限：当日有效，3 天效期，5 种药物，7 日用量，慢性注明延长用量。所以最佳答案为 A。

18.【答案】C

【解析】医疗机构发现甲类传染病时，应当及时采取下列措施：①对患者、病原携带者，予以隔离治疗，隔离期限根据医学检查结果确定；②对疑似患者，确诊前在指定场所单独隔离治疗；③对医疗机构内的患者、病原携带者、疑似患者的密切接触者，在指定场所进行医学观察和采取其他必要的预防措施。所以最佳答案为 C。

19.【答案】B

【解析】乙类传染病是指传染性非典型肺炎、艾滋病、病毒性肝炎、脊髓灰质炎、人感染高致病性禽流感、麻疹、流行性出血热、狂犬病、流行性乙型脑炎、登革热、炭疽、细菌性和阿米巴性痢疾、肺结核、伤寒和副伤寒、流行性脑脊髓膜炎、百日咳、白喉、新生儿破伤风、猩红热、布鲁氏菌病、淋病、梅毒、钩端螺旋体病、血吸虫病、疟疾、甲型H1N1流感（原称人感染猪流感）。所以最佳答案为B。

20.【答案】D
【解析】具有高级专业技术职务任职资格的医师，可授予特殊使用级抗菌药物处方权。所以最佳答案为D。

21.【答案】B
【解析】处方一般不得超过7日常用量；急诊处方一般不得超过3日常用量；对于某些慢性病、老年病或特殊情况，处方用量可适当延长，但医师应当注明理由。所以最佳答案为B。

22.【答案】E
【解析】正确处理医际关系，不仅是当代医学发展的客观需要，也有利于发挥医疗卫生保健机构的整体效应，有利于医务人员成才和建立良好的医患关系。所以最佳答案为E。

23.【答案】E
【解析】《医疗事故处理条例》第五十条规定，医疗事故赔偿的项目包括11项，具体为：医疗费、误工费、住院伙食补助费、陪护费、残疾生活补助费、残疾用具费、丧葬费、被抚养人生活费、交通费、住宿费、精神损害抚慰金等，并较为明确地规定了上述赔偿项目的计算标准和计算办法。所以最佳答案为E。

24.【答案】C
【解析】《中华人民共和国传染病防治法》第二十七条规定，对被传染病病原体污染的污水、污物、场所和物品，有关单位和个人必须在疾病预防控制机构的指导下或者按照其提出的卫生要求，进行严格消毒处理；拒绝消毒处理的，由当地卫生行政部门或者疾病预防控制机构进行强制消毒处理。所以最佳答案为C。

25.【答案】E
【解析】医患沟通的伦理准则：尊重、有礼、公正、诚信。所以最佳答案为E。

26.【答案】E
【解析】与医疗实践相结合是医德修养的根本途径和方法，具体从以下三个方面做起：①要坚持在为人民健康服务的医疗实践中认识主观世界，改造主观世界；②要坚持在医疗实践中检验自己的品德，自觉地进行自我教育，自我锻炼，提高自己医学修养；③要随着医疗实践的发展，使自己的认识不断提高，医学道德修养不断深入。所以最佳答案为E。

27.【答案】A
【解析】社区卫生服务的特点：①是医疗、预防、保健、康复等基层卫生服务；②是以预防为导向的服务；③是综合性服务；④是持续性服务；⑤是可及性服务；⑥是以社区为基础的服务。

28.【答案】E
【解析】主要是有的人虽有较高的技术，但缺乏医德修养，有的人甚至两者都缺乏。他们在诊治过程中对患者的病痛缺乏应有的同情和责任感，对患者态度冷淡、漠不关心、厌烦甚至鄙视，以权威、救世主自居。在医务工作中，对患者以是否有"治疗价值"或"科研价值"的标准去对待。只注意自己"提高技术"而不关心患者的疾苦；对常见病、多发病不是马虎地诊治，就是一推了之。有些医务人员因受社会上的不良影响，以对方能否给自己带来某种物质利益或获得某种方便来确定医患关系，导致医患关系的紧张。所以最佳答案为E。

29.【答案】E
【解析】①在医学道德评价上，我们应该坚持哲学上的动机与效果辩证统一的观点，既必须从效果上去检验动机，又要从动机上去看待效果，对具体情况做具体分析。②一般情况下目的决定手段，手段服从目的，没有目的的手段是毫无意义的。同时，没有手段相助，目的也是无法实现的。在评价医务人员的医德行为时，不仅要看其目的是否正确，还要看其是否选择了恰当的手段。所以最佳答案为E。

30.【答案】E
【解析】略。

31.【答案】D
【解析】家庭的权利结构分为传统权威型、工具权威型、分享权威型和感情主导权威型。

32.【答案】C
【解析】夏季气候湿热为主，避免吃过于寒凉或者辛温之品，也不适宜温补，要吃利于散热降暑易消化的食物，防止脾胃湿热或寒湿蕴结，故选C。

33.【答案】E
【解析】社区卫生服务需求评价的目的包括：①确定本社区的主要公共卫生问题，寻找造成这些公共卫生问题的可能原因和影响因素；②评价居民的卫生服务需求；③确定本社区综合防治的健康优先问题与干预重点人群及影响因素；④为制订社区卫生服务计划提供资料；⑤为社区综合防治效果的评价提供基线数据；⑥动员全社区的力量参与社区卫生服务计划的制订与实施。

34.【答案】B
【解析】社区公共卫生服务主要包括：城乡居民健康档案管理、老年人健康管理、高血压患者健康管理、糖尿病患者健康管理、脑卒中患者健康管理、重性精神疾病患者管理、残疾人康复管理、社区卫生诊断、日常信息管理、妇女保健与计划生育技术服务、社区儿童保健、卫生知识普及、重点人群健康教育、疫情报告与监测。

35.【答案】A

【解析】核心家庭，是指由一对夫妇及其未婚子女（包括未婚领养的子女）组成的家庭。

36.【答案】C

【解析】现处于有学龄前儿童时期，在这个阶段是最大孩子30个月至6岁。

37.【答案】C

【解析】除C选项外均为老年人健康评价的内容。

38.【答案】E

【解析】此患者体重指数为22kg/m²，属于正常范围（18.5～23.9kg/m²）。

39.【答案】D

【解析】母乳营养丰富，易于消化吸收，蛋白质、脂肪和糖的比例适当。①蛋白质总量虽较少，但其中白蛋白多而酪蛋白少，故在胃内形成凝块小，易被消化吸收；②含不饱和脂肪酸的脂肪较多，供给丰富的必需脂肪酸，脂肪颗粒小，又含较多解脂酶，有利于消化吸收；③乳糖量多，可促进肠道乳酸杆菌生长；④含微量元素如锌、铜、碘较多，铁含量虽与牛乳相同，但其吸收率却高于牛乳5倍，故母乳喂养者贫血发生率低；⑤钙磷比例适宜（2:1），易于吸收，较少发生佝偻病；⑥含较多的消化酶如淀粉酶、乳脂酶等，有助于消化。

40.【答案】D

【解析】作业疗法的适应证包括神经系统疾病、骨关节疾病、内科疾病、精神科疾病、其他疾病。对于儿童脑瘫、发育迟缓等儿科疾病，作业疗法可以根据儿童的发育特点，进行运动功能训练、感觉统合训练、认知和社交能力训练等，对改善儿童的功能和促进其正常发育有重要作用，也是作业疗法的适应证。妇科疾病主要涉及女性生殖系统的病理变化，如盆腔炎、子宫肌瘤、卵巢囊肿等。这些疾病一般不直接导致身体功能障碍及影响日常生活活动、工作和休闲能力等需要作业疗法介入的情况。当然，如果妇科疾病患者在手术后出现了肢体功能障碍等情况，可能会涉及作业疗法，但妇科疾病本身通常不是作业疗法的主要适应证。

41.【答案】A

【解析】心理康复疗法是指通过语言或语言因素，影响或改善伤残病给患者带来的不良认知、异常情志和行为反常，使其形神调和，以减轻功能障碍，促进患者的全面康复。

42.【答案】D

【解析】行动是可认识的及看得见的行为。

43.【答案】C

【解析】运动试验的评定目的：协助诊断，判断病变程度及预后，评定功能状态，指导康复治疗。

A2型

答题说明：单选题，每一道考题下面有A、B、C、D、E五个备选答案。请从中选择一个最佳答案。（当从上一部分进入这一部分后，就不能再返回上一部分修改答案）

44.【答案】B

【解析】咳嗽的病变主脏在肺，与肝、脾有关，久则及肾，主要病机为邪犯于肺，肺气上逆。

45.【答案】B

【解析】肺气虚耗之喘证的特征为喘促短气，气怯声低，故选B。

46.【答案】C

【解析】哮病病因在于伏痰，提示病邪在脏在里，发热，恶寒，无汗，身痛属表证，故选C。

47.【答案】A

【解析】风寒束表型感冒代表方荆防败毒散。药物组成：防风、荆芥、生地黄、枳壳、葛根、细辛、蔓荆子、黄柏。荆防达表汤药物组成：荆芥、防风、紫苏叶、白芷、橘红、茯苓、神曲、杏仁、生姜、葱白。两方药物组成最为相近，更宜轻症，故选A。

48.【答案】B

【解析】不寐的病理变化，总属阳盛阴衰，阴阳失交。一为阴虚不能纳阳，一为阳盛不得入于阴。虚证属前者，实证属后者，故选B。

49.【答案】D

【解析】泄泻的基本病机为脾胃湿盛，脾失健运，水湿不化，肠道清浊不分，传化失司。同时与肝、肾也有相关。故选D。

50.【答案】A

【解析】因其发病骤然，变化迅速，有"风性善行而数变"的特点，故名中风。故选A。

51.【答案】D

【解析】大便艰涩，排出困难，四肢不温，腹中冷痛，腰膝酸冷，舌淡苔白，脉沉迟，可辨为阳虚型便秘，代表方为济川煎，故选D。

52.【答案】E

【解析】郁证诊断要点：以忧郁不畅、情绪不宁、胸胁胀满疼痛为主要临床表现，或有易怒易哭，或有咽中如有炙脔，吞之不下，咯之不出的特殊症状；患者大多数有忧愁、焦虑、悲哀、恐惧、愤懑等情志内伤的病史；并且郁证病情的反复常与情志因素密切相关；多发于青中年女性；无其他病证的症状及体征。故 E 选项说多发于老年男性是错误的，答案选 E。

53.【答案】C

【解析】黄褐斑相当于中医黧黑斑，多与肝脾肾相关，久病可致血瘀，故选 C。

54.【答案】D

【解析】托盘疗患侧手掌肿胀高突，失去生理凹陷，形如托盘之状，手背肿胀常常更为明显，甚至延及手臂，疼痛剧烈。伴恶寒、发热、纳差等症状。约 2 周成脓。因手掌皮肤坚韧，虽已成脓，但不易向外穿透，可向周围蔓延，损伤筋骨。

55.【答案】B

【解析】乳痈的治疗强调及早处理，以消为主。

56.【答案】A

【解析】急性湿疹，湿热浸淫，热重于湿，故发病急，皮损潮红灼热，伴身热、心烦口渴，大便干，尿短赤；湿热浸淫肌肤则瘙痒无休，渗液流汁；舌红、苔薄白或黄、脉滑或数为湿热之象。治法：清热利湿。方药：龙胆泻肝汤合萆薢渗湿汤加减。

57.【答案】D

【解析】崩漏常分为以下几型：血热证（实热、虚热）；肾虚证（肾阴虚、肾阳虚）；脾虚证；血瘀证。故选 D。

58.【答案】A

【解析】经期延长血瘀证，治法为活血祛瘀，理冲止血，方用桃红四物汤合失笑散。

59.【答案】B

【解析】患者因肾阳不足，冲任虚寒，胞宫失煦，故婚久不孕。阳虚内寒，冲任血海空虚，则见月经后期，量少，色淡质稀；阳虚水泛，湿注任带，故带下量多，清稀如水；腰膝酸冷、性欲淡漠、大便溏等均为肾阳虚衰所致。故证属肾阳虚证。

60.【答案】B

【解析】小儿呕吐的基本病机为胃失和降，气逆于上，故治疗以和胃降逆为主要法则。

61.【答案】D

【解析】痰浊头痛配穴丰隆、中脘，再配合头部穴位，因此选 D。

62.【答案】E

【解析】膏药贴敷属于外治法中的药物疗法，因为其应用于皮肤患处，且各阶段皆可应用，因此以上部位皆可使用，故选 E。

63.【答案】C

【解析】肺炎喘嗽是小儿时期常见的肺系疾病之一，以发热、咳嗽、气促、痰鸣为主要临床特征。故选 C。

64.【答案】A

【解析】泻下粪便臭如败卵为宿食内停泄泻的特征，治当消食导滞，方用保和丸加减。故选 A。

65.【答案】A

【解析】紫癜的病因多为血热壅盛兼感六淫之邪，邪热与血热相搏，迫血妄行；或为素体阴虚火旺，复因外邪或某些食物、药物所伤，以致邪热壅遏脉络，迫血妄行而发斑。

66.【答案】D

【解析】气不摄血证候：发病缓慢，病程迁延，紫癜反复出现，瘀斑、瘀点颜色淡紫，常有鼻衄、齿衄，面色苍黄，神疲乏力，食欲不振，头晕心慌，舌淡苔薄，脉细无力。治法：健脾养心，益气摄血。方药宜选归脾汤加减。故选 D。

67.【答案】A

【解析】寒湿腰痛用干姜苓术汤加减（即肾着汤），故选 A。

68.【答案】E

【解析】根据纯音测听可明确听力减退的程度，轻度耳聋平均听力损失是 26～40dB，41～55dB 为中度聋，56～70dB 为中重度聋，71～90dB 为重度聋，>90dB 为极重度聋。

69.【答案】D

【解析】天行赤眼是指外感疫疠之气，白睛暴发红赤、点片状溢血，常累及双眼，能迅速传染并引起广泛流行的眼病。赤即红色，故选 D。

70.【答案】D

【解析】中毒的急诊处理治疗原则分别有以下 5 条：立即脱离中毒现场，终止与毒物继续接触；检查并确定生命体征；迅速清除体内已被吸收或尚未吸收的毒物；如有可能，尽早使用特效解毒药；对症支持治疗。发现一氧化碳中毒的患者时，应终止其与一氧化碳气体的继续接触，可以采取开窗通风或将其转移到空气清新处等做法。

71.【答案】D

【解析】肾上腺素是心肺复苏中的首选药物，具有 α 和 β 肾上腺素能受体兴奋作用，有助于自主心律的恢复，还可提高电除颤的成功率，首选的给药途径为静脉给药。

72.【答案】A

【解析】进行人工呼吸时，每次送气时间应大于 1 秒，以免气道压过高。

73.【答案】E

【解析】蛇眼疔：沿甲旁 0.2cm 挑开引流；蛇头疔：指掌面一侧做纵行切口，不可在指掌面切开；

蛇肚疗：手指侧面做纵行切口，切口长度不得超过上下指关节面；托盘疗：依掌横纹切开。

74.【答案】B

【解析】《素问·痿论》将痿证分为皮痿、脉痿、筋痿、骨痿、肉痿五痿，并提出"治痿独取阳明"的基本治则。

75.【答案】C

【解析】胁痛病位主要责之于肝胆，亦与脾胃及肾有关。故选C。

76.【答案】B

【解析】风邪甚者，病邪流窜，病变部位游走不定为行痹，故选B。

77.【答案】A

【解析】消渴总病机：阴虚燥热。

78.【答案】A

【解析】《医学心悟·三消》说"治上消者，宜润其肺，兼清其胃""治中消者，宜清其胃，兼滋其肾""治下消者，宜滋其肾，兼补其肺"。

79.【答案】A

【解析】《素问·至真要大论》指出："诸湿肿满，皆属于脾。"

80.【答案】E

【解析】癃闭肺热壅盛证的临床表现为小便不畅或点滴不通，咽干，烦渴欲饮，呼吸急促，或有咳嗽，舌红，苔薄黄，脉数。证机为肺热壅盛，失于肃降，不能通调水道，无以下输膀胱。治以清泄肺热，通利水道。代表方：清肺饮加减。本方清肺泄热利水，适用于热壅肺气，气不布津之癃闭。

81.【答案】C

【解析】恢复期及后遗症期，多虚实夹杂，当扶正祛邪，标本兼顾，息风化痰与滋养肝肾，益气活血通络等多法并用。

82.【答案】C

【解析】闭证当首辨阳闭与阴闭。

83.【答案】E

【解析】此题仅凭粪黄褐而臭、肛门灼热就知热象明显，仅有答案E中湿热泄泻有热，故选E。

84.【答案】D

【解析】脾胃素虚，辨为虚证，饮食伤胃为实证，患者本虚标实，故辨为虚实夹杂证，选D。

85.【答案】E

【解析】治泻九法包括：清凉、疏利、淡渗、升提、甘缓、酸收、燥脾、温肾、固涩；无补肺。

86.【答案】B

【解析】脾肾为先后天之本，五脏有互相资生和制约的整体关系，在病理情况下可以互为影响转化，故虚劳病变尤以脾肾为主。

87.【答案】A

【解析】患者因脾胃阳虚不足，虚寒内生，胃失温养，故胃脘隐痛，绵绵不休，喜温喜按；进食可护胃，故痛减；劳累或受凉后伤及胃阳，故加重；脾胃阳气不足，津液不能气化，故见泛吐清水；胃阳不足，腐熟功能减弱则食少纳呆；阳气虚弱，形体失养，故倦怠无力。舌淡苔白，脉虚缓无力为阳虚之象。故治疗以温中健脾、和胃止痛为主。

88.【答案】A

【解析】偏头痛女性多于男性，发病多始于青春期。

89.【答案】E

【解析】中风与口僻（吊线风）：口僻是正气不足，风邪入中脉络，气血瘀阻导致，以口眼歪斜，常伴耳后疼痛，时有流涎、言语不清为主要症状，而无神志障碍和半身不遂等。

90.【答案】B

【解析】天灸，是采用对皮肤有刺激性的药物敷贴于穴位或患处，使其局部皮肤自然充血、潮红或起疱的治疗方法。因其不用艾火而局部皮肤有类似艾灸的反应，并且作用也非常相似，故名为天灸，又称自灸、敷灸、药物灸、发疱灸。一般贴敷时间1～3小时，故选B。

91.【答案】C

【解析】消化道出血期应当以止血为主，慎用或禁用手法治疗。

92.【答案】A

【解析】黄疸的治疗原则是化湿邪，利小便。

93.【答案】D

【解析】外感头痛：起病较急，病程短，头痛较剧烈，常伴外邪犯肺卫之征，应区别风、寒、湿、热之不同；内伤头痛：起病缓慢，病程较长，常反复发作，时轻时重。

94.【答案】D

【解析】虚体感冒特点：素体亏虚，卫外不固，反复感邪，缠绵难愈。

95.【答案】E

【解析】外感与内伤皆可出现咳痰多少的变化，故选E。

96.【答案】A

【解析】阴血亏虚之痉证用四物汤合大定风珠，故选A。

97.【答案】A

【解析】患者属脐痈湿热火毒证，应予以清火利湿解毒，方选黄连解毒汤合四苓散加减。因此选A。

98.【答案】D

【解析】乳痈是发生在乳房部的最常见的急性化脓性疾病。其临床特点是乳房结块，红肿热痛，溃后脓出稠厚，伴恶寒发热等全身症状。好发于产后1

个月以内的哺乳妇女，尤以初产妇为多见。发生于哺乳期的称"外吹乳痈"，占到全部乳痈病例的90%以上；外吹乳痈总因肝郁胃热，或夹风热毒邪侵袭，引起乳汁淤积，乳络闭阻，气血瘀滞，热盛肉腐而成脓。故选D。

99.【答案】A
【解析】心衰首辨标本虚实：心衰属本虚标实之证，本虚以气虚为基础，或兼阴虚，或兼阳虚，终可至阴阳两虚；标实有痰浊、血瘀、水停、气滞，临证须当明辨，权衡轻重缓急。

100.【答案】D
【解析】心衰预防的根本措施是积极治疗原发疾病，如心痛、心悸、心痹、心瘅等，消除导致心衰的各种诱发因素。一旦进入中晚期，临床预后差，药物治疗效果不理想。

101.【答案】B
【解析】泄泻的基本病机是脾虚湿盛，故其治疗原则为运脾化湿。

102.【答案】B
【解析】有先兆的偏头痛最常见的先兆症状是视觉先兆，表现为视物模糊、暗点、闪光、亮点、视物变形等。其次为感觉先兆，言语和运动先兆少见。

103.【答案】B
【解析】痞满是指以自觉心下痞塞，胸膈胀满，触之无形，按之柔软，压之无痛为主要症状的病证。故选B。

104.【答案】D
【解析】水肿反复发作，责之于肾，因肾为水脏；腰酸遗精，口渴干燥，五心烦热，舌红，脉细弱，属阴虚火旺之象，故辨证为肾阴虚，选D。

105.【答案】A
【解析】肾阴亏虚，肾失固摄，以致尿频量多，混浊如脂膏，腰膝酸软，乏力，头晕耳鸣，口干唇燥，皮肤干燥，瘙痒，舌红苔少，脉细数。证属肾阴亏虚证，治法为滋阴固肾。

106.【答案】E
【解析】关节疼痛日久，肿胀局限，或见皮下结节者为痰。选E。

107.【答案】A
【解析】痹证病位主在经脉、筋骨、肌肉关节，与肝肾关系密切。

108.【答案】B
【解析】疖是单个毛囊及其所属的皮脂腺的急性化脓性感染，致病菌多为金黄色葡萄球菌及表皮葡萄球菌。

109.【答案】D
【解析】《素问》中记载："营气不从，逆于肉理，乃生痈肿。"指出了痈的发病机制。

110.【答案】B
【解析】乳房触诊其顺序是先触按整个乳房，然后按一定的顺序触按乳房的四个象限：内上、外上、外下、内下象限，继而触按乳晕部，挤压乳头，注意有无液体从乳窍溢出。

111.【答案】C
【解析】根据患者的临床症状：乳房肿块、无痛；检查：肿块硬，边界清，表面光滑；与周围组织无粘连，活动度好等符合乳核的诊断要点，故可初步诊断为乳核。

112.【答案】C
【解析】湿疮外治原则为消炎、止痒、燥湿、收敛。选用青黛膏外搽。

113.【答案】C
【解析】内痔是肛门直肠最常见的疾病，好发于截石位的3、7、11点处。

114.【答案】E
【解析】混合痔是手术疗法的适应证。外痔，单纯外痔一般不需要特殊治疗，如已形成"血栓性外痔"，疼痛严重或可能破溃者，可行手术治疗，内痔有感染的情况下不能采用注射疗法。

115.【答案】E
【解析】经行身痛血虚证，主要证候：经行遍身酸痛麻木，肢软乏力，月经量少，色淡质稀，伴有面色苍白或萎黄，头晕眼花，神疲乏力，气短懒言，心悸失眠，舌淡苔白，脉细弱无力。

116.【答案】D
【解析】月经后期证型如下：①肾虚证；②血虚证；③血寒证（虚寒、实寒）；④气滞证；⑤痰湿证。当归地黄饮是肾虚证的代表方，故选D。

117.【答案】E
【解析】肝失条达，冲任气血郁滞，经血不利，"不通则痛"，故经期小腹胀痛拒按；冲任气滞血瘀，故经行不畅，色暗有块；肝郁气滞，经血不利，故乳房胀痛。舌紫暗，脉弦，均是气滞血瘀之候。辨为气滞血瘀型痛经，治法：行气活血，化瘀止痛，选E。

118.【答案】D
【解析】混合痔外痔剥离、内痔结扎术，取侧卧位或截石位，其外痔部做"V"字形皮肤切口，内痔基底正中做"8"字形结扎，距结扎线1cm处剪去"V"字形皮肤切口内的皮肤及静脉丛。

119.【答案】D
【解析】阴虚生内热，热伏冲任，迫血妄行，发为崩漏、经间期出血、胎漏、胎动不安；故选D。

120.【答案】C
【解析】外寒：寒邪由外及里，伤于肌表、经络、血脉，或由阴户而入，直中胞中，影响冲任。

寒为阴邪，易伤阳气；其性收引、凝滞，易使气血运行不畅；而发生月经后期、月经过少、闭经、痛经、经行身痛、产后身痛、产后发热等。内寒，是机体阳气虚衰，命火不足，或阴寒之气不散，故内寒的产生与脾肾阳虚关系最大。内寒致病常导致闭经、多囊卵巢综合征、月经后期、痛经、带下病、子肿、宫寒不孕。

121. 【答案】D

【解析】青风内障临床表现未提到两眼眼压差的具体数值，且本病眼压本就处于波动中，故选 D。

122. 【答案】B

【解析】内湿，又称湿浊内生，主要发生经行浮肿、经行泄泻、闭经、多囊卵巢综合征、带下病、子肿、子满、产后身痛、不孕症等。外湿致病，导致带下、阴痒或盆腔炎等。

123. 【答案】A

【解析】同病异治即对同一疾病不同阶段出现的不同证型，采用不同的治法。

124. 【答案】D

【解析】腰痛应该辨邪实与正虚，故选 D。

125. 【答案】C

【解析】耳鸣与幻听均为无声源的声音感觉，但幻听为有意义的声感，如言语声、音乐声等，耳鸣为无意义的单调鸣响声。

126. 【答案】D

【解析】膨胀期，即晶珠混浊程度较甚或完全混浊者，或患者感觉到晶珠混浊已影响生活或工作时，应行手术治疗。故选 D。

127. 【答案】D

【解析】急性荨麻疹整个病程短于 6 周，多数能治愈，并能找到病因；慢性荨麻疹病程超过 6 周，反复发作，常难以找到病因。

128. 【答案】E

【解析】刮去鳞屑有点状出血，口干舌燥，咽喉疼痛，大便干燥，小便短赤；舌红，舌苔薄黄，脉弦滑，为血热内蕴证，故选 E。

129. 【答案】B

【解析】类丹毒：多发于手部，有猪骨或鱼虾之刺划破皮肤史，红斑范围小，症状轻，无明显全身症状。

130. 【答案】C

【解析】丹毒治疗以凉血清热、解毒化瘀为主。

131. 【答案】C

【解析】红丝疔是发于四肢，皮肤呈红丝显露，迅速向上走窜的急性感染性疾病，相当于西医学的急性淋巴管炎。

132. 【答案】E

【解析】胁痛者应注意饮食清淡，切忌过度饮酒或嗜食辛辣肥甘，以防止湿热内生、脾失健运，从而影响肝胆疏泄功能。故选 E。

133. 【答案】D

【解析】胁痛瘀血阻络证之代表方为膈下逐瘀汤，故选 D。

134. 【答案】E

【解析】服药后患者若出现唇舌麻木或手足木、恶心、心悸等症状时，需减量或停服，故选 E。

135. 【答案】C

【解析】患者喜食肥甘醇酒，困遏脾运，喜卧懒动，阴盛而阳弱，阳气之气化功能不足，可致津液不归正化，停为痰湿，化为脂膏而致肥胖。

136. 【答案】B

【解析】发热恶风属表证，湿热属里证，故选 B。

137. 【答案】A

【解析】①无先兆偏头痛：这是最常见的偏头痛类型，约占偏头痛患者的 80%。其特点是发作性的、搏动性头痛，通常为单侧，程度为中度到重度，活动后头痛会加重，可伴有恶心、呕吐、畏光、畏声等症状。这种偏头痛没有明显的先兆症状，头痛可能突然发生（A 对）。②有先兆偏头痛：以往也称为典型偏头痛。在头痛发作之前，会出现先兆症状，如视觉先兆（闪光、暗点、视野缺损等）、感觉先兆（如一侧肢体或面部麻木、针刺感等）、言语先兆（如言语障碍）等。有先兆偏头痛相对无先兆偏头痛来说，发病率较低，约占偏头痛患者的 10%～20%（B 错）。③视网膜性偏头痛：是一种比较少见的偏头痛类型。主要表现为反复发作的单眼视觉障碍，如单眼失明或视野缺损，同时或随后出现同侧头部搏动性疼痛（C 错）。④慢性偏头痛：是指头痛发作每月至少 15 天，持续 3 个月以上，且符合偏头痛的特点。它可以由发作性偏头痛转化而来，多与药物过度使用、肥胖、头部外伤等因素有关，在偏头痛中所占比例相对较小（D 错）。⑤基底型偏头痛：也较少见，它与脑干和枕叶功能障碍有关。患者会出现先兆症状，如视觉症状（如双眼的视觉障碍）、眩晕、耳鸣、听力下降、构音障碍、双侧肢体麻木或无力等，随后出现头痛，多为枕部头痛（E 错）。

138. 【答案】C

【解析】胸痹会因劳累、饱餐、受寒、情志过激加重；悬饮会因咳唾、转侧、深呼吸加重。

139. 【答案】D

【解析】心悸诱因：情志刺激、惊恐、紧张、劳倦过度、寒冷刺激、饮酒饱食等。

140. 【答案】E

【解析】轻者仅感胸闷如窒，呼吸欠畅为胸痹的症状。

141.【答案】C

【解析】心悸常见于各种原因的心脏疾患、甲亢、贫血、神经官能症、围绝经期综合征等。

142.【答案】B

【解析】怒为肝志，见急躁易怒知病在肝，故选B。

143.【答案】D

【解析】心悸呈阵发性或持续不解，故选D。

144.【答案】E

【解析】中药：附子、乌头、洋金花、麻黄、雄黄、蟾酥；西药：洋地黄、奎尼丁、阿托品、肾上腺素、锑剂、补液过快、过多；易致心悸。

145.【答案】D

【解析】明·王肯堂《证治准绳》用失笑散及大剂桃仁、红花、降香等治疗死血心痛（即胸痹），故选D。

A3型

答题说明：共用题干单选题，每一道考题是以一个小案例出现的，其下面都有A、B、C、D、E五个备选答案。请从中选择一个最佳答案。（不能退回上一题，只能往下做题）

146.【答案】C

【解析】老年男性患有良性前列腺增生，早期表现为排尿无力，尿不尽感以及起夜次数增加，需要和前列腺癌鉴别。

147.【答案】B

【解析】良性前列腺增生患者常用药物包括：$α_1$受体阻滞剂和$5α$还原酶抑制剂。

148.【答案】A

【解析】健康行为是指个人或群体表现出的在客观上促进或有利于健康的一组行为群。大女儿热爱运动，属于日常健康行为。

149.【答案】A

【解析】本题属于心理行为因素对健康的作用。小女儿行为模式的人容易患消化道溃疡、肿瘤等。

150.【答案】A

【解析】手太阳经证：以肩后部疼痛为主，可放射至臂外尺侧，配支正、后溪；手少阴经证：以肩部腋下痛为主，可放射至臂内侧手掌尺侧，配极泉、少海、通里；手阳明经证：以肩前痛为主，可放射至臂外桡侧，配曲池、合谷；外邪侵袭配风池、合谷；瘀血阻滞配内关、膈俞。

151.【答案】A

【解析】本病已明确病属手阳明，主穴为肩髃、肩髎、肩贞、肩前、阿是穴、阳陵泉、条口透承山，故A项最符。

152.【答案】D

【解析】患者反复胃脘疼痛3年，诊断为胃痛。脾胃虚寒，病属正虚，故胃痛隐隐，绵绵不休；寒得温而散，气得按而行，故喜温喜按；脾胃虚寒，故空腹痛甚；胃虚得食，则产热助正以抗邪，故得食痛减；脾主肌肉而健运四旁，中阳不振，健运无权，故神疲纳呆，四肢倦怠；脾虚生湿，下渗肠间，故大便溏薄；舌淡苔白，脉迟缓为虚寒之象，辨证为脾胃虚寒证。故本题选D。

153.【答案】A

【解析】胃痛之脾胃虚寒证的治法为温中健脾，和胃止痛。清热化湿，理气和胃为湿热中阻证的治法。疏肝解郁，理气止痛为肝气犯胃证的治法。温胃散寒，行气止痛为寒邪客胃证的治法。消食导滞，和中止痛为宿食积滞证的治法。故本题选A。

154.【答案】C

【解析】治疗胃痛之脾胃虚寒证首选黄芪建中汤加减。柴胡疏肝散主治肝气犯胃证，良附丸主治寒邪客胃证，清中汤主治湿热中阻证，芍药甘草汤主治胃阴不足证。故本题选C。

155.【答案】B

【解析】根据"肛内肿物外脱，可自行回缩"可辨为内痔，故选B。

156.【答案】C

【解析】根据"肛门灼热，舌红，苔黄腻，脉弦数"为湿热下注之象，故选C。

157.【答案】B

【解析】本病诊断为内痔、便血之湿热下注证，治宜清热利湿止血，故选B。

158.【答案】C

【解析】内痔之湿热下注，代表方脏连丸加减。出血量多者，加地榆炭、仙鹤草等；灼热较甚者，加白头翁、秦艽等。故选C。

159.【答案】A

【解析】内痔湿热下注证的代表方为脏连丸加减。出血量多者，加地榆炭、仙鹤草等；灼热较甚者，加白头翁、秦艽等。故选A。

160.【答案】D

161.【答案】B

【解析】患者49岁，属围绝经期，此时月经不调可辨为绝经前后诸证，故选B。

162.【答案】A

【解析】患者见头晕耳鸣，腰痛如折，形寒肢冷，带下量多，夜尿频数，舌淡，苔白滑，脉沉细，一派阳虚无力温煦推动之象，可辨为肾阳虚证，故选A。

163.【答案】D

【解析】肾阳虚型绝经前后诸证治法：温肾壮阳，填精养血。方药：右归丸，故选E。

164.【答案】E

【解析】肾阳虚型绝经前后诸证治法：温肾壮阳，填精养血。方药：右归丸，故选D。

165.【答案】C

【解析】肾阳虚型崩漏主方右归丸去肉桂，加补骨脂、淫羊藿，故C项最符。

A4型

答题说明：共用题干单选题，每一道考题是以一个小案例出现的，其下面都有A、B、C、D、E五个备选答案。请从中选择一个最佳答案。（不能退回上一题，只能往下做题）

166.【答案】A

【解析】患者失眠2年为主诉可辨为不寐，见急躁易怒，头晕脑胀，口苦，大便偏干，尿黄赤，诊见舌红，苔黄，脉弦数为肝火炽盛上扰心神之象，可辨为肝火扰心，故选A。

167.【答案】C

【解析】肝火扰心之不寐，治法：疏肝泻热，镇心安神。代表方：龙胆泻肝汤，选C。

168.【答案】B

【解析】不寐临床主要症状为睡眠障碍，其主要病因为心失所养，心神不安，故无论是何证型的不寐均应佐以安神定志之品，如茯神、柏子仁、珍珠母、龙骨、首乌藤、远志、合欢皮等，故B项最符。

169.【答案】A

【解析】不寐肝火扰心用龙胆泻肝汤，若胸闷胁胀，善叹息者，加香附、郁金、佛手，故选A。

170.【答案】B

【解析】不寐肝火扰心用龙胆泻肝汤，若肝胆实火，肝火上炎之重症出现头痛欲裂、大便秘结，可服当归龙荟丸，故选B。

171.【答案】A

【解析】患者以头痛为主症，当诊断为头痛病，又因感寒后发生，所以诊断为外感头痛，苔薄白；脉浮紧均为外感之象。因此选A。

172.【答案】A

【解析】此患当属外感头痛，排除C、D、E，风热头痛应见面红目赤等热象，排除B。

173.【答案】B

【解析】风寒头痛的治法为疏风散寒止痛。因此选B。

174.【答案】C

【解析】治疗风寒头痛的代表方为川芎茶调散。因此选C。

175.【答案】A

【解析】若头痛，恶寒明显者，说明外寒较重，酌加麻黄、桂枝、制川乌等温经散寒。因此选A。

176.【答案】E

【解析】该患此时表现应为厥阴头痛，选吴茱萸汤去人参，加藁本、川芎、细辛、法半夏，以温散寒邪，降逆止痛。因此选E。

177.【答案】B

【解析】患者以烦渴多饮，尿频量多，口干舌燥为主症，舌红，苔薄黄，脉洪数为热盛之象，属上消之肺热津伤，故选B。

178.【答案】A

【解析】对证治疗，宜清热润肺、生津止渴，故选A。

179.【答案】B

【解析】上消之肺热津伤的代表方为消渴方，故选B。

180.【答案】B

【解析】根据患者的临床表现可诊断为丹毒，发于新生儿臀部，称赤游丹，多由胎热火毒所致，故治宜凉血清热解毒。犀角地黄汤清热解毒，凉血散瘀；黄连解毒汤泻火解毒，两方合用共奏凉血清热解毒之效。

181.【答案】D

【解析】根据患者的临床表现可诊断为丹毒，发于新生儿臀部，称赤游丹，多由胎热火毒所致，故治宜凉血清热解毒。

182.【答案】A

【解析】犀角地黄汤清热解毒，凉血散瘀；黄连解毒汤泻火解毒，两方合用可凉血清热解毒。

183.【答案】D

【解析】根据患者的临床表现可诊断为丹毒，发于新生儿臀部，称赤游丹，多由胎热火毒所致，故治宜凉血清热解毒。犀角地黄汤清热解毒，凉血散瘀；黄连解毒汤泻火解毒，两方合用共奏凉血清热解毒之效。若高热烦躁，神昏谵语者，可加服安宫牛黄丸以清热解毒、开窍醒神。

184.【答案】B
【解析】丹毒本病发病急骤，初起往往先有恶寒发热、头痛骨楚、胃纳不香、便秘溲赤、苔薄白或薄黄、舌质红、脉洪数或滑数等全身症状。继则局部皮肤见小片红斑，迅速蔓延成大片鲜红斑，边界清楚，略高出皮肤表面，压之皮肤红色减退，放手后立即恢复。故选B。

185.【答案】E
【解析】根据患者表现诊断为丹毒之湿热毒蕴证，治法为利湿清热解毒，首选五神汤合萆薢渗湿汤加减。犀角地黄汤合黄连解毒汤主治丹毒之胎火毒蕴证。普济消毒饮主治锁喉痈之痰热蕴结证。故本题选E。

186.【答案】E
【解析】丹毒的外治疗法如下。①外敷法：用玉露散或金黄散，以冷开水或鲜丝瓜叶捣汁或金银花露调敷，或用鲜荷花叶、鲜蒲公英、鲜地丁全草、鲜马齿苋、鲜冬青树叶等捣烂湿敷。干后调换，或以冷开水时时湿润。②砭镰法：患处消毒后，用七星针或三棱针叩刺患部皮肤，放血泄毒。此法只适用于下肢复发性丹毒，禁用于赤游丹、抱头火丹患者。此外，若流火结毒成脓者可在坏死部位做小切口引流，掺九一丹，外敷红油膏。故本题选E。

187.【答案】D
【解析】乳岩，即乳腺癌。炎性乳腺癌临床少见，多发于青年妇女，半数发生在妊娠或哺乳期。起病急骤，乳房迅速增大，皮肤肿胀，色红或紫红，发热，但无明显的肿块。转移甚广，对侧乳房往往不久即被侵及，并很早出现腋窝部、锁骨上淋巴结肿大。故选D。

188.【答案】A
【解析】怀疑癌肿首选切除活检，手术仍是乳腺癌治疗的首选方法，近年来手术范围渐趋缩小，辅助采用化疗、放疗可进一步提高疗效。故选A。

189.【答案】A
【解析】手术仍是乳腺癌治疗的首选方法，近年来手术范围渐趋缩小，辅助采用化疗、放疗可进一步提高疗效。故选A。

190.【答案】A
【解析】以咽部红肿疼痛为主症，可辨为喉痹，即急慢性咽炎，患者咽痛1天，应辨为急性咽炎，故选A。

191.【答案】B
【解析】患者全身有发热，恶寒，咳嗽，舌略红，苔薄黄，脉浮数，属风热侵袭之象，故辨为风热喉痹，故选B。

192.【答案】C
【解析】患者全身有发热，恶寒，咳嗽，舌略红，苔薄黄，脉浮数，属风热侵袭之象，故证属肺经风热。选C。

193.【答案】E
【解析】对证治疗，治宜疏风清热、消肿利咽。故选E。

C型

答案说明：案例分析题，题干以案例形式出现，其下面都有A、B、C、D、E、F、G等备选答案，其中有一个或多个答案，选对得分，选错扣分，按权重系数给分，直至本题扣至0分。（不能退回上一题，只能往下做题）

194.【答案】D
【解析】胃痛是主要由外感、饮食、情志等因素引起的胃气阻滞不通，以心窝部以下、脐以上的胃脘部疼痛为主症，或伴有脘胀、纳呆、泛酸、嘈杂、恶心呕吐等症的一种病证。该患者出现上腹部疼痛，呈烧灼感，伴口苦，见症可辨为脾胃虚寒型胃痛，故选D。

195.【答案】E
【解析】脾胃虚寒型胃痛治法：温中健脾，和胃止痛。故选E。

196.【答案】EHI
【解析】脾胃虚寒型胃痛证候特点：胃痛隐隐，喜温喜按，空腹痛甚，得食则减，泛吐清水，体倦乏力，手足欠温，大便溏薄，舌淡，或边有齿印，苔白，脉虚弱。故选EHI。

197.【答案】C
【解析】脾胃虚寒型胃痛的主方：黄芪建中汤加减，故选C。

198.【答案】AD
【解析】提示吴茱萸有散寒止痛、降逆止呕、助阳止泻的功效。肉豆蔻有涩肠止泻、温中行气的功效。故选AD。

199.【答案】AB
【解析】附子理中丸用于脾胃虚寒，脘腹冷痛，手足不温。香砂六君丸用于脾虚气滞，消化不良，脘腹胀满。该患者近1月来疼痛隐隐而频繁，受寒及进食寒凉食物后明显，伴胃脘部喜温喜按，反酸，纳差，偶有恶心，大便时溏，故选 AB。

200.【答案】ABD

【解析】胃痛的治疗要点：气机不畅是胃痛最根本的病机，通则不痛，因此理气和胃止痛为治疗胃痛的基本法则。脾与胃相为表里，在生理功能上相辅相成。正如《医经余论》所云：脾以健而运，胃以通为补。健脾宜升，通胃宜降。故选 ABD。

201.【答案】ABCDF

【解析】胃痛的预防与调护：平时要注意生活调摄，尤其是饮食和精神方面的调摄。做到饮食有时，勿饥饱无常，忌贪食生冷，少食辛辣煎炸之品，戒除烟酒嗜好。故选 ABCDF。

202.【答案】C

【解析】应注意鉴别本病是过敏性紫癜还是免疫性血小板减少症。①过敏性紫癜。发病前可有上呼吸道感染或服食某些食物、药物等诱因。紫癜多见于下肢伸侧及臀部、关节周围。为高出皮肤的鲜红色至深红色丘疹、红斑或荨麻疹，大小不一，多呈对称性，分批出现，压之不褪色。可伴有腹痛、呕吐、血便等消化道症状，游走性大关节肿痛及血尿、蛋白尿等。血小板计数、出血、凝血时间、血块收缩时间均正常。肾脏受累者尿常规可有镜下血尿、蛋白尿等肾脏损伤表现。肾组织活检可确定肾脏病变性质。有消化道症状者大便隐血试验多为阳性。②免疫性血小板减少症。皮肤黏膜见瘀点、瘀斑。瘀点多为针尖样大小，一般不高出皮面，多不对称，可遍及全身，但以四肢及头面部多见。可伴有鼻衄、齿衄、尿血、便血等，严重者可并发颅内出血。血小板计数显著减少，出血时间延长，骨髓中成熟巨核细胞减少，血块收缩不良，束臂试验阳性。本患儿皮疹对称分布、触之碍手，肾脏受损均为过敏性紫癜的辨证要点。故选 C。

203.【答案】B

【解析】患儿瘀点、瘀斑，色鲜红、暗红，触之碍手，压之不褪色，对称分布，尿色深红，咽干口渴，心烦喜冷饮，舌质红、苔黄，脉数，均为内热炽盛之征，故辨为血热妄行证，选 B。

204.【答案】B

【解析】紫癜血热妄行证之治法：清热解毒，凉血止血。主方：犀角地黄汤（《备急千金要方》）加味。故选 B。

205.【答案】C

【解析】紫癜血热妄行证之治法：清热解毒，凉血止血。主方：犀角地黄汤（《备急千金要方》）加味。故选 C。

206.【答案】ABCDF

【解析】过敏性紫癜西医治疗方法：积极寻找和去除致病因素，如控制感染，补充维生素。有荨麻疹或血管神经性水肿时，应用抗组胺药物和钙剂。腹痛时应用解痉剂，消化道出血时应禁食，可静脉滴注西咪替丁，必要时输血。急性期对腹痛和关节痛者可应用肾上腺皮质激素，症状缓解后即可停用。重症过敏性紫癜肾炎若并发肾炎且经激素治疗无效者，可考虑联合使用免疫抑制剂如硫唑嘌呤、环磷酰胺（冲击或口服）以抑制严重免疫损伤，有利于保护残存肾功能。故选 ABCDF。

207.【答案】B

【解析】反复呼吸道感染是指一年内发生呼吸道感染次数过于频繁，超过一定的范围的疾病。根据部位可分为反复上呼吸道感染（鼻炎、咽炎、扁桃体炎）和反复下呼吸道感染。患者 1 年内患感冒 8 次，肺炎 2 次，故可辨为反复呼吸道感染。平素纳呆食少，挑食，神疲肢倦，自汗、精神倦怠，面色少华，舌质淡，为气虚之征，脉细数无力，盗汗，手足心热，大便稍干，为阴虚之征，故辨为气阴两虚证。选 B。

208.【答案】BC

【解析】反复呼吸道感染气阴两虚证治法：益气养阴。主方：生脉散（《医学启源》）加味。常用药：太子参、麦冬、五味子、白术、茯苓、牡蛎、鸡内金。故 BC 均可。

209.【答案】DE

【解析】反复呼吸道感染气阴两虚证偏气虚者，加黄芪；纳呆者，加焦山楂、焦麦芽；汗多者，加浮小麦、糯稻根；口干者，加天花粉、石斛；手足心热或低热者，加地骨皮、牡丹皮；大便偏干者，加柏子仁、火麻仁。故选 DE。

210.【答案】ABFGH

【解析】川崎病辅助检查有：①血液学检查；②心电图；③胸部 X 线平片；④超声心动图。故选 ABFGH。

211.【答案】B

【解析】患者微恶风，咽部肿痛，口唇黏膜肿胀，颈部肿块，口渴喜饮，皮肤散在红疹，舌红，可辨为邪在卫气。

212.【答案】A

【解析】川崎病邪在卫气，治法为清热解毒，辛凉透表。主方：银翘散（《温病条辨》）加减。

213.【答案】B

【解析】同第 212 题【解析】。

模拟试题二

A1型

答题说明：单选题，每一道考题下面有A、B、C、D、E五个备选答案。请从中选择一个最佳答案。（这部分的题目能退回上一题和修改答案，当跳至第二部分题目后不能再返回第一部分，考试时电脑会弹出对话框提醒）

1. 【答案】B

   【解析】老年人口对保健服务利用的特点是：就诊率、住院率高，住院时间长，医疗费用高。

2. 【答案】B

   【解析】短暂性脑缺血发作的表现有以下的特征：好发于中老年人；发病突然；历时短暂，最长不超过24小时；症状恢复相对完全；可反复发作主要表现是一过性神经系统局灶症状。

3. 【答案】A

   【解析】《民法典》第五十五条规定，医务人员在诊疗活动中应当向患者说明病情和医疗措施。需要实施手术、特殊检查、特殊治疗的，医务人员应当及时向患者说明医疗风险、替代医疗方案等情况，并取得其书面同意；不宜向患者说明的，应当向患者的近亲属说明，并取得其书面同意。

4. 【答案】A

   【解析】《医疗事故处理条例》第五十条规定，以死者生前或者残疾者丧失劳动能力前实际抚养且没有劳动能力的人为限，按照其户籍所在地或者居住所在地居民最低生活保障标准计算。对不满16周岁的，抚养到16周岁；对年满16周岁但无劳动能力的，抚养20年；但是，60周岁以上的，不超过15年；70周岁以上的，不超过5年。所以最佳答案为A。

5. 【答案】B

   【解析】《中华人民共和国传染病防治法》第二条规定，国家对传染病防治实行预防为主的方针，防治结合、分类管理、依靠科学、依靠群众。所以最佳答案为B。

6. 【答案】B

   【解析】假药：药品所含成分与国家药品标准规定的成分不符；以非药品冒充药品或者以他种药品冒充此种药品。按假药论处：国务院药品监督管理部门规定禁止使用的；依照本法必须批准而未经批准生产、进口，或者依照本法必须检验而未经检验即销售的；变质的；被污染的；使用依照本法必须取得批准文号而未取得批准文号的原料药生产的；所标明的适应证或者功能主治超出规定范围的。所以最佳答案为B。

7. 【答案】E

   【解析】《医师法》规定，医师在执业活动中应当履行下列义务：①树立敬业精神，恪守职业道德，履行医师职责，尽职尽责救治患者，执行疫情防控等公共卫生措施；②遵循临床诊疗指南，遵守临床技术操作规范和医学伦理规范等；③尊重、关心、爱护患者，依法保护患者隐私和个人信息；④努力钻研业务，更新知识，提高医学专业技术能力和水平，提升医疗卫生服务质量；⑤宣传推广与岗位相适应的健康科普知识，对患者及公众进行健康教育和健康指导；⑥法律、法规规定的其他义务。

8. 【答案】D

   【解析】传染病报告实行属地化管理。实行首诊医师负责制、医院内诊断的传染病病例的报告卡由首诊医师负责填写，由医院预防保健科或疾控处或传染科的专业人员负责进行网络直报。所以最佳答案为D。

9. 【答案】C

   【解析】徒手肌力检查中，3级能抗重力做全关节活动范围的运动，但不能抗阻力。

10. 【答案】E

    【解析】关节松动技术手法的禁忌证：关节活动已经过度、外伤或疾病引起的关节肿胀、关节急性炎症、恶性疾病以及未愈合的关节骨折。

11. 【答案】C

    【解析】协调功能评定试验包括指鼻试验、指-指试验、跟-膝-胫试验、对指试验、轮替试验（前臂旋前/旋后）、其他评定常用方法（手指指手指、交替指鼻和手指、握拳试验、旋转试验、拍膝试验、用足拍打和反弹测验）。

12. 【答案】C

    【解析】脑卒中患者在生命体征稳定48小时即可介入康复。

13. 【答案】B

【解析】100mL 全牛奶含热量 67kcal，8%糖牛乳 100mL 供能约 100kcal，婴儿的能量需要量为 100kcal/(kg·d)，婴儿需 8%糖牛乳约 100mL/(kg·d)。

14.【答案】C

【解析】慢阻肺缓解期患者的健康管理：①患者教育是由全科医师及其团队为患者提供慢阻肺疾病相关信息和建议，增强患者就医及治疗的依从性。②减少危险因素暴露，吸烟是最常见和最易识别的慢阻肺危险因素，应鼓励所有吸烟者戒烟。注意保暖、避免受寒。气温变化有可能参与慢阻肺的发生、发展。③长期家庭氧疗，慢阻肺稳定期患者长期家庭氧疗，可以维持重要脏器的功能。④康复治疗，通过适当咳嗽、呼吸及体育锻炼，增加呼吸功能，提高生活质量。⑤营养支持。⑥心理疏导。

15.【答案】E

【解析】作业疗法禁忌证包括：意识不清、严重认知障碍不能合作者、危重症、心肺肝功能严重不全等需绝对休息等。

16.【答案】E

【解析】小脑共济失调症状以四肢与躯干失调为主，受试者发生辨距不良、动作不稳，行走时两脚分开较宽、步态不规则、稳定性差，即蹒跚步态。

17.【答案】E

【解析】肌力超过Ⅲ级以上者才能进行抗阻运动，能够自行活动肢体者应进行主动运动。因此选 E。

18.【答案】E

【解析】前面四项均为社区健康问题的特征，最后一项为具有明显的隐蔽性。

19.【答案】D

【解析】中医养生保健的基本原则：正气为本，天人相应，形神合一，动静结合，审因施养，杂合以养，预防为主，知行并重。

20.【答案】C

【解析】以患者为中心的全科医疗服务，其指导原则不包括满足患者提出的各种要求。

21.【答案】C

【解析】母乳是判断其他乳品质量的金标准，配方奶粉是按照母乳进行配制，更适用于母乳不足的婴儿。

22.【答案】C

【解析】生理性体重下降的范围一般为原出生体重的 3%~9%。

23.【答案】B

【解析】皮肤瘙痒是老年人常见的主诉。老年人内分泌及性腺功能减退，皮肤也逐步退化，皮肤各层细胞萎缩、变薄，血流减少，表皮干燥裂纹，容易造成皮肤瘙痒。

24.【答案】C

【解析】保健记录包括以下三个方面：老年保健适用于 60 岁以上的老年人；儿童保健适用于 7 岁以下的儿童；妇女保健适用于 20 岁以上的未婚女性。

25.【答案】B

【解析】药品是指用于预防、治疗、诊断人的疾病，有目的地调节人的生理功能并规定有适应证或功能主治、用法和用量的物质，包括中药材、中药饮片、中成药、化学原料药及其制剂抗生素、生化药品、放射性药品、血清、疫苗、血液制品和诊断药品等。血液不属于药品。

26.【答案】B

【解析】随机对照原则不属于医务人员在诊疗过程中应遵循的伦理准则。

27.【答案】B

【解析】医疗机构发布中医医疗广告，应当经所在地省、自治区、直辖市人民政府中医药主管部门审查批准；未经审查批准，不得发布。发布的中医医疗广告内容应当与经审查批准的内容相符合，并符合《中华人民共和国广告法》的有关规定。

28.【答案】C

【解析】实验室检查主要用于疾病的诊断、病情监测等方面，但在分类干预中一般不作为直接的评定依据。分类干预主要关注患者的行为、心理和社会功能等方面，而不是实验室检查指标所反映的生理病理状态。故选 C。

29.【答案】C

【解析】医患交往的两种形式：言语形式的交往和非言语形式的交往，前者顾名思义，是用语言传递信息，后者包括语调、表情等。依题意，这位女医师是非言语形式的交往做得好。所以最佳答案为 C。

30.【答案】C

【解析】从医学伦理学基本范畴看，护士打错针，违背了审慎；A 项不告诉患者，从医学伦理学基本范畴看，违背了良心；正确的做法是立即报告护士长，并告知值班医师和科主任，采取补救措施，确保患者生命安全；待患者病情稳定后告知真相，承认过错。

31.【答案】D

【解析】首先医患双方具有独立人格的前提是具有平等的关系，所以医师要做到平等对待患者。所以最佳答案为 D。

32.【答案】E

【解析】在实践中，医德评价的方式是多种多样的，总括起来说主要有三种，即社会舆论、传统习俗和内心信念。对行为主体个人来说，前两种方式都是外在的客观评价，而通过内心信念来实现的医德是自我评价。

33.【答案】D

【解析】医德修养包括医疗实践中所形成的情操、举止、仪表和品行等。所以最佳答案为D。

34.【答案】B

【解析】在医疗市场竞争日趋激烈的社会背景下,加强与患者的沟通,充分尊重患者的知情权、选择权,能使患者积极支持、配合医疗工作,减少不必要的医患纠纷。①医患沟通是医疗诊断的需要;②医患沟通是医学发展的需要;③医患沟通是减少纠纷的需要;④医患沟通是双向性的。所以最佳答案为B。

35.【答案】D

【解析】医患之间的非技术性关系是:道德关系、利益关系、价值关系、法律关系、文化关系。所以最佳答案为D。

36.【答案】B

【解析】《突发公共卫生事件应急条例》第三十四条规定,突发事件应急处理指挥部根据突发事件应急处理的需要,可以对食物和水源采取控制措施。医海老师提示详见人卫第5版《卫生法》第137页。所以最佳答案为B。

37.【答案】A

【解析】《突发公共卫生事件应急条例》由中华人民共和国国务院于2003年5月9日发布,自公布之日起施行。所以最佳答案为A。

38.【答案】E

【解析】假药:药品所含成分与国家药品标准规定的成分不符;以非药品冒充药品或者以他种药品冒充此种药品。按假药论处:国务院药品监督管理部门规定禁止使用的;依照本法必须批准而未经批准生产、进口,或者依照本法必须检验而未经检验即销售的;变质的;被污染的;使用依照本法必须取得批准文号而未取得批准文号的原料药生产的;所标明的适应证或者功能主治超出规定范围的。所以最佳答案为E。

39.【答案】A

【解析】《中华人民共和国药品管理法》第一百四十四条规定,药品上市许可持有人、药品的生产企业、药品经营企业或者医疗机构违反本法规定,给用药者造成损害的,依法承担赔偿责任。所以最佳答案为A。

40.【答案】C

【解析】对于丙类传染病患者在诊断后应于24小时内进行网络报告。所以最佳答案为C。

41.【答案】A

【解析】根据《医疗事故处理条例》第四条,根据对患者人身造成的损害程度,医疗事故分为四级:一级医疗事故,造成患者死亡、重度残疾的;二级医疗事故,造成患者中度残疾、器官组织损伤导致严重功能障碍的;三级医疗事故,造成患者轻度残疾、器官组织损伤导致一般功能障碍的;四级医疗事故,造成患者明显人身损害的其他后果的。所以最佳答案为A。

42.【答案】B

【解析】《医疗事故处理条例》第十九条规定,患者在医疗机构内死亡的,尸体应当立即移放太平间。死者尸体存放时间一般不得超过2周。逾期不处理的尸体,经医疗机构所在地卫生行政部门批准,并报经同级公安部门备案后,由医疗机构按照规定进行处理。所以最佳答案为B。

43.【答案】C

【解析】脑出血的症状有:50岁以上,有高血压病史;常在情绪激动及体力活动时突然起病;发展迅速,有颅内压增高和意识障碍;有偏瘫、失语等神经局灶体征;CT、脑脊液检查有助诊断。

A2型

答题说明:单选题,每一道考题下面有A、B、C、D、E五个备选答案。请从中选择一个最佳答案。(当从上一部分进入这一部分后,就不能再返回到上一部分修改答案)

44.【答案】C

【解析】哮病为本虚标实之病,标实为痰浊,本虚为肺脾肾虚。故选C。

45.【答案】C

【解析】胸高胀满多见于肺胀病,故选C。

46.【答案】C

【解析】恶寒,发热,无汗,身痛属表寒证,口干欲饮,大便干为里热证,可辨为寒包热,故选C。

47.【答案】D

【解析】清代林佩琴《类证治裁》认为"喘由外感者治肺,由内伤者治肾"。

48.【答案】C

【解析】热哮治疗首选定喘汤加减,若表寒外束,肺热内郁,加石膏配麻黄解表清里,故选C。

49.【答案】A

【解析】患者因风寒湿邪久留经络,气血亏虚,筋脉失养而致气血虚痹。治疗宜以益气养血、和营通络为主。黄芪桂枝五物汤可益气养血、和营通络,适用于痹证气血两虚,营卫失和者,故选此方治疗。

50.【答案】B

【解析】口苦口干,烦躁易怒,尿黄便秘,舌红,苔黄者属肝气郁结、郁而化火之象,故选B。

51.【答案】A

【解析】风、寒、湿、热、痰、瘀等邪气滞留肢体筋脉、关节、肌肉,经脉闭阻,不通则痛,是痹证的基本病机。

52.【答案】B

【解析】生于指甲缘的,形如蛇眼,称蛇眼疔。脓积于甲下,痛胀难忍,称代指;生于甲后的,称蛇背疔。生于手指螺纹的,称螺疔;生于指中节前,肿如鱼肚、蛇肚的,称鱼肚疔或蛇腹疔。生于手掌心的,形如盘中托珠状,称托盘疔。生于足掌心的,称足底疔。

53.【答案】C

【解析】腋下暴肿,灼热疼痛,皮色不变,发热恶寒,上肢活动不利,易形成袋脓。

54.【答案】B

【解析】乳痈是发生在乳房部的最常见的急性化脓性疾病。其临床特点是乳房结块,红肿热痛,溃后脓出稠厚,伴恶寒发热等全身症状。好发于产后1个月以内的哺乳妇女,尤以初产妇为多见。在产后1~2周,乳汁刚刚开始分泌,虽然也可能出现乳汁淤积等情况,但此时发生乳痈的概率相对较低(A错)。乳痈多发生于产后3~4周的哺乳期妇女。这是因为产后气血亏虚,乳络不畅,加上婴儿吸吮乳头引起乳头破损,外邪(如细菌)可由此入侵乳络,蕴积化热,发为乳痈(B对)。

55.【答案】E

【解析】发病初期:其皮损为带状的红色斑丘疹,继而出现粟米至黄豆大小簇集成的水疱,累累如串珠,聚集一处或数处,排列成带状,疱群之间间隔正常皮肤,疱液清明数日后疱液混浊化脓,或部分破裂,重者有出血点、血疱或坏死。

56.【答案】D

【解析】内痔可分为四期。Ⅰ期:痔核较小,不脱出,以便血为主。Ⅱ期:痔核较大,大便时可脱出肛外,便后自行回纳,便血或多或少。Ⅲ期:痔核更大,大便时痔核脱出肛外,甚至行走、咳嗽、喷嚏、站立时也会脱出,不能自行回纳,须用手推回或平卧、热敷后才能回纳,便血不多或不出血。Ⅳ期:痔核脱出,不能及时回纳,嵌顿于外,因充血、水肿或血栓形成,以致肿痛、糜烂和坏死,即嵌顿性内痔。

57.【答案】C

【解析】根据主要证候的描述,该患者属于经行吐衄的肺肾阴虚证,故其治法是滋阴养肺。

58.【答案】A

【解析】根据该题主要证候的描述,该患者属于痛经气血虚弱证,故其治法为益气养血,调经止痛。

59.【答案】A

【解析】孕后起居不慎,或跌仆闪挫,或为劳力所伤,以致气血紊乱,气乱则胎失所载,血乱则胎失所养,是以胎元内失摄养而不固,故腰腹疼痛,胎动下坠;气血紊乱,冲任不固,故阴道下血;气耗血伤,则精神倦怠,脉滑无力。治疗法则:益气养血,固肾安胎。方用加味圣愈汤,故选A。

60.【答案】D

【解析】产后气血耗伤,血室正开,产时接生不慎,或产后护理不洁或不禁房事致使邪毒乘虚而入,稽留于冲任、胞脉,正邪交争因而发热。

61.【答案】A

【解析】其症状表现为恶风怕冷,四肢不温,动辄汗出,汗出不温。属营卫失调之证型特点。

62.【答案】B

【解析】患者受凉后出现腹痛拘急,属腹痛范畴。腹痛拘急,得温痛减,口淡不渴,形寒肢冷,小便清长,大便清稀,舌淡,苔白腻,脉沉紧。证属寒邪内阻证,治以散寒温里,理气止痛。方药以良附丸合正气天香散加减。

63.【答案】B

【解析】过敏性紫癜,典型皮疹为棕红色斑丘疹,突出于皮表,压之不褪色,单独或互相融合,对称性分布,以四肢伸侧及臀部多见,很少侵犯躯干,可伴有痒感或疼痛,成批出现,消退后可遗有色素沉着。除紫癜外,还可并发荨麻疹、血管神经性水肿、多形性红斑或溃疡坏死等。偶尔口腔黏膜或眼结合膜也可出现紫癜。

64.【答案】E

【解析】感受寒湿邪气,腰部冷痛重着,转侧不利,逐渐加重,每遇阴雨天或腰部感寒后加剧,痛处喜温,体倦乏力,或肢末欠温,食少腹胀,舌淡体大,苔白腻而润,治宜温阳化湿止痛,方用甘姜苓术汤。

65.【答案】D

【解析】喉痹主要表现为咽部痹阻不通,具体表现有两种类型。一是以咽部疼痛为主,吞咽时尤甚,检查见咽部黏膜红肿,咽后壁或见脓点,患者多有外感病史,病程较短。二是以咽部异物感,哽塞不利为主,或出现咽干、咽痒、咽部微痛及灼热感等各种不适,可反复发作,病程一般较长,检查见咽黏膜肥厚增生,咽后壁颗粒状突起,或见咽黏膜干燥。

66.【答案】A

【解析】各种眼病中,一般风重于热者多选用羌活胜风汤,故选A。

67.【答案】D

【解析】所有疮疡在阳证期或病程初期都可用金黄散、玉露散外敷,故选D。

68. 【答案】C

【解析】风湿热痹的治疗原则：清热通络，祛风除湿。故选 C。

69. 【答案】A

【解析】桂枝甘草龙骨牡蛎汤的功用为潜镇安神，温通心阳。故选 A。

70. 【答案】E

【解析】不寐是以经常不能获得正常睡眠为特征的一类病证，主要表现为睡眠时间、深度的不足。故选 E。

71. 【答案】D

【解析】乳岩（炎性乳腺癌）：多见于中青年妇女，尤其是在妊娠期或哺乳期。患乳迅速肿胀变硬，常累及乳房的 1/3 以上，尤以乳房下半部为甚。病变局部皮肤呈暗红或紫色，皮肤肿胀增厚有韧硬感，毛孔深陷呈橘皮样改变，局部不痛或轻压痛。同侧腋窝淋巴结明显肿大，质硬固定。全身症状较轻，体温正常，白细胞计数不高，抗炎治疗无效。本病进展较快，预后不良。

72. 【答案】C

【解析】人体是以五脏为中心的有机整体，脏腑生理功能的紊乱和脏腑气血阴阳的失调，均可导致妇产科疾病，其中关系最密切的是肾、肝、脾三脏。肝郁化热化火，火热之邪下扰冲任血海，迫血妄行，可致月经先期、月经过多、崩漏、胎漏、产后恶露不绝。故选 C。

73. 【答案】B

【解析】患者素体阴虚，或久病失血伤阴，阴血耗损，肝肾阴亏，虚火上炎，血随火动，离经妄行，致紫癜时发时止；虚火灼伤肾络，则见尿血；手足心热，低热盗汗，舌光红，苔少，脉细数均为阴虚内热之象。故治疗宜滋阴清热，凉血化瘀。

74. 【答案】B

【解析】因风热夹湿邪上犯，蒸灼耳窍，故耳部皮肤灼热、潮红；风盛则痒，湿热盛则起水疱，溃破，黄色脂水浸淫，舌质红，苔黄腻，脉弦数为湿热内盛之象。

75. 【答案】D

【解析】圆翳内障多相当于西医学的年龄相关性白内障，其发生与环境、营养、代谢和遗传等多种因素有关。故选 D。

76. 【答案】A

【解析】肾上腺素是心肺复苏中的首选药物。所以最佳答案为 A。

77. 【答案】D

【解析】以上皆为典型的风寒感冒证候，治以辛温解表为法。

78. 【答案】C

【解析】本题旨在考查对感冒辨证论治的掌握，银翘散辛凉解表，清肺透邪，用于风热感冒。加减葳蕤汤滋阴解表，用于阴虚感冒。荆防败毒散全方辛温解表，用于风寒袭表、肺卫失和等证。新加香薷饮清暑祛湿解表，用于暑湿感冒。参苏饮益气解表，用于气虚感冒。

79. 【答案】B

【解析】暑湿伤表证：身热，汗少，肢体酸重或疼痛，头昏重胀痛，咳嗽痰黏，鼻塞流浊涕，心烦口渴，口黏泛恶，胸闷脘痞，腹胀，大便溏，尿短赤；舌苔黄腻，脉濡数。

80. 【答案】E

【解析】不寐实证多属邪热扰心。故选 E。

81. 【答案】B

【解析】正虚阳脱型胸痹，治法：回阳救逆，益气固脱。代表方：四逆加人参汤。四逆加人参汤组方：炮附子、干姜、人参、炙甘草；参附龙牡汤人参、制附子、龙骨、牡蛎、生姜、大枣。且后者常用于心阳欲脱证，故 B 项最宜。

82. 【答案】C

【解析】咳嗽初起，咳嗽这个动作本身可帮助驱邪外出，这个时候用收涩药容易导致外邪随着药物入里引起变证，故选 C。

83. 【答案】D

【解析】阳黄黄疸色泽鲜明，发病急病程短伴见身热，口干苦、舌苔黄腻、脉象弦数；急黄黄疸色泽如金，病情急骤，伴见神昏、发斑、出血等危象；阴黄黄色晦暗，病史长病势缓，伴见纳少、乏力、舌淡、脉沉迟或细缓。

84. 【答案】B

【解析】癃闭是以小便量少，排尿困难，甚则小便闭塞不通为主症的一种病证，与每次尿量减少无关。故选 B。

85. 【答案】A

【解析】消渴容易发生多种并发症，应在治疗本病的同时，积极治疗并发症。白内障、雀盲、耳聋，主要病机为肝肾精血不足，不能上承耳目所致，宜滋补肝肾，益精补血，可用杞菊地黄丸或明目地黄丸。故选 A。

86. 【答案】D

【解析】肢体抽搐为癫痫主症，故选 D。

87. 【答案】E

【解析】口干咽燥，心中烦热，头晕目眩，舌红少苔，脉弦细数为阴虚火旺典型症状，故辨为肝阴不足证，选 E。

88. 【答案】D

【解析】蝼蛄疗宜做十字形切开，如遇出血，可用棉垫加多头带缚扎以压迫止血。

89.【答案】B

【解析】人体是以五脏为中心的有机整体，脏腑生理功能的紊乱和脏腑气血阴阳的失调，均可导致妇产科疾病，其中关系最密切的是肾、肝、脾三脏。肾气虚，封藏失职，冲任不固，可致月经先期、月经过多、崩漏、产后恶露不绝。故选B。

90.【答案】E

【解析】腰痛的病因：外邪侵袭，闪挫跌仆，年老久病，故E错。

91.【答案】D

【解析】脾气虚弱，中气不足，统摄无权，冲任不固，可出现月经过多、经期延长、崩漏、胎漏、产后恶露不绝、乳汁自出。

92.【答案】C

【解析】崩漏的特点是周期、经期、经量均异常，而其他月经失调性疾病仅为其中之一异常，所以鉴别的要点应该是周期、经期、经量，看其是否同时异常。

93.【答案】C

【解析】患者睑弦刺痒灼痛，睑弦红赤，睫毛根部有鳞屑，符合睑弦赤烂诊断要点，故该患者可诊断为睑弦赤烂。

94.【答案】C

【解析】内科病中，见午后、黄昏症状加剧，多为阴虚所致，故选C。

95.【答案】C

【解析】《伤寒论》关于桂枝汤的论述，如太阳中风，阳浮而阴弱，阳浮者，热自发；阴弱者，汗自出。啬啬恶寒，淅淅恶风，翕翕发热，鼻鸣干呕者，桂枝汤主之。

96.【答案】B

【解析】胸痹发作期应立即卧床休息，故选B。

97.【答案】C

【解析】左归丸，中医方剂名。为补益剂。主治真阴肾水不足，不能滋养营卫，渐至衰弱，或虚热往来，自汗盗汗；或神不守舍，血不归原；或虚损伤阴；或遗淋不禁；或气虚昏运；或眼花耳聋；或口燥舌干；或腰酸腿软，凡精髓内亏，津液枯涸之证。故选C。

98.【答案】C

【解析】湿热泄泻用葛根芩连汤，故选C。

99.【答案】D

【解析】特点：其特点是疮形虽小，但根脚坚硬，状如钉钉，病情变化迅速，易使毒邪走散。发于颜面部的疔疮，易走黄而有生命危险；发于手足部的疔疮，易损筋伤骨而影响功能。

100.【答案】B

【解析】风疹是一种病毒引起的小儿常见发疹性疾病，其特征为先有发热，随即耳后、枕骨下淋巴结肿痛而全身发疹。瘾疹是因皮肤上出现鲜红色或苍白色风团，时隐时现，突然发生，迅速消退，不留任何痕迹为特征，也称荨麻疹。湿疹是一种常见的过敏性炎症性皮肤病，以皮疹多样性，对称分布，剧烈瘙痒，反复发作，易成慢性为特征，可发生于任何年龄，任何部位及任何季节，常在冬季以后复发或加剧。风瘙痒又称痒风，是指无原发性皮疹，但有瘙痒的一种皮肤病，以皮肤瘙痒剧烈，搔抓后引起抓痕、血痂、皮肤肥厚、苔藓样变等皮疹为特征。

101.【答案】A

【解析】此题排除法可知A为错误选项。

102.【答案】E

【解析】人体是以五脏为中心的有机整体，脏腑生理功能的紊乱和脏腑气血阴阳的失调，均可导致妇产科疾病，其中关系最密切的是肾、肝、脾三脏。脾失统摄：脾气虚弱，中气不足，统摄无权，冲任不固，可出现月经过多、经期延长、崩漏、胎漏、产后恶露不绝、乳汁自出。故选E。

103.【答案】B

【解析】督脉虚损：外感六淫邪毒，内伤脏腑气血，损伤督脉，致督脉虚损，阴阳平衡失调，可导致闭经、崩漏、经断前后诸证、绝经妇女骨质疏松症。

104.【答案】D

【解析】汗证是指不正常出汗的一种病证，即在安静状态下，日常环境中，全身或局部出汗过多，甚则大汗淋漓。多发生于5岁以下小儿。汗是人体五液之一，是由阳气蒸化津液而来。如《素问·阴阳别论》所说："阳加于阴，谓之汗。"心主血，汗为心之液，阳为卫气，阴为营血，阴阳平衡，营卫调和，则津液内敛。反之，若阴阳脏腑气血失调，营卫不和，卫阳不固，腠理开阖不利，则汗液外泄。小儿汗证的发生，多由体虚所致。其主要病因为禀赋不足，调护失宜。小儿汗证有虚实之分，虚证有肺卫不固、营卫失调、气阴亏损，实证则为湿热迫蒸。本题选D。

105.【答案】D

【解析】胬肉攀睛是指眼眦部长赤膜如肉，其状如昆虫之翼，横贯白睛，攀侵黑睛，甚至遮盖瞳神的眼病，本病相当于西医学之翼状胬肉，属结膜变性疾病。故选D。

106.【答案】A

【解析】呼吸心搏骤停后，需要立即做的是胸外按压。所以最佳答案为A。

107.【答案】D

【解析】50岁左右性激素水平急剧下降，神经、内分泌及免疫功能失调，致使肩袖及肱二头肌长头肌腱等磨损部位出现自身免疫反应，并逐渐导致弥漫性关节囊炎，从而引发肩周炎。

108.【答案】A

【解析】痛经：本病的发生与冲任、胞宫的周期性生理变化密切相关。主要病机在于邪气内伏或精血素亏，更值经期前后冲任二脉气血的生理变化急骤，导致胞宫的气血运行不畅，"不通则痛"，或胞宫失于濡养，"不荣则痛"，故使痛经发作。

109.【答案】B

【解析】内痔结扎不牢而脱落，或内痔枯萎脱落时可出现创面出血，甚至小动脉出血，对于创面渗血，可用凡士林纱条填塞压迫，或用桃花散外敷；至于小动脉出血，必须显露出血点，进行缝合结扎，以彻底止血；如出血过多，面色苍白，血压下降者，给予快速补液、输血、抗休克治疗。

110.【答案】B

【解析】胁痛的发生主要由情志不遂、饮食不节、跌仆损伤、久病体虚等因素所致。上述因素引起肝气郁结、肝失条达，或瘀血停着、痹阻胁络，或湿热蕴结、肝失疏泄，或肝阴不足、络脉失养等诸多病理变化，最终发为胁痛。故选B。

111.【答案】B

【解析】宋·钱乙《小儿药证直诀》提出肝热用泻青丸，心热用导赤散，脾热用泻黄散，肺热用泻白散。

112.【答案】E

【解析】萎黄多由饥饱劳倦、食滞虫积或病后失血所致；其病机为脾胃虚弱，气血不足，肌肤失养；其主症为肌肤萎黄，目及小便不黄，常伴头昏乏力，心悸少寐，纳少便溏等症状。

113.【答案】B

【解析】治疗遵循"其在皮者，汗而发之"之义，采取解表达邪的原则。

114.【答案】B

【解析】动则加剧，劳累即发为气虚典型症候，色白，唇甲不华，发色不泽，舌淡，脉细弱为血虚之象，故选B。

115.【答案】B

【解析】胃痛的病变部位在胃，但与肝、脾的关系极为密切。故选B。

116.【答案】C

【解析】中脏腑辨闭证与脱证：中风病闭证、脱证，均为危重症，分清闭证与脱证是本病急性期治疗的关键。闭证神昏、牙关紧闭、口噤不开、两手握固，肢体强痉；脱证症见昏愦无知，目合口开，四肢松懈瘫软，手撒肢冷汗多，二便自遗，鼻息低微，为五脏正气衰弱欲绝，多为中风危候。

117.【答案】C

【解析】胁痛治疗应当根据"不通则通""不荣则痛"的理论，以疏肝和络止痛为基本治则。故选C。

118.【答案】D

【解析】脾气虚弱，运化失司，湿邪下注，损伤任带，使任脉不固，带脉失约，而为带下量多；脾虚中阳不振，则神疲肢倦，四肢不温；脾虚失运，则纳少便溏。舌淡胖，苔白腻，脉缓弱，均为脾虚湿阻之征。故选D。

119.【答案】D

【解析】反复上呼吸道感染的判断条件：0~2岁，7次/年；2~5岁，6次/年；5~14岁，5次/年。反复下呼吸道感染的判断条件：反复气管支气管炎（0~2岁，3次/年；2~5岁，2次/年；5~14岁，2次/年）；反复肺炎（0~2岁，2次/年；2~5岁，2次/年；5~14岁，2次/年）。注意：①两次感染间隔时间7天以上；②若上呼吸道感染次数不够，可将上、下呼吸道感染次数相加，反之则不能。但若反复感染是以下呼吸道为主，则应定义为反复下呼吸道感染；③确定次数需连续观察1年；④反复肺炎是指1年内反复患肺炎2次，肺炎需由肺部体征和影像学证实，两次肺炎诊断期间肺炎体征和影像学改变应完全消失。

120.【答案】C

【解析】肛门灼热，烦热口渴，小便短赤，舌苔黄腻，脉滑数为湿热之象，当清热利湿，方予葛根芩连汤加减。

121.【答案】A

【解析】手足口病是一种儿童传染病，又名发疹性水疱性口腔炎，是由肠道病毒引起的传染病。引发手足口病的肠道病毒有20多种（型），其中以柯萨奇病毒A组16型（CoxA16）和肠道病毒71型（EV71）最为常见。小儿常见的发疹性疾病的致病菌总结如下：麻疹——麻疹病毒；风疹——风疹病毒；幼儿急疹——人疱疹病毒6型；水痘——水痘带状疱疹病毒；猩红热——A组乙型溶血性链球菌。

122.【答案】E

【解析】骨质疏松症常用治疗方法为日光浴疗法、紫外线疗法、高频电疗法：如短波、超短波、微波及分米波温热量、低频脉冲磁场、步行训练、增强下肢肌力训练、平衡功能训练。共鸣电火花疗法主要用于治疗神经症、头痛、癔症性失语、癔症性瘫痪、枕大神经痛、神经性耳鸣、面肌抽搐、股外侧皮神经炎。故选E。

123.【答案】A

【解析】耳眩晕必备的症状是旋转性眩晕，体位变动时可诱发或加重眩晕，多伴有恶心呕吐、出冷汗、耳鸣、耳聋、耳闷等症状，但神志清楚，可反复发作，眩晕发作时可见自发性水平型或水平旋转型眼震，发作过后眼震颤逐渐消失。

124.【答案】A

【解析】古人根据晶珠混浊的部位、形态、

程度及颜色等不同,将圆翳内障分别命名为浮翳、沉翳、冰翳、横翳、散翳、枣花翳、偃月翳、白翳黄心、黑水凝翳等。滑翳,系指翳障如水银珠子不疼痛,无泪的病证。亦在本病范围,故选 A。

125.【答案】A

【解析】患者因肾气虚弱,膀胱虚冷,不能制约,则睡中经常遗尿;肾虚则真阳不足,命门火衰,故神疲乏力,面色少华,形寒肢冷;腰为肾府,肾主骨生髓,肾虚则腰膝酸软;下元虚寒,故小便清长,舌淡脉沉。

126.【答案】B

【解析】清瘟败毒饮具有清热解毒,凉血散瘀的功效。方中石膏、知母清气分热,犀角(水牛角代)、地黄、赤芍、牡丹皮清营凉血,黄连、黄芩、栀子、连翘泻火解毒等。对于手足口病湿热蕴盛证,清瘟败毒饮能够有效地清除热毒,凉营化瘀,为治疗此证的首选方剂。故选 B。

127.【答案】E

【解析】患者因户外劳动后两小时即出现泄泻腹痛,病属泄泻范畴,症见泻下急迫,粪色黄褐,气味臭秽,肛门灼热,烦热口渴,小便短黄,舌质红,苔黄腻,脉滑数。其证型是湿热伤中证,治法:清热燥湿,分利止泻。代表方:葛根芩连汤加减。

128.【答案】A

【解析】喘证在反复发作过程中,每见邪气尚实而正气已虚,表现肺实肾虚的"下虚上实"证。因痰浊壅肺,见咳嗽痰多,气急,胸闷,苔腻;肾虚于下,见腰酸,下肢欠温,脉沉细或兼滑。治疗宜化痰降逆,温肾纳气,以苏子降气汤为代表方,并根据上盛下虚的主次分别处理,上盛为主加用杏仁、白芥子、莱菔子,下虚为主加用补骨脂、核桃仁、紫石英。故选 A。

129.【答案】D

【解析】金匮肾气丸治哮病缓解期偏于肾阳虚者,六君子汤治疗肺脾气虚,玉屏风散治疗肺气虚,生脉地黄汤治疗肺肾气阴两伤,金水六君煎治疗肾虚阴伤多痰者。

130.【答案】E

【解析】朱丹溪首创哮喘病名,在《丹溪心法》一书中将其作为专篇论述,并认为"哮喘专主于痰",提出"未发以扶正气为主,既发以攻邪气为急"为治疗原则。

131.【答案】B

【解析】见"喘"辨为喘证;恶寒头痛、无汗、脉浮紧均为典型的风寒表证,故诊断为风寒袭肺型喘证。

132.【答案】C

【解析】卑惵为一种以神志异常为主的病证,症见痞塞不欲食,心中常有所歉,爱处暗室或倚门后,见人则惊避,似失志状。一般无促、结、代、疾、迟等脉象变化,其病因为血不足。心悸:以心跳不安,不能自主,但不避人,无情志异常。

133.【答案】D

【解析】胃痛,又称胃脘痛,上腹近心窝处胃脘部发生疼痛为特征,其疼痛有胀痛、刺痛、隐痛、剧痛等不同的性质。常伴食欲不振、恶心呕吐、嘈杂泛酸、嗳气吞腐等上消化道症状。发病特点:以中青年居多,多有反复发作病史,发病前多有明显的诱因,如天气变化、恼怒、劳累、暴饮暴食、饥饿、进食生冷干硬辛辣醇酒,或服用有损脾胃的药物等。故选 D。

134.【答案】A

【解析】头痛之因有外感与内伤两端:外感多因六淫邪气侵袭,内伤多与情志不遂、饮食劳倦、跌仆损伤、体虚久病、禀赋不足、房劳过度有关。不包括毒虫感染。因此选 A。

135.【答案】C

【解析】肺位于上焦,为水之上源;脾居中焦,为水液升降之枢纽;肝主疏泄,协调三焦气机之通汤。如肺热壅盛,气不布津,通调失职,或热伤肺津,肾失滋源,又如湿热壅阻,下注膀胱,或中气不足,升降失度,再若肝气郁结,疏泄不及,以及砂石、痰浊、瘀血阻塞尿路,均可导致膀胱气化失常,而成癃闭。

136.【答案】A

【解析】糖尿病 10 年,为中医学的消渴,小便频数量多,混浊如脂膏,面色黧黑,腰膝酸软,形寒畏冷辨证阴阳两虚,治以温阳滋肾固摄为法,用金匮肾气丸。

137.【答案】A

【解析】雷头风以头痛如雷鸣,头面起核为特点,多为湿热夹痰上冲,可用清震汤加味治疗。

138.【答案】C

【解析】患者因风湿之邪,上蒙头窍,困遏清阳故致头痛如裹,治以祛风胜湿通窍为主。

139.【答案】E

【解析】见情志,知与肝相关,抑郁,或多烦善怒,胁腹胀满,舌红,苔薄黄,脉弦属肝郁肝气不舒郁而化火之象,本证是癃闭肝郁气滞证型,治以疏利气机,通利小便,选用沉香散。故选 E。

140.【答案】B

【解析】患者发现血糖升高 10 年,目前多食易饥,口渴,尿多,形体消瘦,病属消渴病范畴,多食易饥,口渴,尿多,形体消瘦,大便干燥,苔黄,脉滑实有力。证属中消胃热炽盛证,证机概要:胃火内炽,胃热消谷,耗伤津液。治法:清胃泻火,养阴增液。代表方:玉女煎加减。

141.【答案】E

【解析】胁痛瘀血阻络证若胁肋下有癥块,

而正气未衰者，可加三棱、莪术、土鳖虫，或配合服用鳖甲煎丸，故选E。

142.【答案】C

【解析】烂疔是发生于皮肉之间、腐烂甚剧、病势暴急的急性化脓性疾病，发病前多有手足创伤和接触泥土、脏物史，潜伏期一般为2～3天。

143.【答案】D

【解析】胃痛之寒邪客胃如兼见恶寒、头痛等风寒表证者，可加紫苏叶、藿香等以疏散风寒，或内服生姜汤、胡椒汤以散寒止痛。故选D。

144.【答案】E

【解析】胸痛如刺如绞，痛有定处，入夜尤甚，舌紫暗有瘀斑，苔薄，脉弦涩，均为血瘀征象；故其基本病机是心脉瘀滞。

A3型

答题说明：共用题干单选题，每一道考题是以一个小案例出现的，其下面都有A、B、C、D、E五个备选答案。请从中选择一个最佳答案。（不能退回上一题，只能往下做题）

145.【答案】B

【解析】喉中可见哮鸣音，辨为哮证，咳呛阵作，见咳痰色黄，烦闷不安，口苦，面赤，舌苔黄腻，质红，脉滑数为炽热火盛之象，故辨为热哮，治法：清热宣肺，化痰定喘。代表方：定喘汤。选B。

146.【答案】C

【解析】肺气壅实，痰鸣息涌，不得平卧，加葶苈子、地龙。故选C。

147.【答案】E

【解析】哮证若日久不愈，则虚实错杂；若大发作或发作呈持续状态时，易导致喘脱危候，故选E。

148.【答案】D

【解析】病久热盛伤阴，气急难续，痰少质黏，口咽干燥，舌红少苔，脉细数，当养阴清热化痰，加沙参、知母、天花粉。故选D。

149.【答案】A

【解析】哮证的预防调护应注意保暖，防止感冒，避免因寒冷空气的刺激而诱发。根据身体情况，做适当的体育锻炼，以逐步增强体质，提高抗病能力。饮食宜清淡，忌肥甘油腻、辛辣甘甜，防止生痰生火，避免海膻发物。避免烟尘异味。保持心情舒畅，避免受不良情绪的影响。劳逸适当，防止过度疲劳。平时可常服玉屏风散、金匮肾气丸等扶正固本药物，以调护正气，提高抗病能力。故选A。

150.【答案】A

【解析】患者目前是中风之证，现有舌暗紫、苔白滑腻、脉弦滑，说明有痰瘀阻滞，又气虚较重。黄芪、党参、白术都有补气健脾的作用。黄芪能补气升阳，党参可补中益气，白术能健脾益气，这三味药合用可以增强补气之力，适用于气虚较重的情况。故选A。

151.【答案】C

【解析】患者心烦较甚，需要清热除烦。栀子能泻火除烦，淡豆豉可以解表除烦，二者合用对于心烦有较好的治疗效果。

152.【答案】A

【解析】患者肢体恢复良好，只剩口舌㖞斜。牵正散是治疗风中经络，口眼㖞斜的经典方剂，有祛风化痰、通络止痉的作用，正好可以用于治疗口舌㖞斜。

153.【答案】E

【解析】口眼瞤动，宜加平肝息风、补肾益精、养血和络的药物；天麻、钩藤、石决明均为平肝息风药，对于口眼瞤动等风动症状有良好的治疗效果。当归、鸡血藤补血活血，枸杞子、山茱萸滋补肝肾，整体组合既针对口眼瞤动的症状，又兼顾中风后的气血和肝肾调理。故选E。

154.【答案】E

【解析】患者小便量少，点滴而出3天，近半日突然小便点滴不通，诊断为癃闭。膀胱湿热，气机不利，故小便点滴不通，小腹胀满；湿热熏灼津液，故口苦口黏，口干不欲饮，大便不爽；舌红苔黄腻，脉数或濡数，乃湿热内蕴之象，辨证为膀胱湿热证。故本题选E。

155.【答案】B

【解析】癃闭之膀胱湿热证的治法为清利湿热，通利小便，首选八正散加减。清肺饮主治肺热壅盛证，沉香散主治肝郁气滞证，代抵当丸主治浊瘀阻塞证，春泽汤主治脾气不升证。故本题选B。

156.【答案】B

【解析】题干所述症状为心经热盛所致，导赤散清心利水养阴，主治心经火热证。竹叶石膏汤清热生津，益气和胃，主治伤寒、温病、暑病余热未清，气阴两伤，胃气不和证。朱砂安神丸镇心安神，清热养血，主治心火亢盛，阴血不足证。天王补心丹滋阴养血，补心安神，主治阴虚血少，神志不安证。知柏地黄丸滋阴降火，主治肝肾阴虚，虚火上炎证。故本题选 B。

157.【答案】E
【解析】如尿有砂石，排尿涩痛，加金钱草、海金沙。金钱草利尿通淋，善排结石，尤宜于治疗石淋。海金沙其性下降，善清小肠、膀胱湿热，尤善止尿道疼痛，为治诸淋涩痛之要药。如尿色深红，或夹有血块，加蒲黄、藕节。故本题选 E。

158.【答案】C
【解析】癃闭进一步恶化，可转变为关格。关格一般起病较缓慢，多有水肿、淋证、癃闭等病史。呕吐及小便不通为关格主症，但须先有小便不通，而后出现呕吐，方可诊断为关格。病程中可出现神疲乏力，腰膝酸痛，头晕，头痛，严重者伴喘促、抽搐，甚至谵语、昏迷。痉证多突然起病，以项背强急、四肢抽搐，甚至角弓反张为其证候特征。厥证以突然昏倒、不省人事、四肢逆冷等为主要表现。故本题选 C。

159.【答案】E
【解析】根据患者病史可诊断为消渴，以小便多以及肾系症状为特征，故可诊断为下消。"耳轮干枯，腰膝酸软，四肢欠温，畏寒怕冷"为阴阳两虚之象，故选 E。

160.【答案】E
【解析】本病为下消之阴阳两虚证，治宜滋阴温阳，补肾固涩，故选 E。

161.【答案】E
【解析】本病为下消之阴阳两虚证，治宜滋阴温阳，补肾固涩，代表方为金匮肾气丸加减，故选 E。

162.【答案】A
【解析】本病为下消之阴阳两虚证，治宜滋阴温阳，补肾固涩，代表方为金匮肾气丸。身体困倦、气短乏力者，可加党参、黄芪、黄精。故选 A。

163.【答案】C
【解析】消渴容易发生多种并发症，应在治疗本病的同时，积极治疗并发症。白内障、雀盲、耳聋，主要病机为肝肾精血不足，不能上承耳目所致，宜滋补肝肾，益精补血，可用杞菊地黄丸或明目地黄丸。故选 C。

164.【答案】B
【解析】消渴患者本身阴津亏虚，燥热偏盛，气血运行不畅。出现疮疡后，多是由于热毒蕴结肌肤所致。治疗应以清热解毒、消散疮疡为主。五味消毒饮具有清热解毒、消散疔疮的功效。方中金银花、野菊花、蒲公英、紫花地丁、天葵子都是清热解毒之品，尤其擅长治疗各种热毒疮疡，对于消渴患者因热毒导致的疮疡有较好的治疗效果，能够有效地清除疮疡局部的热毒，促进疮疡的愈合。

165.【答案】A
【解析】大便酸臭如败卵是伤食泻的特征性症状，可辨为伤食泻，故选 A。

166.【答案】E
【解析】伤食泻治法：消食化滞。主方：保和丸加减。故 E 项最符。

167.【答案】C
【解析】伤食泻治法：消食化滞。主方：保和丸加减。选 C。

168.【答案】D
【解析】以白睛红赤、眵多黏稠、痒痛交作为主要特征的眼病考虑为暴风客热。选 D。

169.【答案】C
【解析】风热赤眼风重于热证。证候：痒涩刺痛，羞明流泪，眵多黏稠，白睛红赤，胞睑微肿；可兼见头痛，鼻塞，恶风；舌质红，苔薄白或微黄，脉浮数。故选 C。

170.【答案】D
【解析】以关节痛、屈伸不利为主诉可辨为痹证，游走不定是风邪的特性，故辨为行痹。选 D。

171.【答案】C
【解析】行痹治法：祛风通络，散寒除湿。代表方：防风汤。故选 C。

172.【答案】D
【解析】腰背酸痛，下肢无力，夜尿频多，精神倦怠是肾精亏虚肾气不足的表现，故辨为肾气不足，选 D。

173.【答案】C
【解析】多数痹证患者经过积极治疗后，可逐渐恢复或缓解；但也有部分患者日久不愈，转为慢性，迁延经年。若痹证初起，风寒湿邪在表，无汗表实，可用麻黄加术汤。若邪初化热，症见恶风、口渴、烦闷、关节灼热红肿疼痛等热象，而风寒湿邪仍在者，可用麻黄连翘赤小豆汤加味。若见关节肿大、苔薄黄、邪有化热之象者，宜寒热并用，可用桂枝芍药知母汤。若肝肾阴亏，腰膝疼痛，低热心烦，或午后潮热，加龟甲、熟地黄、女贞子或合用河车大造丸。故选 C。

174.【答案】C
【解析】肝肾亏虚型痹证治法：补益肝肾，舒筋活络。代表方：独活寄生汤。故选 C。

175.【答案】A
【解析】患者气粗息涌，喉间痰鸣如吼，胸高胁胀，呛咳阵作，诊断为哮病。痰热壅肺，肺失清肃，气逆于上，故气粗息涌，呛咳阵作；痰热交结，随气而逆，故喉间痰鸣如吼，咳痰色黄，黏浊稠厚，难以咳出；肺热蕴郁，胸中气机不利，故胸高胁胀；内热伤津，故口渴喜饮；里热蒸腾，迫津外泄，故汗出；阳盛则热，故面赤，身热；舌苔黄腻，质红，脉滑数均为痰热内蕴之象，辨证为热哮证。故本题选 A。

176.【答案】B
【解析】治疗哮病之热哮证，首选定喘汤加减。清金化痰汤主治咳嗽之痰热郁肺证，射干麻黄汤主治哮病之寒哮证，苏子降气汤主治肺胀之痰浊壅肺证，桑白皮汤主治喘证之痰热郁肺证。故本题选 B。

177.【答案】B
【解析】若表寒外束，肺热内郁，加石膏配麻黄解表清里，排除 A。肺热壅盛，痰吐稠黄，加海蛤壳、射干、知母、鱼腥草以清热化痰，B 正确。兼有大便秘结者，可用大黄、芒硝、全瓜蒌、枳实通腑以利肺，排除 C。故本题选 B。

178.【答案】E
【解析】肺气壅实痰鸣息涌，不得平卧，加葶苈子、地龙泻肺平喘。寒哮痰涌气逆，不得平卧，酌加杏仁、紫苏子等化痰利气，排除 B。故本题选 E。

179.【答案】B
【解析】病久热盛伤阴，故见上述症状，治当养阴清热化痰，加沙参、知母、天花粉。补肺益气为哮病之肺虚证的治法。养阴清热，润肺止咳为咳嗽之肺阴亏虚证的治法。补肾纳气为哮病之肾虚证的治法。清热化痰，宣肺平喘为喘证之痰热郁肺证的治法。故本题选 B。

180.【答案】C
【解析】患者头眩，畏寒肢冷，下肢浮肿，渴不欲饮，恶心吐涎，舌质淡胖苔水滑，脉沉弦，为水湿痰饮停聚之象，故可辨为水饮凌心之心悸，选 C。

181.【答案】E
【解析】心悸水饮凌心证治法：振奋心阳，化气行水，宁心安神。代表方：苓桂术甘汤。故选 E。

182.【答案】C
【解析】心悸水饮凌心证治法：振奋心阳，化气行水，宁心安神。代表方：苓桂术甘汤。故选 C。

183.【答案】D
【解析】乳痈是由热毒入侵乳房而引起的急性化脓性疾病。

184.【答案】D
【解析】此患者为乳破溃后正虚毒恋，故而可见口脓水不断、脓汁清稀、愈合缓慢、全身乏力、面色少华、饮食减少、舌淡、苔薄、脉弱无力症状。

185.【答案】C
【解析】治疗应以益气和营托毒为主。

186.【答案】B
【解析】方药选托里消毒散加减。

187.【答案】E
【解析】漏乳者，加山楂、麦芽回乳。

188.【答案】C
【解析】患者近 5 个月来，经后 1～2 天，小腹隐痛喜按，诊断为痛经。气血双亏，冲任失养，故经后 1～2 天，小腹隐痛喜按，阴部空坠不适；血液亏虚，冲任失养，故月经量少，色淡，质清稀；气血不足，不能上荣，故面色无华；气虚，脏腑功能减退，故神疲乏力；气血双亏，脑窍失养，故头晕；血虚，血不养心，神不守舍，故心悸；舌淡，脉细无力均为气血两虚之象。辨证为气血虚弱证。故本题选 C。

189.【答案】E
【解析】痛经之气血虚弱证的治法为益气养血，调经止痛。补养肝肾，调经止痛为肝肾亏虚证的治法。温经散寒，化瘀止痛为寒凝血瘀证的治法。故本题选 E。

190.【答案】A
【解析】治疗痛经之气血虚弱证首选圣愈汤加减。少腹逐瘀汤主治寒凝血瘀证，膈下逐瘀汤主治气滞血瘀证。故本题选 A。

191.【答案】B
【解析】若患者伴腰腿酸软，酌加续断、桑寄生补肾强腰肌。续断能补肝肾，强筋骨，治肝肾亏虚，筋骨不健，可达标本兼治之功。桑寄生苦燥甘补，既能祛风湿，又长于补肝肾、强筋骨，对痹证日久，损及肝肾，腰膝酸软，筋骨无力者尤宜。故本题选 B。

192.【答案】D
【解析】若患者兼胁痛、乳胀、小腹胀痛，属血虚肝郁，酌加川楝子、柴胡、乌药以行气止痛。川楝子苦寒清泄，既能清肝火，又能行气止痛，为治肝郁气滞疼痛之良药，尤善治肝郁化火诸痛。柴胡辛行苦泄，性善条达肝气，疏肝解郁。治疗肝失疏泄，气机郁阻所致的胸胁或少腹胀痛、情志抑郁、妇女月经失调及痛经等。乌药苦寒清泄，既能清肝火，又能行气止痛，为治肝郁气滞疼痛之良药，尤善治肝郁化火诸痛。故本题选 D。

193.【答案】B
【解析】患者声带色淡红伴恶寒发热、鼻塞、流清涕、脉浮为感受风寒邪气之象，故选 B。

194.【答案】C
【解析】对证治则宜辛温散寒，疏风解表止嗽，故选 C。

195.【答案】B
【解析】突然声嘶，咽痒咳嗽，声带色淡红，伴有恶寒发热、鼻塞、流清涕、脉浮，是典型的风寒外袭之证。六味汤加苏叶、杏仁、蝉蜕有疏风散寒、宣肺开音的作用，适用于风寒外袭导致的急喉瘖。故选 B。

C型

答案说明： 案例分析题，题干以案例形式出现，其下面都有A、B、C、D、E、F、G等备选答案，其中有一个或多个答案，选对得分，选错扣分，按权重系数给分，直至本题扣至0分。（不能退回上一题，只能往下做题）

196.【答案】A

【解析】哮病是宿痰伏肺由外感、饮食、情志、劳倦等诱因触发引起痰气交阻，肺失宣降而形成的一种发作性的痰鸣气喘疾患。该患者因"呼吸急促，喉中哮鸣有声一周"来诊，故选A。

197.【答案】AC

【解析】寒哮病治法是宣肺散寒，化痰平喘，故选AC。

198.【答案】B

【解析】哮病是宿痰伏肺由外感、饮食、情志、劳倦等诱因触发引起痰气交阻，肺失宣降而形成的一种发作性的痰鸣气喘疾患。该患者因"呼吸急促，喉中哮鸣有声一周"来诊，故选B。

199.【答案】AD

【解析】寒哮病主方是射干麻黄汤、小青龙汤，故选AD。

200.【答案】ACEG

【解析】射干麻黄汤组成：射干、麻黄、生姜、细辛、紫菀、款冬花、大枣、半夏、五味子。故选ACEG。

201.【答案】D

【解析】朱丹溪在《丹溪心法》一书中，将哮病作为专篇论述。提出"未发以扶正为主，既发以攻为急"的原则。故选D。

202.【答案】CE

【解析】白芥子温肺利气涤痰，皂荚祛痰，开窍散风，患者症见哮喘持续难平，痰稠胶黏难出，故选CE。

203.【答案】F

【解析】哮病肺虚证候特点：喘促气短，语声低微，面色白，自汗畏风；咳痰清稀色白，多因气候变化而诱发，发前喷嚏频作，鼻塞流清涕；舌淡苔白，脉细弱或虚大。治法：补肺益气。代表方：玉屏风散。故选F。

204.【答案】ABCD

【解析】患者症见心悸不安，胸闷不舒，偶有胸背疼痛，可辨为胸痹病，胸痹病的调护应注意饮食调节。饮食宜清淡低盐，食勿过饱。多吃水果及富含纤维素食物，保持大便通畅。另外烟酒等刺激之品，有碍脏腑功能，应禁止。没有提到戒盐，故选ABCD。

205.【答案】ABD

【解析】患者口唇青紫，舌暗红苔白，脉结代，提示有血瘀证，故属于心血瘀阻证，对证治疗宜活血化瘀，通脉止痛，故选ABD。

206.【答案】CD

【解析】心悸病位在心，与肝、脾、肾、肺等脏腑关系密切，故选CD。

207.【答案】C

【解析】痢疾是因感受外邪，饮食所伤，而导致邪滞于肠，气血壅滞，肠道传导失司，脂膜血络受损，肉败血腐，出现以腹痛、里急后重、下痢赤白脓血为主要临床表现的一类病证。该患者出现突发高热2天，腹痛剧烈，大便纯为鲜紫脓血，里急后重感明显，头痛，口渴，烦躁见症可辨为疫毒痢，故选C。

208.【答案】ABCDE

【解析】疫毒痢证候特点：起病急骤，壮热口渴，大便频频，痢下鲜紫脓血，肛门灼热，腹痛剧烈，里急后重显著，或伴头痛烦躁、神志昏蒙、惊厥抽搐，舌苔黄燥、质红绛，脉滑数。故选ABCDE。

209.【答案】ABD

【解析】疫毒痢治法：清热解毒凉血，治疗应权衡邪正，用药兼顾两全，既重视余邪积滞未尽之一面，又要时刻顾护正气，特别应以顾护胃气贯穿于治痢的始终，所谓"人以胃气为本，而治痢尤要"。故选ABD。

210.【答案】AB

【解析】疫毒痢的主方是白头翁汤加减，芍药汤对于疫毒痢也有一定的适用性。芍药汤的主要功效是清热燥湿、调和气血。虽然它主要用于湿热痢疾，但疫毒痢也存在热毒蕴结肠道，气血瘀滞的情况。方中芍药养血和营，缓急止痛，黄芩、黄连清热燥湿，大黄泻下通腑，木香、槟榔行气导滞等。在疫毒痢的治疗中，当热毒与气血瘀滞同时存在，且热毒表现没有那么严重，需要兼顾调和气血时，可以采用芍药汤加减治疗。故选AB。

211.【答案】E

【解析】患者出现神昏谵语，呕吐，间中有抽搐，仍高热，脓血便减少。提示热毒内闭，热极生风。故选E。

212.【答案】BD

【解析】清营汤主治热入营分证，犀角地黄汤主治热入血分证。患者出现神昏谵语，呕吐，间中有抽搐，仍高热，脓血便减少。同时症见营分证及血分证证候。故选BD。

213.【答案】ACEF

【解析】患者出现神昏谵语，呕吐，间中有抽搐，仍高热，脓血便减少。醒脑静注射液具有清热解毒、凉血活血、开窍醒脑的功效，安宫牛黄丸、至宝丹及紫雪丹都具有清热开窍、止痉安神功效。故选ACEF。

214.【答案】A

【解析】指、趾、腕关节僵硬，屈伸不利，遇冷加剧，喜温喜按可辨为痹证之痛痹。痛痹主因在寒，故A项最符。

215.【答案】ABCE

【解析】凡散寒止痛活血通经方药皆适宜，身痛逐瘀汤活血行气、祛瘀通络、通痹止痛，独活寄生汤祛风湿止痹痛，益肝肾，益肾蠲痹汤益气和营、祛风除湿、通络止痛，桂枝芍药知母汤祛风除湿、通阳散寒，佐以清热，此项不符，黄芪桂枝五物汤益气温经，和血通痹，白虎加桂枝汤清热通络止痛，此项不符。故选ABCE。

216.【答案】ABCDEF

【解析】桃仁活血化瘀；五灵脂活血止痛，化瘀止血；鹿角胶温补肝肾，益精养血；蜂房攻毒杀虫，祛风止痛；地龙通络；牛膝逐瘀通经，补肝肾，强筋骨，利尿通淋，引血下行。根据题意可全选。

参考文献

[1] 汪建荣．卫生法[M]．5版．北京：人民卫生出版社，2018．
[2] 吴勉华，石岩．中医内科学[M]．5版．北京：中国中医药出版社，2021．
[3] 张伯礼，吴勉华．中医内科学[M]．4版．北京：中国中医药出版社，2017．
[4] 李冀，连建伟．方剂学[M]．4版．北京：中国中医药出版社，2016．
[5] 周祯祥，唐德才．中药学[M]．2版．北京：中国中医药出版社，2016．
[6] 李灿东．中医诊断学[M]．4版．北京：中国中医药出版社，2016．
[7] 陈红风．中医外科学[M]．4版．北京：中国中医药出版社，2016．
[8] 谈勇．中医妇科学[M]．4版．北京：中国中医药出版社，2016．
[9] 马融．中医儿科学[M]．4版．北京：中国中医药出版社，2016．
[10] 刘蓬．中医耳鼻咽喉科学[M]．4版．北京：中国中医药出版社，2016．
[11] 彭清华．中医眼科学[M]．4版．北京：中国中医药出版社，2016．
[12] 葛均波，徐永健，王辰．内科学[M]．9版．北京：人民卫生出版社，2018．
[13] 陈孝平，汪建平，赵继宗．外科学[M]．9版．北京：人民卫生出版社，2018．
[14] 万学红，卢雪峰．诊断学[M]．9版．北京：人民卫生出版社，2018．
[15] 王卫平，孙锟，常立文．儿科学[M]．9版．北京：人民卫生出版社，2018．
[16] 谢幸，孔北华，段涛．妇产科学[M]．9版．北京：人民卫生出版社，2018．
[17] 张学军，郑捷．皮肤性病学[M]．9版．北京：人民卫生出版社，2018．
[18] 杨培增，范先群．眼科学[M]．9版．北京：人民卫生出版社，2018．
[19] 孙虹，张罗．耳鼻咽喉头颈外科学[M]．9版．北京：人民卫生出版社，2018．
[20] 贾建平，陈生弟．神经病学[M]．8版．北京：人民卫生出版社，2018．
[21] 梁繁荣，王华．针灸学[M]．4版．北京：中国中医药出版社，2016．
[22] 高树中，杨骏．针灸治疗学[M]．4版．北京：中国中医药出版社，2016．
[23] 方敏，宋柏林．推拿学[M]．北京：中国中医药出版社，2016．
[24] 刘明军，王金贵．小儿推拿学[M]．2版．北京：中国中医药出版社，2016．
[25] 黄晓琳，燕铁斌．康复医学[M]．5版．北京：人民卫生出版社，2013．
[26] 黄桂成，王拥军．中医骨伤科学[M]．5版．北京：中国中医药出版社，2021．
[27] 范炳华．推拿治疗学[M]．北京：中国中医药出版社，2016．
[28] 林果为，王吉耀，葛均波．实用内科学[M]．15版．北京：人民卫生出版社，2017．
[29] 郭曲练，姚尚龙．临床麻醉学[M]．4版．北京：人民卫生出版社，2016．
[30] 李文志，姚尚龙．麻醉学[M]．4版．北京：人民卫生出版社，2018．
[31] 吴孟超，吴在德．黄家驷外科学[M]．7版．北京：人民卫生出版社，2012．
[32] 韩萍，于春水．医学影像诊断学[M]．4版．北京：人民卫生出版社，2017．
[33] 鄂明艳，董丽华．肿瘤放射治疗学[M]．4版．北京：人民卫生出版社，2022．
[34] 任芸芸，董晓秋．妇产科超声诊断学[M]．北京：人民卫生出版社，2019．
[35] 中国医师协会超声医师分会．中国妇科超声检查指南[M]．北京：人民卫生出版社，2017．
[36] 陈金水．中医学[M]．9版．北京：人民卫生出版社，2018．
[37] 程海英．程海英《针灸学》精品课程教案[M]．北京：中国古籍出版社，2013．
[38] 王富春，马铁明．刺法灸法学[M]．北京：中国中医药出版社，2016．
[39] 田伟．实用骨科学[M]．2版．北京：人民卫生出版社，2016．
[40] 刘家琦，李凤鸣．实用眼科学[M]．3版．北京：人民卫生出版社，2010．
[41] 陈灏珠，林果为，王吉耀．实用内科学[M]．14版．北京：人民卫生出版社，2013．
[42] 步宏，李一雷．病理学[M]．9版．北京：人民卫生出版社，2018．
[43] 李兰娟，任红．传染病学[M]．9版．北京：人民卫生出版社，2018．

[44] 马家骥，窦肇华，吴建清. 人体解剖学与组织胚胎学[M]. 6版. 北京：人民卫生出版社，2009.
[45] 沈洪兵，齐秀英. 流行病学[M]. 9版. 北京：人民卫生出版社，2018.
[46] 傅华. 预防医学[M]. 7版. 北京：人民卫生出版社，2018.
[47] 王明旭，赵明杰. 医学伦理学[M]. 5版. 北京：人民卫生出版社，2018.
[48] 路孝琴，于晓松. 全科医学概论[M]. 5版. 北京：人民卫生出版社，2018.
[49] 王明旭，尹梅. 医学伦理学[M]. 2版. 北京：人民卫生出版社，2015.
[50] 郝伟，陆林. 精神病学[M]. 8版. 北京：人民卫生出版社，2019.
[51] 马烈光，蒋力生. 中医养生学[M]. 3版. 北京：中国中医药出版社，2016.
[52] 王玉龙. 康复功能评定学[M]. 3版. 北京：人民卫生出版社，2018.
[53] 沈洪，刘中民. 急诊与灾难医学[M]. 3版. 北京：人民卫生出版社，2018.
[54] 姜玉新，何文. 超声医学[M]. 2版. 北京：人民卫生出版社，2022.
[55] 唐杰，郭万学. 超声医学[M]. 7版. 北京：科学出版社，2024.